临床胸外科
疾病诊疗学

主编 胡荣杭 聂广杰 于 亮 等

河南大学出版社
HENAN UNIVERSITY PRESS
·郑州·

图书在版编目（CIP）数据

临床胸外科疾病诊疗学 / 胡荣杭等主编 . -- 郑州：河南大学出版社, 2020.5
 ISBN 978-7-5649-4235-9

Ⅰ . ①临… Ⅱ . ①胡… Ⅲ . ①胸腔外科学 – 疾病 – 诊疗 Ⅳ . ① R655

中国版本图书馆 CIP 数据核字 (2020) 第 061977 号

责任编辑：聂会佳
责任校对：林方丽
封面设计：卓弘文化

出版发行：	河南大学出版社
	地址：郑州市郑东新区商务外环中华大厦 2401 号
	邮编：450046
	电话：0371-86059750（高等教育与职业教育出版分社）
	0371-86059701（营销部）
	网址：hupress.henu.edu.cn
印　刷：	广东虎彩云印刷有限公司
版　次：	2020 年 5 月第 1 版
印　次：	2020 年 5 月第 1 次印刷
开　本：	880 mm × 1230 mm　1/16
印　张：	12.25
字　数：	397 千字
定　价：	75.00 元

（本书如有质量问题，请与河南大学出版社营销部联系调换）

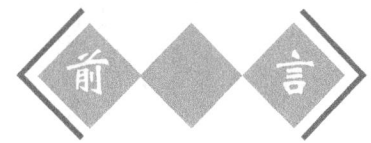

在外科系统中，胸心外科相对专业性更强，内容丰富，涵盖面广，学科要求专业性强。胸心外科医师所面对的工作对象是具有特殊性的患者，此类患者的重要脏器患有不同程度的病症，而这些脏器在维持人的生命中起着重要的作用，这就对胸心外科医师提出了更高的要求。胸心外科疾病的诊治过程不仅要学习本专业知识，还需要学习影像学、心脏超声、体外循环、手术和术后监护等知识，做到理论联系临床实践。近年来，随着医疗技术的不断发展，胸心外科学无论在理论还是临床实践上都有了明显的发展和提高，各种新技术、新理论和新的诊疗技术不断涌现，使胸心外科学的内容越来越丰富，临床对疾病诊断的精准性要求更高，在这种新形势下，我们特组织一批学者编写此书。

本书首先简单介绍了胸心外科常用的检查技术，其次系统地介绍了各种胸心外科常见疾病。深入浅出地分析了疾病病因、发病机制、症状与体征、诊断要点治疗和预后等方面内容。本书的编者多从事胸外科临床工作的医师，编写内容力求紧密结合临床，本书内容翔实、简明实用、要点突出，条理清晰、知识点集中。适用于从事胸心外科疾病的工作者使用，同时也可作为住院医师的参考书籍，希望本书对医师们的临床工作和医疗实践有所帮助。

本书的编写具有较高的理论水平及临床实用价值，在编写过程中，我们虽力求做到文笔统一，但由于参编人数较多，写作方式和风格不尽一致，加上编校水平有限，书中难免存在缺点及不当之处，希望广大读者提出宝贵意见和建议，以便再版时修订。

编 者

2020 年 5 月

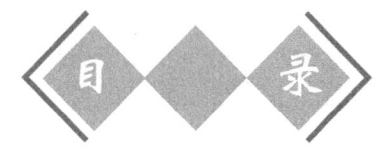

第一章 胸部外科疾病的诊断方法	1
第一节 概述	1
第二节 胸部疾病常见的症状	1
第三节 胸部疾病的体格检查	3
第四节 胸部影像学检查	4
第五节 支气管镜检查	5
第二章 胸外科急诊处理原则及基本技术	**11**
第一节 胸外科急症早期处理基本原则方法	11
第二节 胸外科并发症处理原则	13
第三节 基本技术	13
第四节 剖胸探查适应证及技术	22
第三章 微创胸外科技术的应用	**27**
第一节 概述	27
第二节 微创手术切口的选择	27
第三节 电视胸腔镜手术设备	33
第四章 食管超声内镜	**38**
第一节 食管超声检查技术	38
第二节 适应证、禁忌证及并发症	39
第三节 正常食管声像图	40
第五章 胸部创伤	**43**
第一节 概述	43
第二节 肋骨骨折	44
第三节 胸骨骨折	47
第六章 胸膜、胸壁疾病	**48**
第一节 脓胸	48
第二节 乳糜胸	52
第三节 脓胸肿瘤	53
第七章 气管、支气管外科	**58**
第一节 气管、支气管肿瘤	58

第二节 气管支架 ... 73

第八章 肺外科 ... 80
第一节 肺囊肿、肺大疱 ... 80
第二节 肺脓肿 ... 85

第九章 食管外科 ... 91
第一节 食管癌 ... 91
第二节 食管良性肿瘤 ... 110
第三节 食管憩室 ... 112

第十章 先天性心脏病 ... 118
第一节 房间隔缺损 ... 118
第二节 室间隔缺损 ... 123
第三节 房室隔缺损 ... 132
第四节 三尖瓣闭锁 ... 139
第五节 右心室流出道及肺动脉狭窄 ... 147

第十一章 心包外科疾病 ... 153
第一节 急性心包炎 ... 153
第二节 慢性缩窄性心包炎 ... 157
第三节 先天性心包缺如 ... 161
第四节 心包囊肿 ... 162
第五节 心包肿瘤 ... 162
第六节 先天性心包畸形 ... 163

第十二章 胸部手术并发症 ... 164
第一节 肺切除术并发症 ... 164
第二节 食管、贲门切除及重建术并发症 ... 176

参考文献 ... 189

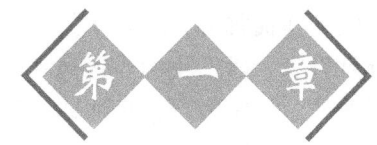

胸部外科疾病的诊断方法

第一节 概述

胸部外科疾病的外科治疗必须建立在准确及时诊断的基础之上。制订正确的治疗方案，不仅要求诊断明确，而且对患者的病变范围和全身情况都应有全面详细的了解。以支气管扩张为例，只根据症状和某一肺叶或一侧肺的支气管造影显示局部支气管扩张病变就立即采取手术治疗显然是很不妥当的。必须检查明确患者的心肺功能情况，详细了解两侧肺各个肺叶、全部肺段支气管的情况，明确支气管扩张病变的部位、范围、轻重程度。再结合全身健康状况，重要器官和系统功能状态，全面权衡后方能决定外科治疗的适应证和正确合理的手术方案。在外科临床工作中任何只见局部不见整体、简单片面地处理问题的医疗作风，都将给患者造成不应有的危害。

随着科学技术的迅速发展和进步，在胸部疾病临床诊断工作中不断地涌现新的医疗装备、新的仪器和新的操作方法。许多新的诊断方法可以不侵入人体，不产生损害，诊断的精确性也进一步提高。但是，众多的诊断方法也增加了诊疗费用，并给患者带来经济上和精神上的负担。因此，选用诊断方法时必须针对病情需要，注重实效、安全，力求以较少的检查项目达到全面地了解关键性病变的情况。不应过于求全求新，增加诊断费用，延长检查时间，加重患者负担。

近年来，新技术、新设备的应用，使胸部疾病的诊断取得了巨大的进展。纤维光导内镜已逐渐取代旧式硬管内镜，不仅减轻了患者痛苦，而且提高了诊断的精确度。电子计算机断层扫描（CT）和磁共振成像（MRI）技术已推广应用于临床，用以诊断、检查肺和纵隔疾病。应用改进的穿刺针做经胸壁肺组织穿刺活组织检查，对诊断胸膜和肺野边缘病灶的安全性和效果均有了明显提高。对食管疾病的诊断也开展了食管生理功能检查，观察食管的运动功能，测定食管内压力改变以及贲门括约肌功能情况等。

超声诊断技术的进步，已使更多的常见心脏病的诊断方法以应用超声心动图检查和脉冲多普勒超声心动图检查替代需侵入人体的心导管和心血管造影检查。

然而病史、症状采集和体格检查仍然是胸部疾病临床诊断中最基本的步骤。在此基础上，通过临床分析再决定深入了解病情应进行哪些诊断措施。采集病史时应详尽地询问本次发病的主要症状，以及发生时间，发展变化的过程，曾经接受的诊断、检查和治疗，以往的疾病历史，药物应用史，居住旅游经历，家族史和过敏史等。采集病史时还不应忽视患者的居住和工作环境，从事的职业和生活习惯以及个人嗜好等。这些情况可能与疾病存在因果关系。

第二节 胸部疾病常见的症状

症状是提示疾病的信号，也是患者就医的主要原因。不同疾病可呈现同一症状，同一疾病又可产生不同的症状，因此必须结合查体和各项辅助检查对症状进行综合分析，做出切合实际的正确临床判断。

1. 胸痛

胸痛是胸部疾病最常见的症状之一。胸部多种器官组织承受创伤或发生疾病时均可呈现胸痛。疼痛的性质可有多种形式，疼痛的程度也轻重不一。胸部创伤后受伤部位均有程度不等的疼痛和压痛。胸壁软组织挫伤一般局部疼痛不因呼吸动作而加剧，肋骨骨折导致的胸痛则于深吸气或咳嗽时加重。肋软骨炎病例由于肿大的肋软骨撑扯软骨衣，常产生明显疼痛和局部压痛。胸廓出口综合征因臂丛神经受压迫可引起头、颈、上肢和胸部疼痛。胸膜因急性炎症或其他病变引起的胸痛，通常为比较剧烈的刺痛，并与呼吸动作有密切关系，咳嗽时胸痛加重。支气管肺癌、纵隔肿瘤、胸主动脉瘤等占位性病变以及食管炎症均可引起胸骨后隐痛，有时需与心绞痛相鉴别。典型的心绞痛大多呈现为突然发生的心前区或胸骨后剧烈的撕裂、紧缩、压迫痛，可向肩、臂、颈部放射，疼痛持续时间短暂，仅数分钟，休息或含服硝酸甘油后可迅速缓解。心绞痛发作的诱因有体力活动、情绪激动、饱餐、受冷等。胸部原发性恶性肿瘤或转移性病灶侵及胸壁组织或神经，以及胸主动脉瘤侵蚀脊椎和肋骨均可引起持续性剧烈疼痛。

值得指出的是，胸部疾病引起的疼痛可不位于胸部。例如，肺下叶大叶性肺炎可产生剧烈的上腹疼痛，有时甚至于被误诊为急腹症。反之，上腹器官疾病亦可导致胸痛，例如胆管疾病产生的疼痛有时可放射到胸部并导致气急，类似纵隔器官或胸膜、肺病变引起的胸痛，在判明产生胸痛的原因时应注意辨别。

2. 咳嗽

咳嗽是正常的生理反射，同时也可能是胸部疾病的症状之一。咳嗽是人体的防卫反射，用以排除呼吸道分泌物或刺激性微粒，具有一定的生理意义。引起咳嗽的原因多种多样：呼吸道炎症刺激黏膜使分泌物增多即可导致咳嗽；急性呼吸道感染常伴有全身炎性症状；慢性支气管炎导致的咳嗽一般病程长，反复发作，秋冬加重，夏季减轻或消失；肺部慢性化脓性感染如肺脓肿、支气管扩张等的咳嗽常发生于起床或入睡时，改变体位症状加重，并咳出较大量有臭味的脓性痰液；气管、支气管肿瘤均可刺激呼吸道黏膜引起干咳；纵隔肿瘤压迫肺和支气管亦可引起干咳；食管梗阻性病变或食管反流疾病常于卧床后因食管内容物反流误吸入气道而引起呛咳；心脏疾病引起肺血管瘀血或左心衰竭可在夜间发作咳嗽等。此外，后鼻道分泌物进入呼吸道亦可引起咳嗽。需要注意的是，咳嗽虽然是胸部疾病常见的症状，但胸部疾病患者并不都有咳嗽，而引起咳嗽的原因也可能是胸部以外的疾病。

3. 咳痰

咳痰也是肺部疾病的常见症状。每日排痰量、痰液的色泽、气味和痰的性质（泡沫状、黏液性、黏液脓性）对临床诊断具有一定的参考意义。一般上呼吸道感染病例的痰量少，呈黏液性。慢性支气管炎痰液多为泡沫或黏液性，痰量不多，有时痰液稠厚，不易咳出。肺结核病例痰液是黏液或黏液脓性。肺脓肿、支气管扩张等肺部慢性化脓性感染病例大多咳出大量脓痰，每日可多达数百毫升。痰液为脓性，呈黄、绿或灰色，常有臭味，放置在容器内可分为表层泡沫、中层混浊脓性液体和底层坏死组织沉淀物。左心衰竭肺水肿病例可咳出大量稀薄的泡沫状痰液，有时呈粉红色。

痰液涂片显微镜检查、微生物培养检查及细胞学检查均有助于查找致病菌或癌细胞，明确疾病的病因和性质。

有些胸部疾病患者咳出的痰液具有特征性：纵隔畸胎瘤或皮样囊肿穿破入支气管和肺，患者咳出痰液含豆腐渣样皮脂腺分泌物或毛发；肺包虫囊肿穿破入支气管和肺，患者咳出大量包虫囊液和破碎的粉皮样内囊皮。这些痰的特征具有确立诊断之价值。

4. 咯血

咯血是胸部疾病的严重症状，易引起患者的忧虑和医务人员的重视。咯血来源可为气管、支气管或肺组织。对咯血病例应首先排除鼻咽部或喉部出血流入上呼吸道再从痰液中咳出的现象。上消化道出血经口腔呕出者称为呕血，呕血时大多伴有恶心，呕出的血液大多呈暗红色，可混有食物，且为酸性（含有胃酸）。明确为咯血后，需进一步了解咯血量及咯血的次数。咯血量少者仅痰中带血，咯血量多者可达数百毫升。大量咯血的常见胸部疾病有支气管扩张、空洞性肺结核、肺脓肿、支气管腺瘤及肺真菌感染等，出血迅猛者可引起窒息。支气管扩张和空洞性肺结核病例可反复多次大量咯血。中年以上患者，短期内反复出现痰中带血丝或血点，尤其有吸烟史者应警惕可能是肺癌的早期症状，必须仔细地进行胸部 X 线、CT、光导纤维支气管镜和痰细胞学等项检查，以免延误诊断。检查阴性的患者亦应定期做胸部 X 线复查。心脏疾病呈现咯血症状最常见的是风湿性二尖瓣狭窄，有时为早期症状，一般咯血量少，但如肺静脉与支气管静脉形成侧支循环，曲张的静脉破裂，即可产生大量咯血。少数咯血病例可能是全身出血疾病的一个局部表现。

5. 呼吸困难

患者感觉呼吸费力，亦称气短、气急，是胸部疾病很常见的症状。大多数病例起病缓慢，逐渐加重。气胸、胸膜腔积液、大叶性肺炎等疾病则可急性发作呼吸困难。呼吸困难的程度轻重不一。发生呼吸困难的原因主要是换气量不足，不能适应人体的氧需求。呼吸困难程度轻者患者仍能胜任短距离缓慢步行，但登楼时感觉气急。严重者静息时亦感气急，患者不能平卧，需要端坐呼吸，辅助呼吸肌均参与呼吸运动，并可能呈现皮肤和黏膜发绀。肺及支气管疾病、心脏功能不足、贫血、中枢神经系统疾病，外伤和中毒等均可引起呼吸困难。急性或慢性呼吸道阻塞或痉挛导致气流阻力增加，呼吸时气体流通不畅；气胸、胸膜腔积液、胸内占位性病变、胸壁塌陷畸形等致使肺组织扩张受到限制；痰中带血、肺水肿、肺泡内渗液、肺组织弥漫性纤维样变等导致气体交换功能障碍，均可引起呼吸困难。通过病史、体格检查、胸部 X 线检查和肺功能测定，一般可以明确呼吸困难的病因，了解其轻重程度。

6. 发绀

发绀是缺血缺氧的一种表现，皮肤和黏膜呈现广泛的暗紫颜色。血液中还原血红蛋白含量增多，每 100mL 血液中还原血红蛋白超过 5g，即可呈现发绀。发生发绀的原因很多：急性或慢性呼吸道和肺部疾病如喉或气管梗阻、支气管哮喘发作、广泛的肺部慢性病变引起慢性阻塞性肺气肿等，均使通气和换气功能受到损害，进入肺泡的空气减少，肺泡内氧分压降低，毛细血管血氧饱和度下降，即可引起发绀。肺动-静脉瘘患者由于较大量的未经氧合的肺动脉血液直接流入肺静脉而出现发绀；多种先天性心脏血管畸形体循环静脉血液未经过肺部即直接流入左侧心腔，形成右至左分流，均可导致发绀。

7. 进食梗阻感、吞咽困难

食管疾病或食管受压造成食管腔狭窄或梗阻均可产生进食梗阻感，晚期可出现吞咽困难。梗阻程度轻的患者仍能进食半流质食物，重度梗阻则流质食物甚至水和唾液亦难于咽下。咽下的食物和唾液潴留在食管内，不能进入胃，可能反流入呼吸道引起吸入性肺炎。对呈现吞咽困难的病例要了解症状出现的时间、轻重程度和病情演变情况。食管癌病例吞咽困难的症状随肿瘤逐渐长大，食管腔狭窄加重而呈进行性加重，贲门痉挛病例则吞咽困难呈间歇性发作，时轻时重且病程较长。食管与呼吸道之间存在异常通道的病例在进食时食物可进入呼吸道而引发剧烈呛咳，咳出物中可见到食物。

第三节　胸部疾病的体格检查

近年来各种新的诊断方法和检查技术如 CT、MRI、内镜、肺功能测定、超声诊断、放射性核素、心导管检查等对胸部疾病产生的功能和形态改变提供很有价值的资料，使得诊断的精确性大大提高。但体格检查仍然是胸部疾病临床诊断工作中不可缺少的最简便、最基本的方法，也是外科医师必备的基本技能之一。胸部疾病的体格检查时，如观察患者的呼吸动作、胸壁活动情况，有无发绀、杵状指（趾）、颈静脉怒张；呼吸音性质和强度，有无喘鸣，干、湿啰音，以及震颤和心脏杂音等，不仅可以加深对病情的了解，而且为采取进一步的诊断措施提供思路。当然对于早期、位置隐匿的胸部病变，体格检查可能查不到阳性体征，但有时某些阴性体征也同样具有重要的意义。

体格检查时应注意患者的神志、体位、脉搏、呼吸、血压、体温、皮肤及黏膜有无发绀、水肿等。颈部检查应注意气管位置是否偏移，有无颈静脉怒张，颈部锁骨上淋巴结有无肿大。对胸部恶性肿瘤病例应检查有无 Horner 综合征和有无声音嘶哑，必要时需检查声带活动情况。检查胸壁应注意双侧胸廓形态，呼吸运动幅度是否对称，有无畸形或肿块，肋间隙是否内陷或外凸，纵隔及心界浊音有无移位和腋部淋巴结是否肿大。胸部叩诊检查有助于发现气胸、胸膜腔积液、肺实变、肺叶或一侧肺不张、肺气肿或体积大、部位浅的胸部占位性病灶。听诊是检查心、肺疾病的主要方法之一。心脏听诊可查出先天性心血管畸形和后天性心脏病。有些先天性心脏血管畸形如动脉导管未闭和常见的风湿性心脏瓣膜病变，根据听诊查到的具有特征性的心脏杂音即可明确病变的性质，做出正确诊断。肺部病变听诊检查亦可提供有价值的诊断资料。

对胸部疾病患者进行体检时还必须进行系统的全身体格检查。胸部疾病可引起胸外器官、组织的改变。例如，肺、支气管或胸膜慢性化脓性感染以及发绀型先天性心脏病患者常呈杵状指（趾）。肺部疾病还可引起四肢骨关节肥大、肿胀、疼痛。肺和纵隔恶性肿瘤可并发神经系统或其他器官、组织转移或压迫的征象，呈现脑、脊髓占位性病变的症状；臂丛神经、喉返神经、膈神经、交感神经、上腔静脉受压迫；肝、腹腔、骨骼系统转移以及内分泌系统功能失常的症状等。食管下段及贲门癌病例需常规做直肠指诊，以了解盆腔内是否有种植转移病灶。

第四节　胸部影像学检查

1. 胸部 X 线检查

随着 CT 及 MRI 检查技术的迅猛发展，X 线检查的适用范围日趋缩小，而临床价值亦相应下降，某些检查手段已逐渐被新技术所取代。但体位标准的胸片仍是发现病变、对病变做出正确定位和定性的先导。即使胸片表现并未对病变做出决定性诊断，它也是进一步做其他影像学检查的基础。由于胸片同时包括较大范围的胸部结构，价格又较低廉，迄今仍是许多胸部疾病复查、观察病变有无变化的首选方法。

胸部 X 线检查项目主要包括透视、常规摄片、造影检查以及介入放射学技术等。胸部透视的主要优势在于可在转动患者中多方位观察病变，一定程度上消除摄片前后或左右重叠问题，有助于定位及鉴别诊断；此外可观察病变或器官组织的运动状态，有助于了解其功能或病情严重程度。例如：脊柱旁、心脏后方、膈肌或肋膈角等隐匿部位的胸部病变，在摄片检查时易漏诊或误诊，透视通过转动患者改变体位而得以显示。肺充血时在透视下可观察到特征性的肺门舞蹈征。但透视检查无法记录病变情况，不便讨论分析和随访对照，且患者检查时接受的辐射剂量较大，因此，只是胸部摄片的补充。

目前，CR（计算机放射成像）或 DR（直接数字 X 线成像）检查已成为各大医院常规设备。DR 与 CR 的共同点在于将 X 线影像信息转化为数字影像信息，可根据临床需要进行各种图像后处理，与常规胸部摄片比较，提供更多的影像诊断细节。

体层摄片因需多次投照，检查烦琐，可靠性和精确性差等因素，已完全被 CT 检查所取代。胸部造影检查有支气管碘油造影、食管钡餐造影、脓胸窦道及瘘管造影、胸膜腔或纵隔充气造影以及心血管造影等。支气管碘油造影、胸膜腔或纵隔充气造影因检查麻烦，相关并发症多，临床已基本淘汰。

食管吞钡造影可观察食管黏膜情况、管壁收缩运动和柔润性、管腔有无充盈缺损、狭窄、梗阻、扩张、受压移位以及造影剂有无进入憩室囊袋或外溢入邻近器官组织。食管造影 X 线检查是诊断食管疾病的重要方法。食管癌术后造影可了解有无瘘及吻合口通畅情况。心脏疾病可根据食管受压移位或局部压迹判断心脏增大的程度及来源。脓胸或胸壁窦道造影有助于明确病变范围、长度、部位及是否与胸内脏器相沟通，为手术方式的拟定提供重要信息。

2. 胸部 CT 检查

近十年来，随着 CT 机普及和推广运用，CT 检查已成为胸部疾病诊断的最主要影像学手段，而且已成为很多疾病的首选检查方法。CT 完全消除位置重叠问题，可发现 X 线片中的隐匿部位病变，而运用窗宽技术可同时观察肺、血管、软组织及骨骼等结构。此外 CT 具备很高的密度分辨率和空间分辨率，能根据 CT 值的不同区分不同的组织成分，有利于检出和特征化病理变化的过程。利用 CT 三维重建技术可多方位显示病变及其与邻近结构间相互关系等。

目前，胸部 CT 检查可分为几种扫描方式。①普通扫描（平扫）：系不使用造影剂的常规扫描，扫描范围通常从肺尖至肺底，也可根据定位片所见，进行局部选层扫描。对多数胸部病变，平扫能满足诊断要求。平扫通常分别使用肺窗观察肺，纵隔窗（或称软组织窗）观察纵隔。②增强扫描：通常是在平扫的基础上，经静脉快速注射造影剂后延迟一定时间后进行的扫描，仅使用纵隔窗观察。主要用于鉴别血管性与非血管性病变、明确纵隔病变与心脏大血管的关系以及了解病变的血供情况，帮助鉴别良、恶性病变等。③高分辨率扫描：为采用薄层（1~2mm）扫描及高分辨率算法重建图像的检查技术。主要用于观察病灶的微细结构，对弥漫性肺间质病变及支气管扩张的诊断具有突出效果，多用肺窗观察，它是常规扫描的一种有益补充。④动态增强扫描：指注射造影剂后对某感兴趣区行多次快速扫描，以了解造影剂的浓度变化，主要用于明确血供丰富的病灶或血管性病变。⑤CT灌注成像：从静脉快速团注造影剂时，对感兴趣区层面进行动态CT扫描，从而获得感兴趣区时间-密度曲线，曲线中CT值的变化，可反映组织中碘聚集量随时间的变化而变化，因此可有效地反映局部肺组织血流灌注量的改变。⑥多排螺旋CT扫描：系X线管一次旋转过程中同时获得4、8或16层面或更多层面的图像数据的成像技术。该容积扫描明显缩短胸部扫描的时间，大大提高纵轴方向的空间分辨力，16排螺旋以上机型已完全达到各向同性的要求，通过强大的后处理技术，可对胸部病变进行多方位观察，且具有肺结节分析功能、肺支气管成像、肺含气量测定、支气管仿真内镜功能以及主动脉和肺动脉CTA等。

3. 磁共振成像（MRI）

磁共振成像属于无创无辐射检查。与CT横断面扫描相比，MRI不需要后处理便可得到冠状面、矢状面和横断面三维扫描图像。MRI利用多种序列，可反映人体各组织的生理、生化和代谢改变。脂肪、血液、纤维组织、肌肉、液体成分、病灶内出血、坏死等在不同序列显示不同信号强度，对纵隔、心脏、胸壁病变的诊断有独特优点。对肺癌纵隔、胸壁侵犯以及有无肺外转移的评估亦有帮助，可用于肿瘤分期。因肺实质质子密度低，肺泡组织与空气界面产生较大磁场梯度，以及呼吸运动和心脏搏动造成较多伪影，常规MRI难以显示肺组织，对肺内病变诊断价值有限。近年来，随着MRI硬件的改进以及软件的开发，超快速屏气扫描能在单次屏气中完成整个胸部检查，扫描时间的缩短，使得胸部动态增强成为可能，MRI的适用领域也越来越广。目前，动态增强MR血管成像可用来诊断肺动、静脉及主动脉疾病，结合MR电影检查可动态观察大血管内血流情况，用于区分真假腔。此外MRI可同时判断肺实质的灌注异常，除用于肺栓塞外，还可对临床很多其他疾病（如肺纤维化、肺气肿、肺肿瘤等）的肺灌注情况进行评估，作为治疗前的基础资料。动态增强MRI则能如实反映良恶性结节的供血特点及差异，适用于肺内良恶性结节的定性诊断。MR波谱成像是一项新的检查技术，在颅脑疾病诊断中运用较成熟，在胸部可通过分析不同性质孤立性肺结节内生化物含量的差异来进行良、恶性鉴别，但尚处于研究阶段。

第五节 支气管镜检查

硬质支气管镜检查在临床上应用已逾百年。1967年以后，随着光纤支气管镜（以下称纤支镜）应用到临床，经支气管镜肺活检（TBLB）、白荧光纤支镜和支气管肺泡灌洗技术的出现，支气管镜检查已成为气管、支气管内病变诊断的关键手段。

最初使用的支气管镜是不同长度和直径的硬质金属管，带有光源照明，可应用于儿童和成人。近年生产的硬质支气管镜已有望远功能甚至配备周围照明装置，可看到与实物相同大小或放大的视野。虽然应用硬质支气管镜检查时需全身麻醉，且无法调整镜头方向，可见到的支气管范围有限，但是，由于硬质支气管镜具有工作孔内径大，便于观察靶目标和取出异物等优点，仍是临床不可缺少的工具。

目前生产的纤支镜有多种型号，可适应新生儿到成人的检查要求。纤支镜的图像是通过光传导束和检视束玻璃纤维束结合形成的。通常有两个光传导束和一个检视束，准确地反映采集的图像。但与硬质支气管镜比较，纤支镜的工作孔内径较小，吸引分泌物或使用活检钳等附件受到一定限制，也无法用其取出一些较大的异物或做某些介入性治疗操作。

近来已使用微型化的CCD技术替代光纤系统，将影像传送到电视监护器中，称电子支气管镜或视屏支气管镜。可产生具有较高的图像分辨率、色彩和亮度的视频图像。允许准确地展现细小的黏膜颜色变化。其遥控设置还具有控制释放、静止、光圈、缩放与录像等功能。

1. 支气管镜检查的适应证和禁忌证

支气管镜检查的适应证包括以下几点。

（1）不明原因的痰中带血或咯血。

（2）不明原因的肺不张。

（3）反复发作且吸收缓慢的肺段肺炎。

（4）不明原因的干咳或局限性哮鸣音。

（5）不明原因的声音嘶哑、喉返神经麻痹或膈神经麻痹。

（6）胸部影像学表现为孤立性结节或块状阴影。

（7）痰中查到癌细胞，胸部影像学阴性。

（8）肺部感染需经防污染毛刷或支气管肺泡灌洗（BAL）分离鉴定病原菌。

（9）诊断不清的肺部弥漫性病变。

（10）需做 BAL 和 TBLB 检查者。

（11）怀疑气管-食管瘘者。

（12）观察有毒气体引起的气道损伤、烧伤。

（13）选择性支气管造影。

（14）肺癌的分期。

（15）气管切开或气管插管留置导管后怀疑气管狭窄。

（16）气道内肉芽组织增生，气管、支气管软化。

（17）治疗需要，如取除气管、支气管内异物，帮助建立人工气道，治疗支气管内肿瘤，治疗支气管内良性狭窄，放置气道内支架，去除气管支气管内黏稠分泌物等。

支气管镜检查的禁忌证包括以下几点。

（1）麻醉药物过敏。

（2）通气功能障碍引起 CO_2 蓄积，而无通气支持措施者。

（3）气体交换功能障碍，吸氧或经呼吸机给氧后动脉血氧分压仍低于安全范围者。

（4）心功能不全，严重高血压和心律失常者。

（5）颅内压升高者。

（6）主动脉瘤。

（7）凝血机制障碍，血小板低于 $75 \times 10^9/L$ 者。

（8）近期哮喘发作，或不稳定哮喘未控制者。

（9）大咯血过程中或大咯血停止时间短于 2 周者。

（10）全身状态极差者。

（11）受检者精神高度紧张、未用药物控制者。

2. 支气管镜检查准备

支气管镜检查前，医师应全面了解患者的病史、心肺功能，有无禁忌证。有高血压、心绞痛病史者应制订好术中监护和应变计划。对于严重的通气功能障碍者，应先建立人工气道，在机械通气条件下进行检查。存在轻度低氧血症时，应准备好鼻导管或面罩吸氧设备。但对于严重低氧血症者，吸氧 8～10L/min 以上仍不能保持动脉血氧饱和度在 95% 以上者，应建立人工气道，在呼吸支持、高浓度吸氧等条件下进行检查。

拟在局部麻醉下进行支气管镜检查时，应向患者说明检查的目的和意义，术中可能出现的疼痛、不适，以及有痰时的处理方法。对于精神紧张者术前应给予镇静药物，如安定类。对咳嗽剧烈者应给予强效镇咳药物可待因，但应警惕这些药物的呼吸抑制作用。为减少迷走神经反应和气道分泌物过多，可在术前半小时给患者肌内注射阿托品 0.5mg。在全身麻醉下行支气管镜检查时，除常规的全身麻醉术前准备外，也可给予阿托品肌内注射，以减少气道分泌物，利于手术的顺利进行。

施行局部麻醉下支气管镜检查时，可经喷雾或雾化吸入2%～10%利多卡因麻醉。支气管镜通过声带后，立即通过工作孔滴入2%利多卡因5mL做下呼吸道麻醉，利于支气管镜检查。为减少支气管镜刚通过声带时的反应，也可在术前经环甲膜穿刺滴入2%利多卡因5mL，这样可在很大程度上减少不良反应。

对所有接受检查的患者均应由助手协助观察呼吸次数、呼吸节律、心率、心律和动脉血压等内容。有条件者还应实时监测心电图，无创性血氧饱和度和动脉血压，如有变化时应及时通知术者和采取必要措施。

3. 常规支气管镜检查方法

全面的支气管镜检查应从上呼吸道开始到支气管镜无法观察到的段或亚段支气管为止。

喉由许多软骨连接而成，其中环状软骨最硬，是呼吸道中唯一完整的软骨环，侧后壁附着甲状软骨。后者在此可有轻度的旋转和前向运动。会厌始于甲状软骨前壁后面，沿舌根部向上延伸。左、右声带随呼吸和发音平行地向中线和两侧运动，出现运动失调或麻痹时常提示喉返神经受损。

成人气管长12～14cm，上面通过环气管膜附在环状软骨上，气管下面平第4胸椎处分成左右支气管。支气管镜检查时可见气管黏膜光滑，下面隐现半环状软骨环。吸气时，气管内径扩大成圆形。呼气时，可看到软而扁平的后壁，略微突向管腔。气管横断面最常见的畸形为"鞘"样畸形，致横径断面变窄，类似于三角形。甲状腺肿大时可压迫后面的气管，引起管腔横断面呈卵圆形改变。已做气管切开或气管插管的患者可因导管的摩擦、气囊压迫而引起气管损伤，支气管镜检查时可见到这些变化。

气管下端由隆嵴将气管分成左、右支气管。隆嵴是由马鞍形软骨、气管间韧带和支气管、心包膜纤维附着部组成，呈锐角。隆嵴增宽常提示隆嵴下淋巴结肿大。较大的支气管和下叶支气管仍具有与气管相似的软骨。中等大小的支气管，上叶和中叶支气管及段支气管则为大而不规则的软骨片。使用硬质支气管镜时，只能看到段以上的支气管，而可曲支气管镜则可达亚段水平。支气管软骨有保持气道开放作用，局部创伤后的软骨软化可造成呼气时气道陷闭。

支气管镜检查时可应用活检钳采取活组织标本，进行病理、免疫组化甚至分子生物学等方面的检查，帮助做出正确诊断。对于支气管镜看不到的结节病灶或片状阴影，可将支气管镜的头端插到与拟采取病灶相连的支气管，伸出活检钳到支气管后，在透视帮助下将活检钳伸入病灶内钳取活组织标本。对于活检钳不能接近的支气管外病灶需改用其他方法，如针刺吸取活组织成分或细胞。夹取肺组织时，应尽量将无锯齿活检钳伸至肺外周，才能取得较满意的肺组织，但应注意避免夹破脏层胸膜引起气胸。活检钳夹住胸膜时，患者常可感觉到明显的胸痛。因此，当患者诉胸痛反应时应立即向外退出活检钳，调整方向及深度后再操作。只有证明活检钳半关闭后仍然距胸膜达1～2cm以上才开始活检。

为采集细胞学标本，可调整支气管镜镜头的方向，将毛刷紧贴在靶目标上，前后拉动3～5次即可。毛刷随支气管镜拉出后，将刷检毛均匀地在载玻片上涂抹，供细胞学检查之用。也可将毛刷放在生理盐水内洗脱，离心后再进行细胞学或免疫组化甚至分子生物学检查。对支气管镜无法见到的肺周围病灶，可在透视引导下将毛刷伸至病灶内刷取，帮助提高诊断率。

为分离和鉴定病原微生物，可采用单套管或双套管毛刷采集防污染标本。因为局部麻醉药物有抑制细菌生长的作用，所以检查前应给予患者充分的镇静、镇咳药物，以便减少检查时的麻醉药物用量。如应用环甲膜穿刺注入局部麻醉药物，最好令患者取健侧卧位后注射，使麻醉药物主要分布在气管和健侧支气管，减少麻醉药进入欲检查的支气管，以帮助提高检出率。

4. 自荧光纤支镜

近年自荧光纤支镜（AFB）已经陆续应用于临床。对于中央型肺癌，特别是支气管腔内病灶，早期CT不能显示，需要支气管镜检查才能发现。偶有临床上可见到痰中恶性细胞，但支气管镜无法看到的病变。这是因为常规白光支气管镜（WLB）不能发现一些黏膜和黏膜下早期病变，有时需数月甚至2～3年才能表现出肉眼可见的病变。

AFB的机制为利用组织自荧光的不同特性观察和分析气管和支气管黏膜病变。众所周知，当用一特殊波长的光激发正常组织时，可发出特异的荧光。病理状态时，由于疾病过程引起的相同组织的结构完整性变化可改变或抑制自荧光。但发射出的荧光强度极低，不能被肉眼看见。近来的技术进步，已可将现代的精密照相机、计算机控制的图像分析技术和肺－图像荧光内镜系统连到光纤支气管镜上，对气道做自荧光检查。可实时采集图像，帮助检测正常气管、支气管黏膜中很小区域的荧光变化。在气管支气管树上异常荧光区域黏膜的活检可增加对小的恶变前病灶（发育异常）或早期恶变（原位癌）的检出率。

欧洲大样本研究收集了 1 173 位年龄 > 40 岁且吸烟指数大于 20 的人群，分别使用常规 WLB 和联合 WLB+AFB 进行检查。发现后者检查出 5.1% 的人群存在肿瘤侵袭前病灶（Ⅱ～Ⅲ度异性增生和原位癌），而 WLB 仅检出 2.7%（P=0.037）。用 AFB+WLB 指导活检，可以将 WLB 组活检的敏感性从 57.9% 提高到 82.3%。另有研究也表明，AFB 联合 WLB 较单用 WLB 诊断中重度不典型增生和原位癌的相对敏感性为 1.5，并提高特异性。据此推论，AFB 确能提高早期中央型支气管肺癌诊断率，但由于支气管镜能直接观察的范围有限，对周围型肺癌的诊断意义不大，无法作为肺癌筛查手段。尽管有上述限制，对长期大量吸烟、中央型鳞癌的高危患者，特别是影像学检查阴性的反复痰中带血患者有重要意义。对各种介入性操作，如不可手术的肺癌患者腔内治疗时，也可用 AFB 确定病变部位，指导治疗。与传统纤支镜比较，自荧光纤支镜检查除了略增加检查时间外，并没有增加并发症。

5. 支气管内镜超声

即使是现代的诊断技术，如 CT 和 MRI 扫描，对肺癌的分期也无法做到完全精确，可被诊断的淋巴结累及仅达 50% 左右，常规纵隔检查为阴性的病例可达 60% 左右。一些学者建议对肺癌患者应行经纤支镜针吸活检（TBNA）来提高分期准确性。但外部超声无法检查气管旁和肺门区域，经食管超声也无法检查气管前、肺门右侧及其前面结构，只有使用支气管内超声（EBUS）检查才能达到这一目的。这一新技术将从无创或微创角度为胸外科制订手术方案提供重要帮助。

目前有两种 EBUS 的检查方法。一种是在支气管镜顶端放置旋转传感器，提供沿气管镜长轴 360° 的图像。另一种是在气管镜顶端放置的线性传感器，可以提供和长轴平行 50° 的图像。EBUS 的作用主要有三方面：①增加孤立肺结节活检的阳性率；②增加普通 TBNA 对肺门和纵隔淋巴结活检的阳性率，更好地进行肺癌分期以指导治疗；③增加早期支气管内肿瘤（原位癌）的检出率和进行局部治疗。已有研究表明，在使用旋转传感器对 < 2cm 的孤立肺结节活检时，EBUS 可以将检查阳性率提高到 70% 以上。在纵隔和肺门阴影的检查中，EBUS 也较常 TBNA 有更高的阳性率。

对于淋巴结分期，EBUS 也有其优越性，在适当的条件下可发现小到 2～3mm 的淋巴结。此外，还可将 EBUS 与 TBNB 结合起来，由于 EBUS 可帮助定位小到 8mm 以下的淋巴结，可明显提高诊断率并减少并发症。众所周知，纵隔淋巴结的分期决定着非小细胞肺癌（NSCLC）患者的治疗策略和预后。最理想的情况是对每一位患者均进行明确的淋巴结分期，然后决定治疗方案。有学者使用 EBUS 正确评估了 207 例患者中 172 例（71%）的纵隔淋巴结分期，平均淋巴结大小为 1.7cm。另一项 200 例患者的研究中 EBUS 引导的淋巴穿刺与常规 TBNA 相比，淋巴结分期的准确率在隆嵴下淋巴结相似，而在其他组的淋巴结中，EBUS 的准确率则有明显提高。在 PET 阳性的纵隔淋巴结中，EBUS 也可以用来指导淋巴活检采样。同时，EBUS 可以和经食管超声内镜（EUS）联合使用，EUS 可以达到某些 EBUS 不能达到的部分淋巴结。两者可以起到相互补充的作用，从而对大部分纵隔淋巴结进行准确穿刺，以期达到完全代替纵隔镜的效果。

此外，EBUS 通过对黏膜下超声结构的观察，可发现 CT 不能显现的支气管内肿瘤。早期肿瘤的病理解剖定义是肿瘤没有突破到黏膜下。在纤支镜看到的肿瘤中仅仅 75% 可被放射线学发现。在一些所谓的早期支气管肺癌患者中，也可发现有支气管壁浸润，甚至局部淋巴结肿大。在黏膜改变时，甚至当黏膜似乎完整时，常规支气管镜显然无法发现这些肿瘤。EBUS 则可显示改变后的黏膜下层解剖学结构，因此可以发现肿瘤黏膜下浸润。EBUS 不仅可以检查肿瘤的浸润程度，并可对原位癌进行治疗。在一项日本的研究中，EBUS 可正确地检查出 24 例肺癌患者中 23 例的肿瘤支气管浸润深度，其敏感性和特异性均较 CT 高。对其中 18 例早期 NSCLC 或原位癌患者中的 9 例进行了光动力治疗，随访 32 个月未发现有肿瘤的复发。

以往的经验表明，EBUS还能发现纵隔器官的浸润，如腔静脉或主动脉。在鉴别支气管壁是否被纵隔肿瘤浸润时，EBUS也优于影像学检查。在一些有经验的单位，EBUS已成为有用的常规方法。1999年日本的一个多中心研究表明，初学者在局部麻醉下也能安全地应用，甚至没有任何不良反应。另一个研究表明，对于大多数病例，非常局限的局部肿瘤的EBUS术前分期可相当于术后组织学结果。

在一个随机前瞻性研究中，为早期发现局部肿瘤，还将EBUS和荧光纤支镜结合起来，结果表明能明显提高支气管壁良、恶性病变的鉴别诊断水平。进一步的前瞻性研究将与常规方法比较，并改进包括多普勒超声解剖学，组织计算分析并加活检，提高诊断水平。

6. 支气管肺泡灌洗

支气管肺泡灌洗（BAL）可用于间质性肺疾病、肺泡蛋白质沉着症、不明原因的肺部感染或其他诊断不明的弥漫性肺病变。先将可曲支气管镜放置到目标支气管（通常为右中叶或左舌段的段支气管开口）后，滴入1：10 000的肾上腺素1mL收缩黏膜血管，舒张支气管，帮助回收灌洗液。然后分3~5次注入100~150mL加温近37℃的生理盐水，用100cmH$_2$O水柱左右的负压回收到串联容器内。通常第1次回收量最少，以后顺序增多。总回收液体量可达到灌注总量的40%~60%。影响回收率的因素主要为支气管的通畅性和回收的负压。原有支气管病变，如支气管充血、肿胀及炎症造成的气道狭窄或支气管反应性增高，气道平滑肌收缩和平滑肌肥厚可明显影响灌洗液回收率。此外，负压水平也影响回收效果。负压过低固然不足以吸引出灌洗到支气管内的液体，而使灌洗液潴留在支气管肺泡内。但负压过高可陷闭引流的支气管，也影响液体回收。检查前的准备工作如镇静药物、麻醉药物甚至支气管扩张药的合理使用可明显降低支气管反应性，改善回收率。

为分析细胞成分，在做BAL时应尽量避免镜头碰伤支气管黏膜，引起出血。为达到这一目的，也可使用充分的镇咳药物，避免咳嗽时镜头碰伤支气管黏膜。此外，灌洗前向镜头可能触及的支气管黏膜区滴少量1：10 000的肾上腺素，也可帮助达到这一效果。在使用BAL技术分离和鉴定病原微生物时，也应避免黏膜的损伤出血，同时还应避免或尽量减少使用局部麻醉药物或抗生素，以免它们抑制病原微生物在培养基中的生长。

7. 支气管镜检查术并发症及其处理

某些患者在支气管镜通过上气道、声门进入气管的过程中，可出现喉、支气管痉挛，呼吸暂停，甚至心搏骤停等严重并发症，这与患者准备不充分有关。检查前给患者做好充分的解释工作以减少精神紧张，给予镇静药物，肌内注射阿托品及充分的上气道局部麻醉，对于减少或避免这些并发症是非常重要的。此外，对支气管镜检查医师和助手的全面训练也有助于减少这些并发症。

部分支气管镜检查时出现的威胁生命的并发症与预先使用的药物和局部麻醉有关。加重因素包括高龄、心血管病、慢性肺疾病、肝肾功能异常、癫痫和精神状态改变。中度镇静、抗焦虑、肌松剂可增加患者合作，便于检查。但是有器官功能不全时，应调整剂量，以便减少药物引起的呼吸抑制、低血压甚至心律失常的并发症。

在全身麻醉或局部麻醉清醒状态下行支气管镜检查常导致低通气和氧合功能降低，严重者会出现CO_2蓄积和低氧血症，这在支气管镜刚通过声门时最明显。因此，对于高龄和原有心肺疾病者应连续监测动脉血氧饱和度和心电图。如果患者吸氧后或经机械通气给氧后动脉血氧饱和度达不到95%以上，则不应进行支气管镜检查。术中应调整给氧流量，使血氧饱和度保持在90%以上。

原有心血管疾病，特别是有心内膜炎的患者，在硬质支气管镜检查前应常规使用抗生素，预防检查过程中黏膜或组织损伤后细菌入血引起感染。应用可曲支气管镜时可不作为常规，但考虑到检查过程中也常可损伤黏膜，也有学者建议常规应用抗生素预防。

通常支气管镜检查后出现的暂时发热不需要抗生素治疗。然而，发热同时伴有胸部影像学提示的肺内斑片状阴影，或持续性发热，需给予抗生素治疗。治疗前后应收集系列痰标本，分离培养和鉴定病原菌，为调整抗生素时参考。老年患者，原有慢性肺部疾病、支气管内阻塞和支气管镜手术治疗过的支气管内肿瘤及免疫功能低下者，支气管镜检查后易出现发热，大多在24小时内会自然消散，但免疫功能低下和年老体弱者易并发严重的肺部感染，需积极地应用抗生素治疗。

透视引导下经支气管镜肺活检后发生气胸的概率4%左右。不用透视引导时，气胸的发生率更高。机械通气患者中，特别是原有慢性阻塞性肺病或肺大疱者，做TBLB手术时气胸发生率明显增加。免疫抑制宿主接受经支气管镜肺活检（TBLB）时，气胸发生率为正常人的3~4倍。因此，最好在透视引导下做TBLB，术后常规透视或摄胸片复查。若气胸量超过20%时，应予胸穿抽气或插管闭式引流治疗。

出血是支气管镜检查最常见的并发症之一，即使是无出血倾向的患者，经受检查时机械创伤、活检、支气管毛刷和负压吸引也可以有一定程度的出血概率。术前适当地评价出凝血功能，可在一定程度上避免出血。已知有出血性疾患的患者，特别是那些患血小板功能异常或血小板减少症的患者，支气管镜手术后出血或咯血危险性明显增加。此外，尿毒症患者在支气管镜手术后出血的发生率也可达45%左右。有的学者建议，尿素氮（BUN）高于10.8mmol/L或肌酐>265.2μmol/L也是支气管镜手术的禁忌证。少量出血时，在局部滴入1∶10 000肾上腺素即可取得很好的效果。大量出血时应根据出血的原因，部位和血管受损的程度而选择相应针对病因的药物，或局部应用高压气囊压迫等治疗。

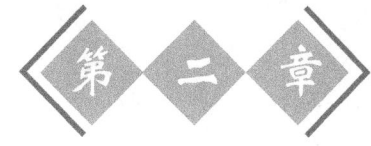

第二章

胸外科急诊处理原则及基本技术

第一节 胸外科急症早期处理基本原则方法

胸心外科急症主要临床特点是：①伤情危重，相继出现呼吸、循环功能障碍。②患者多伴有多发性损伤（如腹部、四肢、颅脑损伤）。因此接诊后应力求尽快做出准确判断，分秒必争地抢救患者。

（一）早期处理基本原则

（1）迅速有效针对威胁患者生命的伤情进行紧急处理，如开放气道、解除堵塞、心肺复苏等。

（2）在进行各种急救措施的同时，立即实施简明扼要的体检。

（3）必要时行胸穿以确定是否存在血气胸，有条件可行血气分析及胸部X片等检查，尽快明确诊断。

（4）接诊要点：①对胸心外科急症患者有严重呼吸困难、明显缺氧，首先应紧急行环甲膜穿刺、气管插管或气管切开，及时应用呼吸机辅助呼吸。②对胸部大血管、心脏破裂导致大量血胸、心脏压塞、心跳微弱的患者，应及时行心包穿刺或剖胸探查，同时补充丢失的血液，反对盲目进行胸外心脏按压。③床边备气管切开手术包，气管插管操作失败后应立即行气管切开术。④及时做胸腔闭式引流。⑤分清多发伤主次，首先处理危及生命的伤情（呼吸、循环、出血）。

（二）早期处理基本方法

1. 通畅气道

紧急解除呼吸道阻塞，迅速清除口鼻腔内血块、分泌物及异物等对气道的阻塞，改善和维持呼吸功能。对清醒患者，可用负压吸引分泌物，辅助患者咳嗽，自行排除呼吸道分泌物及异物，尽快解除呼吸道阻塞。对昏迷患者则根据患者呼吸困难缺氧的程度，清除呼吸道血块和异物，尽快保持呼吸道通畅，要求立即做气管插管或气管切开，用呼吸机恢复正常的呼吸功能。

2. 立即处理张力性气胸和开放性气胸

由于开放性和张力性气胸均可改变胸腔的负压，引起肺不张、纵隔移位等，如果不迅速处理，可因呼吸循环功能衰竭致死（图2-1）。因此，对开放性气胸必须尽快用敷料等物，将创口封住，变开放性气胸成闭合性气胸。张力性气胸的紧急处理办法是穿刺减压或安置胸腔闭式引流。在野外紧急情况下，可用一粗针头连接橡胶手指套，顶端剪开一小孔，于患侧胸前锁骨中线第2~3肋间插入胸腔，以达到单向减压急救的目的。继之进行胸腔闭式引流（图2-2）。

3. 反常呼吸运动的处理

严重闭合性胸部创伤者，由于多根多段肋骨骨折（连枷胸），形成反常呼吸运动，可导致呼吸循环功能障碍（图2-3）。在野外或受伤现场时，可先用清洁敷料或衣物等压迫，以相对固定胸壁和限制胸廓反常运动，便于采取下一步处理措施。患者送达医院后，可先行胸廓外固定法和断肋牵引外固定。如不奏效可手术切开断肋行内固定和胸廓重建术。

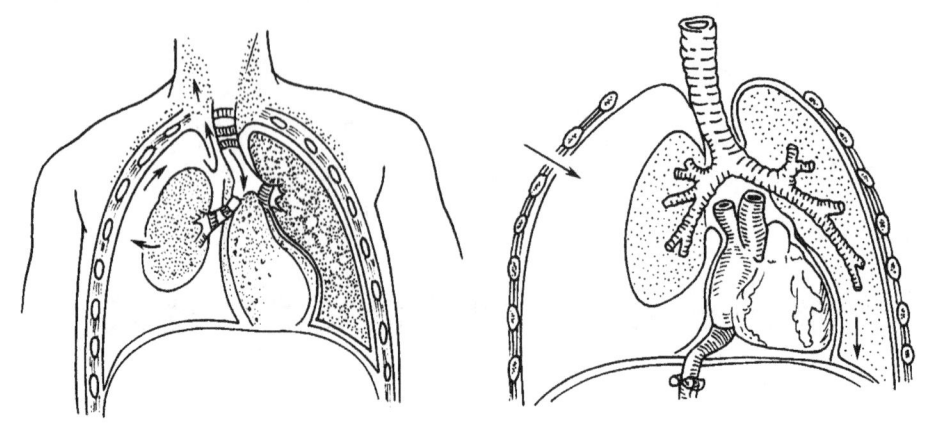

图 2-1 纵隔气肿及开放性气胸示意图

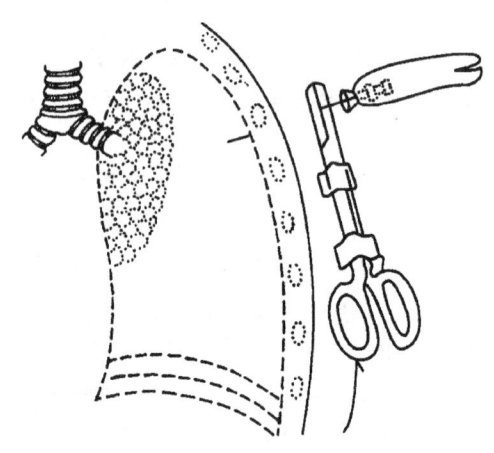

图 2-2 橡胶指套排气法

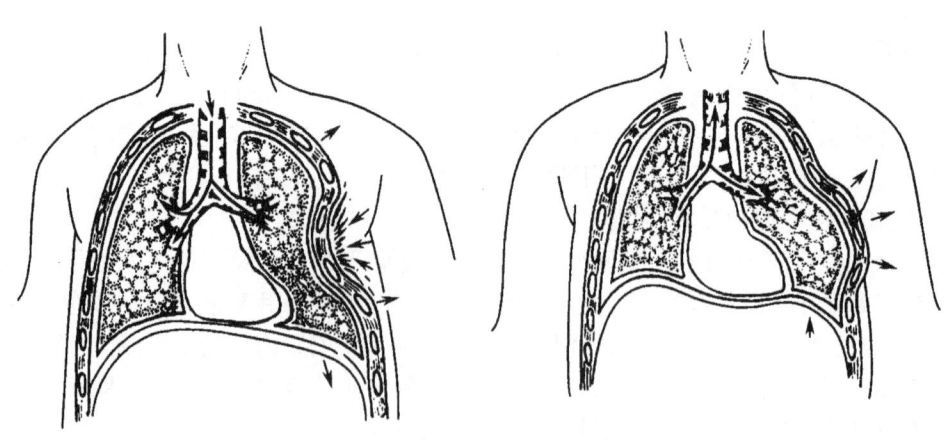

图 2-3 多根多处肋骨骨折导致反常呼吸

4. 快速建立补液通道，有效抗休克治疗

严重胸部创伤患者，由于出现不同程度的休克，因此，在维持呼吸循环功能的同时，必须有效地抗休克治疗。根据患者休克的严重程度采取相应抗休克办法。首先要建立足够的静脉通道，以尽快补充血容量。安置心电监护和中心静脉压测定，以便监测心脏功能，正确掌握输液速度。但对肺损伤患者的输液需要特别注意。在补充血容量的同时，可适当应用血管活性药物，如异丙肾上腺素、多巴胺、山莨菪碱及间羟胺等，必要时应用强心药物，如西地兰（毛花苷C）、米力农等。当有严重内出血时，补充血容量及止血治疗应同时进行，如有腹腔、下肢出血，应采用上肢径路补血，以保证心脏灌注。

5. 开胸探查

由于严重胸部创伤病情危重，故剖胸探查应严格掌握手术适应证，否则适得其反。凡严重胸部创伤后，通过各种非手术治疗措施，如抗休克，维持心肺功能及胸腔闭式引流等，治疗一段时间后均未能使病情稳定，甚至病情继续恶化、严重威胁患者生命，又具有剖胸探查适应证者（如胸内活动性出血，胸内脏器损伤，胸腹联合伤疑有腹腔脏器损伤等），应尽快剖胸探查。

6. 及时处理心脏压塞及心脏挫伤

心脏压塞后由于心包腔的压力增大，致使回心血量和心排出量均下降，加重休克。心包穿刺不但可作为心脏压塞诊断的一种手段，而且也可起治疗作用，但不是唯一的治疗手段。一旦确定为急性而严重的心脏压塞，就应及时开胸手术解除。心脏挫伤多见于严重闭合性胸部损伤，尤其是胸骨钝性挫伤和胸骨骨折者。虽然心脏挫伤在闭合性心脏损伤中是最常见的类型，但往往被漏诊。据报道，在非穿透性胸部损伤中，心脏挫伤发生率为21%～25%，但很少死亡。诊断主要依据心电图出现复极异常和心律失常，另外可依据心肌酶谱改变来协助诊断。一般心脏挫伤只需一般保守治疗，对并发心力衰竭和心律失常的心脏挫伤，可用小剂量洋地黄制剂（正常量的1/3～1/2）治疗。

第二节　胸外科并发症处理原则

并发症一词见于众多的医学参考书或教科书，是专门的医学术语。并发症（complication）是指在手术过程中及手术后，可能出现的与手术有因果关系的一些病症或病征，在原发疾病的基础上，由其他的因素引起的新的疾病的称谓。目前认为并发症是在原发病发生发展的过程中，由于机体抗病能力的减退，易受另一种致病因素的侵袭；或在治疗原发病的过程中出现的新问题及药物不良反应，以及不可忽视的社会生活环境、心理、精神等不良因素侵袭，使患者的机体再次遭受新的损伤，其发生的先决条件是要有原发病，即基础病。综上所述，并发症的概念包括了三部分：一是要有原发病，二是有新的病因，三是在原发病的基础上由新的病因产生了新的疾病。

胸心外科手术本身具有双重性。手术可以治愈疾病，挽救患者的生命，但手术本身也具有创伤性质，不仅导致机体发生器质性损害，还可在不同程度上干扰机体的正常生理功能，甚至危及生命。发生这种现象有其一定的客观必然性，包括患者的解剖变异；切除病变时对周围器官组织不可避免的影响；患者对治疗的不同反应；患者在治疗及发病以前的基本体质等。因而术中或术后出现各种并发症并不足为奇。当发现不良后果时，应当清楚地区分医疗事故与并发症，两者的概念是绝对不一样的，所要负的法律责任完全不同。判断的要点应在于：第一，所发生的不良医疗后果是否由医务人员的过失造成，如属过失行为造成，应定为医疗事故，若属非过失行为造成，则应视为并发症。第二，所发生的不良医疗后果与医疗人员的过失行为是否有直接因果关系，如有应视为医疗事故，若无可视为并发症。对于已尽力预防和控制，但由于现阶段的医疗技术或医疗条件仍难以或未能阻止而发生某一不良后果时，则为意外，仍应属于并发症范畴。

第三节　基本技术

一、胸腔穿刺

胸腔穿刺具有诊断与治疗意义。当疑有气胸、血胸时，可进行诊断性胸腔穿刺术，对张力性气胸、血胸有挽救生命的作用，它是胸心外科临床常用的一种基本技术。

1. 适应证

胸腔穿刺术的适应证为：①胸部手术和胸外伤后出现胸腔积液体征，需明确积液性质。②有大量血胸，需判明是否有持续出血。③大量气胸，需查明是否继续漏气。④需通过胸腔穿刺术抽液减压或给药等。

2. 禁忌证

胸腔穿刺术禁忌证为：①不能合作者。②有严重心肺功能不全者。

3. 术前准备

（1）体位：患者可取坐位、半卧位或仰卧位。如取坐位，患者反向坐于椅上，健侧臂靠椅背，头枕臂上，术侧臂伸过头顶；如取半卧位，患者仰卧，术侧手上举，枕于头下，或伸过头顶，使穿刺部肋间张大；如取仰卧位，则术侧胸部移置于床沿的略外方，胸部下垫软枕。

（2）确定穿刺部位：除纵隔和叶间的包裹性积液外，原则上胸膜腔的各个部位都可进行穿刺。为了抽气，可在锁骨中线第2肋间进行穿刺；为了抽液，可在腋后线第7、第8肋间或腋中线第5、第6肋间穿刺。至于包裹性积液，可根据体征、X线或超声波定位后，确定穿刺部位后进行穿刺。

4. 手术操作

预先选定穿刺部位并在皮肤上做出标记。用1%聚维常规消毒穿刺部位皮肤，周围铺以无菌孔巾。用2%利多卡因（或0.5%～10%普鲁卡因）局部麻醉穿刺点的皮肤、皮下软组织和胸膜。将穿刺针头在穿刺点先斜行刺入皮肤，越过皮肤后再垂直向胸壁刺入。针刺深度，视伤员胸壁的厚薄而定，一般进针3～5cm便可达到胸膜腔。为了避免刺伤肋间血管，在腋中线的前方穿刺时应在两肋骨之间进针；在腋中线的后方穿刺时应在肋骨的上缘进行。当穿刺针接近胸膜腔时，要边推进边抽吸，针头进入胸腔时有阻力突然消失感，一旦抽得气体或液体，即停止前进，用止血钳将穿刺针头固定于该处进行抽气或抽液。

5. 结果判断

结果判断可依据：①穿刺抽到血液可确诊为血胸。顺利地抽出血液可能血液量很大。血中带气泡提示肺或支气管破裂出血。血中混有消化道内容物则为胸腹联合伤兼有消化道破裂。②大量血胸并发休克。经抗休克及抽出部分胸内积血后，暂时改善了呼吸、循环功能和纵隔移位，但不久呼吸困难和休克又复加重，抽出的血液很快凝固，则提示有持续性出血，可考虑剖胸探查。③穿刺抽到空气可确诊为气胸。如针栓被推向后，说明胸腔内积气的压力很高，提示为张力性气胸。如气体抽不尽，说明肺组织或呼吸道有持续漏气，应放置胸腔闭式引流管。

6. 穿刺注意事项

具体事项为：①固定好针头。防止针头固定不良，在抽吸过程中容易发生不是将针头慢慢推进过深，刺伤了肺组织，便是无意中将针头慢慢拔出，离开了胸膜腔退入胸壁软组织内的现象，以致不能抽出气体或液体。②有时固定针头良好，并没有滑出胸膜腔，也会突然抽不出气体或液体，这可能是膨胀了的肺组织堵住了针头，可注入少量空气或等渗盐水，将肺组织推开，或稍为变动穿刺针头的位置，再缓慢抽吸。③气胸一般可顺利地抽出较多空气，但也有胸膜腔原本没有积气，只是针头误伤肺组织，才会抽出气体，但这种气体一般较少，常断续地被抽出和含有少量鲜血。此时应拔出针头停止穿刺或变换穿刺部位。④穿刺过程中，伤员应避免咳嗽和转动身体，如有咳嗽不止或其他严重反应，应即停止穿刺。发生虚脱时，可立即注射肾上腺素或苯甲酸钠咖啡因（安钠咖）等。⑤张力性气胸的排气针安放法。在紧急情况下对张力性气胸可在第2或第3肋间用粗针穿刺排气，并在穿刺针尾端连接一个带裂口的橡胶指套，制成单向活瓣排气针。

二、心包穿刺

心包穿刺术有诊断血心包和急性心脏压塞的作用。对急性心脏压塞，心包穿刺抽出血液，可缓解对心脏的压迫，有挽救生命的作用。

1. 适应证

（1）对高度怀疑有急性心脏压塞征者，应立即进行心包穿刺以明确诊断和抽血减压。有下列情况者，应高度怀疑有急性心脏压塞征：①胸部外伤患者出现循环衰竭，循环衰竭的严重程度与伤情及失血量不符。②伤员立（坐）位时，颈静脉怒张且有搏动或中心静脉压升高（>14cmH$_2$O或1.37kPa）。

（2）伤后数周内，X线显示心影逐渐增大，超声心动图提示心包积液量增多，临床出现血流动力学障碍的体征（脉压变小、脉搏增快、心音模糊及低血压）时，应做心包穿刺，抽出心包内积液以查明积液性质和改善循环功能。

2. 术前准备

同胸腔穿刺，但需加上心电图与血压的监测（图2-4）。

3. 穿刺方法

心包穿刺应严格遵守无菌操作原则。用2%利多卡因（或1%普鲁卡因）液做局部麻醉。针刺深度按部位和伤员胸壁厚薄而异，一般要插入3~6cm。穿刺时，如针头触及心脏即有搏动感，应立即停止进针，并略后退少许（图2-5）。胸部外伤早期心包穿刺以采用剑突左肋软骨角进路为宜，因此时即使发生了心脏压塞，心包内积血量也不会太大，采用心前区途径易误伤胸廓内血管或胸膜腔，而采用剑突左肋软骨角则较为安全，较易抽到血液，又不会损伤胸廓内血管及胸膜，也不至于损伤较大的冠状动脉。

（1）体位：一般采用45°仰卧位。

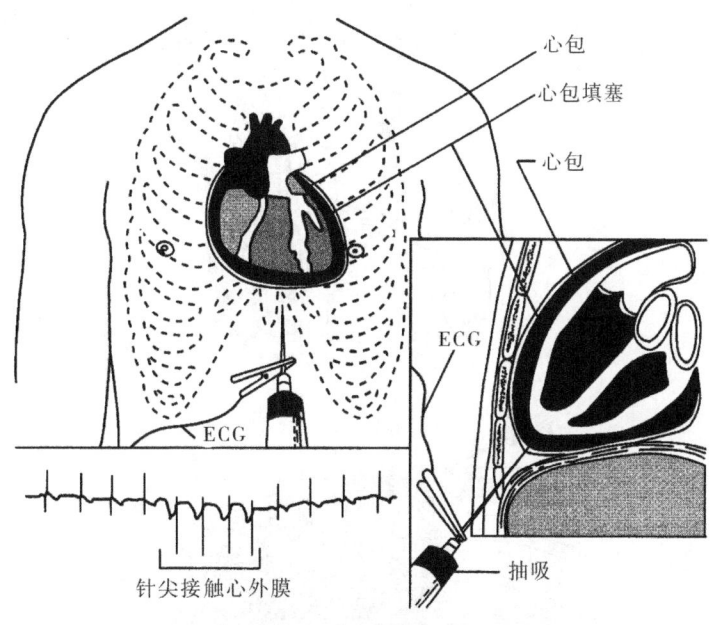

图2-4 连接心电图的穿刺针示意图

（2）穿刺位置。

1）心前区心包穿刺：在胸骨左缘第5肋间，心浊音界内侧约2cm至胸骨左缘外方约2cm都可穿刺（穿刺前应仔细叩出心浊音界并结合X线和超声检查选好穿刺点并标记定位）。用20号穿刺针向内、后朝脊柱方向，慢慢穿入心包腔，边进针边抽吸，抽到液体后即将针头固定好，穿刺不宜过深，以免损伤心肌或冠状动脉。

2）左剑突肋软骨角心包穿刺：以剑突和左第7肋软骨交角处作为穿刺点。用20号穿刺针与腹前壁成30°~45°角，针尖向上、后方向插入4~5cm，进入心包腔的底部，边进针边抽吸至抽出液体为止。

（3）结果判断。

1）穿刺抽出血液，证明有血心包；抽出空气，说明有气心包。

2）心包穿刺抽出血液，临床不易判断是血心包还是急性心脏压塞时，可测量心包腔压力。心包腔内压力低于中心静脉压，可排除急性心脏压塞征；心包腔内压力等于或高于中心静脉压，则可确诊为急性心脏压塞征。

3）心包穿刺有25%假阴性率。因此如临床表现不能排除急性心脏压塞，即使心包穿刺阴性，也应进行心包切开探查。

（4）注意事项：严格掌握适应证。因此术有一定的危险性，故应由有经验的医师操作或指导，并尽可能在心电图监护下进行穿刺。

心包穿刺抽出大量血液时，常难以肯定穿刺针头在心包腔内还是在心腔内。心腔内抽出的血液容易凝固，但心包腔内抽出的血液却不易凝固，是因心脏搏动对心包腔内的积存血液有去纤维蛋白作用所致。大量血液自心腔内不断流至心包腔内时，则去纤维蛋白的作用不明显，因而，心包腔内抽出的血液也可发生凝固。在此情况下，若伤情允许，可经穿刺针头注入25mL水溶性造影剂，同时用可移动的X光机检查，若注入造影剂后心包腔显影，说明针头已插入心腔内。较简易的方法是将一消毒的心电图导联连接在穿刺针头上，根据心电图的变化，判断针头的位置是在心包腔内还是在心腔内。当针尖触及心肌表面心外膜时，即显示反向的QRS波，有助于掌握穿刺深度。

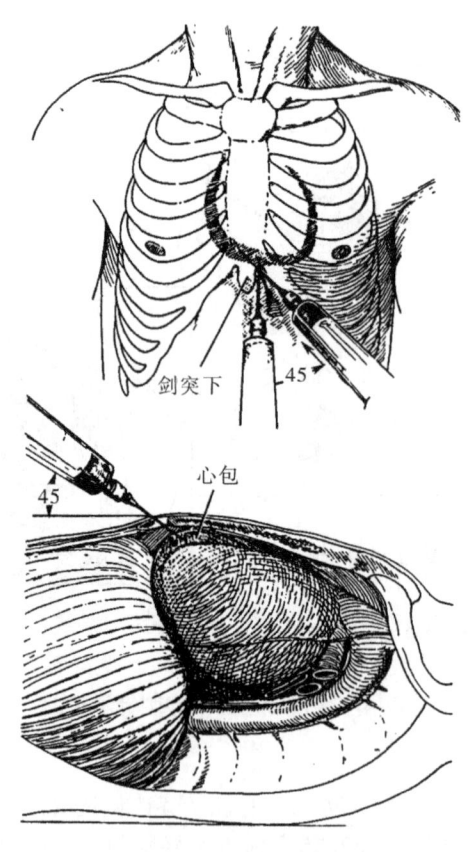

图2-5 心包穿刺示意图

三、中心静脉压测定

1. 适应证

中心静脉压测定的适应证为：①需了解患者中心静脉压（CVP）的高低，用以判断其血容量、心功能与血管张力的综合情况。②胸部外伤，尤其是对严重肺挫伤限制输液时的容量监控。③鉴别是低血容量抑或非低血容量性的循环衰竭。④鉴别少尿或无尿的原因是血容量不足还是肾衰竭所致。⑤需要大量输液或心脏病患者输液时、危重患者或体外循环手术时，作为指导输液量和输液速度的指标。

2. 正常值及临床意义

正常值为 5 ~ 12cmH$_2$O（0.49 ~ 1.18kPa）。中心静脉压降低表示血容量不足，如休克患者，CVP < 5cmH$_2$O，应迅速补充血容量。在补充血容量后，患者仍处于休克状态，而 CVP > 10cmH$_2$O，则表示容量血管过度收缩或有心力衰竭的可能，应控制输液速度或采取其他相应措施。若 CVP > 14 ~ 20cmH$_2$O 表示有明显心力衰竭，且有发生肺水肿的危险，应暂停输液或严格控制输液速度，并给予速效洋地黄制剂和利尿剂或应用血管扩张剂。

3. 方法

（1）患者仰卧，选好插管部位，常规消毒，铺无菌孔巾。

（2）局部麻醉后静脉插管方法。

1）经皮穿刺法：目前较常采用。经锁骨下静脉、头静脉或颈内静脉插管至上腔静脉，深度为 12 ~ 15cm，或经股静脉插管至下腔静脉，深度为 35 ~ 45cm，上腔静脉插管所测压力较下腔静脉插管更为精确、可靠。

2）静脉切开法：现仅用于经大隐静脉插管至下腔静脉。

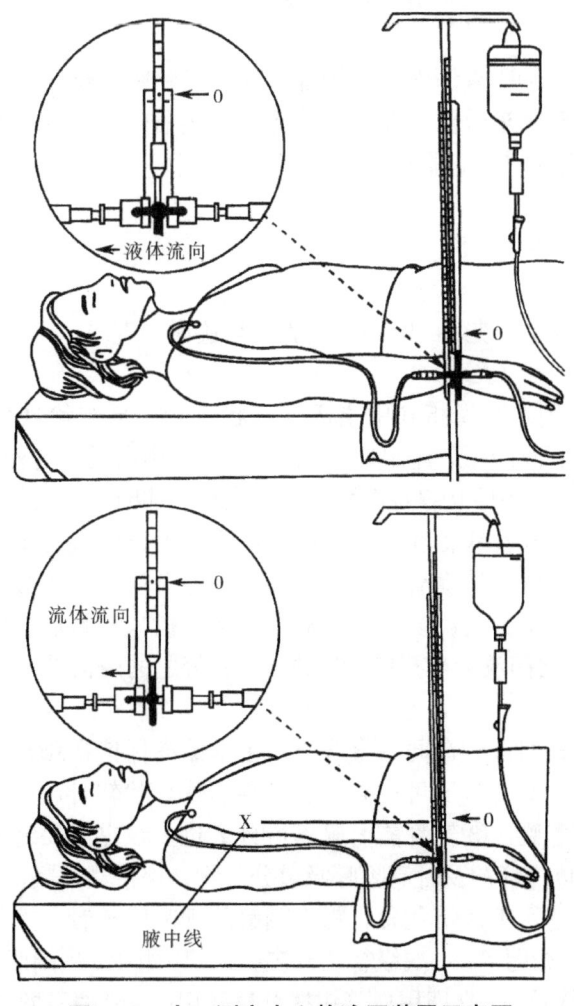

图 2-6 人工测定中心静脉压装置示意图

（3）将测压计的零点调到有心房水平，如体位有变动要随时调整。测压前使输液瓶内液体充满测压管到高于预计的静脉压之上。连接上静脉导管后，再将液体流向阀（三通）旋转到如图 2-6 所示位置，使测压管与静脉导管相通，这时测压管内的液体迅速下降，到一定水平不再下降时，观察液面在量尺上的相应刻度数，此即 CVP 计数。不测压时，旋转三通使输液与静脉导管相通，继续补液。每次测压倒流入测量管内的血液需冲洗干净，以保持静脉导管的通畅。现代监护仪均带有监测中心静脉压功能，将换能器与插管连接后即可由机器自动测量。以上手工操作仅在无条件的基层医院或紧急情况下使用。

4. 注意事项

注意事项主要包括：①如测压过程中发现中心静脉压突然出现显著波动性升高时，提示导管尖端进入右心室，立即退出一小段后再测，这是由于右心室收缩时压力明显升高所致。②如导管阻塞无血液流出，应用输液瓶中液体冲洗导管或变动其位置。若仍不通畅，则用肝素或枸橼酸钠冲洗。③测压管留置时间，一般不超过5d，时间过长易发生静脉炎或血栓性静脉炎，故留置 3d 以上时，需用抗凝剂冲洗，以防血栓形成。④使用血管活性药物、正压辅助通气及明显腹胀、肠梗阻等腹腔压力过高时所测得压力均受影响，需正确评估。

四、气管切开术

1. 解剖概要

气管前方有皮肤、皮下组织及颈阔肌、舌骨下肌群、甲状腺峡部、气管前筋膜，气管后方为食管，气管两侧为甲状腺侧叶、颈总动脉、颈内静脉及迷走神经。

2. 手术适应证

气管切开手术适应证为：①严重颌面部、颈部外伤，或呼吸道烧伤。②颅脑伤伴昏迷。③胸部损伤不能咳嗽排痰，引起的下呼吸道分泌物潴留。④呼吸衰竭需较长时间呼吸机治疗。⑤咽、喉及颈部大手术，或破伤风、高位截瘫的伤员，需做预防性气管切开术。

3. 麻醉

局部麻醉即可，昏迷者可不用麻醉。

4. 体位

仰卧，肩下垫枕，头向后仰，使颏、喉结和胸骨上切迹成一直线。

5. 手术方法

（1）常规气管切开术：用左手拇指和中指固定环状软骨，自环状软骨下缘至胸骨上切迹做一个4~6cm切口，切开皮肤、皮下组织及颈阔肌；于正中线切开颈白线，向外牵开两侧的胸骨舌骨肌、胸骨甲状肌、显露甲状腺峡部，如遇甲状腺奇静脉丛，应先结扎切断；将峡部牵向上方并用止血钳游离、切断、贯穿缝合；在第3~4气管软骨环处，用尖刀由下向上连同气管前筋膜一并挑开2个软骨环；以弯血管钳撑开气管切口，插入气管套管，拔出管芯，吸尽分泌物，再放入内管。有时，可将气管切口的软骨环修剪成与套管直径等大的圆窗，便于插入套管；插入套管后，将套管上方的皮肤切口缝合1~2针，然后在切口与套管之间放置半开口纱布垫，将套管上的两根带子绕过颈后打结，松紧要适度，结扎要牢固（图2-7）。

注意事项：①皮肤和气管切口应在同一直线上，手术始终保持在颈正中线，不可偏斜，以免损伤周围重要组织如颈总动脉等。②切口不可过高，过高会损伤环状软骨，引起喉狭窄；亦不可过深，过深有损伤气管后壁和食管的危险。③气管前筋膜不可分离过多，也不要缝合过紧以免引起纵隔气肿。④术后定时检查、清洗和消毒内管，及时清除呼吸道分泌物，保持其通畅。

（2）紧急气管切开术：适用于病情危急，需立刻解除呼吸困难者。方法是以左手拇指和中指固定喉部，在正中线自环状软骨下缘向下，一次纵行切开皮肤、皮下组织、颈阔肌，直至气管前壁，在第2~3气管软骨环处向下切开2个软骨环，立即用血管钳撑开气管切口，或用刀柄插入气管切口后再转向撑开，随后迅速插入气管套管。呼吸道阻塞解除后，按常规方法处理套管和切口。

（3）环甲膜切开术：在紧急情况下，可做环甲膜切开术，暂时解除呼吸困难。方法是以左手拇指和中指固定喉部，摸清甲状软骨与环状软骨的位置，在二者之间做一横行切口，切开皮肤、皮下组织和颈阔肌。紧贴环状软骨上缘用尖刀刺入环甲筋膜内，注意勿伤及环甲动脉吻合支。用刀柄或血管钳撑开切口，插入气管套管（图2-8）。

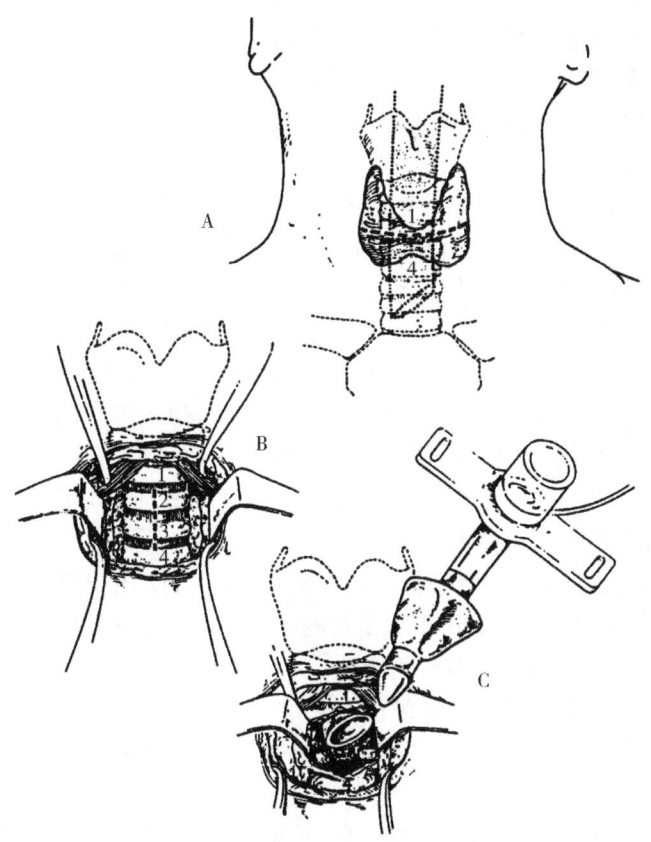

图2-7 气管切开术示意图

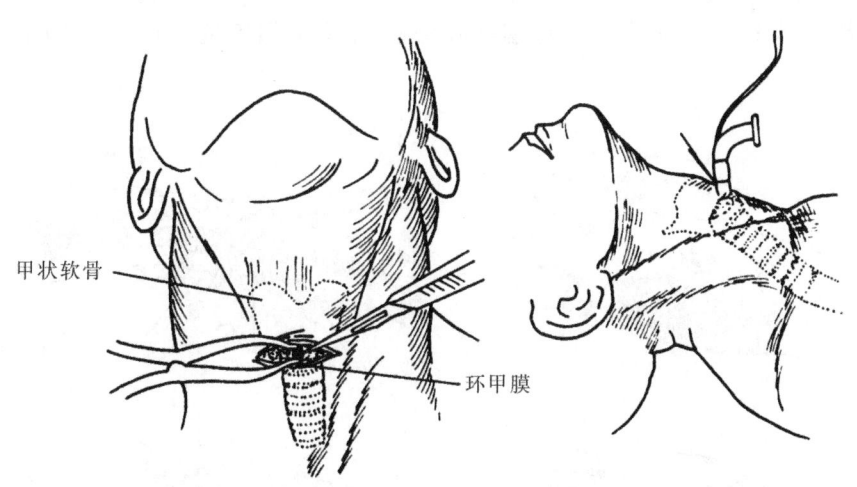

图2-8 环甲膜切开术示意图

五、胸腔闭式引流术

1. 手术适应证

常用于胸腔排气、排液、排血、排脓及胸内手术后预防胸腔积液和感染。

2. 术前准备

（1）配套和消毒胸腔闭式引流装置。

1）胸腔引流管：应选用内径 8mm、长 60cm 的橡胶管或硅塑管。在距插入胸腔内的一端 5cm 内剪 1 个侧孔，再距尖端 7～8cm 处环绑一黑线，作为引流管插入胸腔内的深度标记。如果在引流管道中间使用接头，所用的接头内径要够大，以免中间狭窄致引流不畅。

2）胸腔引流瓶：引流瓶的装置形式有 4 种，可按当时条件及伤情的需要选择制备。第一，水封瓶。其长管的一端与引流管相接，粗细要与引流管的内径相适应。瓶内放入消毒等渗盐水，长管的另一端应没入水面下 1cm，使引流液流入水中。根据液面上升的高度，可测出单位时间内的引流量。如胸腔内有气，可见气泡经水面逸出。第二，双瓶闭式引流。即在一个水封瓶的基础上再加接一个密封瓶，其主要目的是收集标本和观察引流物的性质和预防引流物溢出瓶外。第三，恒压吸引装置。为持续胸腔负压吸引之用，常用于肺膨胀不佳或胸腔感染。调压管没入水中的深度即代表负压吸引力大小，没入水中越深，负压吸引力越大。第四，新"桥"式单向胸腔引流装置。要求瓶子密封，在排气管上安装一单向活瓣，瓶内无须放水，便于伤员转送。活瓣可采用血压计的橡胶球后端的活瓣，将活瓣装在橡胶管或塑料管内。

3）胸腔引流袋：分为两类，一类是将单向活瓣安装在引流的通道上；另一类是将单向活瓣安装在排气管上，即新"桥"式引流袋。平时使用，将引流管接在袋的长管上，可看到代表胸腔内压的液柱波动。转送伤员时，将引流管接在短管上，使引流液不致倒吸。

（2）术前选好引流部位，并在皮肤上做标记：一般情况下，若用于排气，于锁骨中线第 2 肋间插管；用于排液则于腋中、后线第七肋间插管；用于双重目的，可同时分别插入上下二管。对包裹性积液、积血、积脓，如条件许可，应先在 X 线或超声监视下定位。

（3）体位：按伤情采用坐位，半卧或侧卧位。

（4）麻醉：用 2% 利多卡因或 0.5%～1% 普鲁卡因做局部浸润麻醉。

3. 手术步骤

具体手术步骤包括：①在选定插管部位作一长约 2cm 的小切口，切开皮肤及皮下组织。②用尖的弯血管钳分开肋骨外肌层，再沿肋骨上缘经肋间直接插入胸腔，张开血管钳，扩大切口。③另用两把血管钳分别夹住引流管的两端、经胸壁切口向后下方将引流管迅速插入胸腔内，至引流管的标记深度为止。利用皮肤缝线缚扎固定引流管，其远端与引流管道、单向引流瓶、水封瓶或单向引流袋连接后，松开血管钳（图 2-9）。

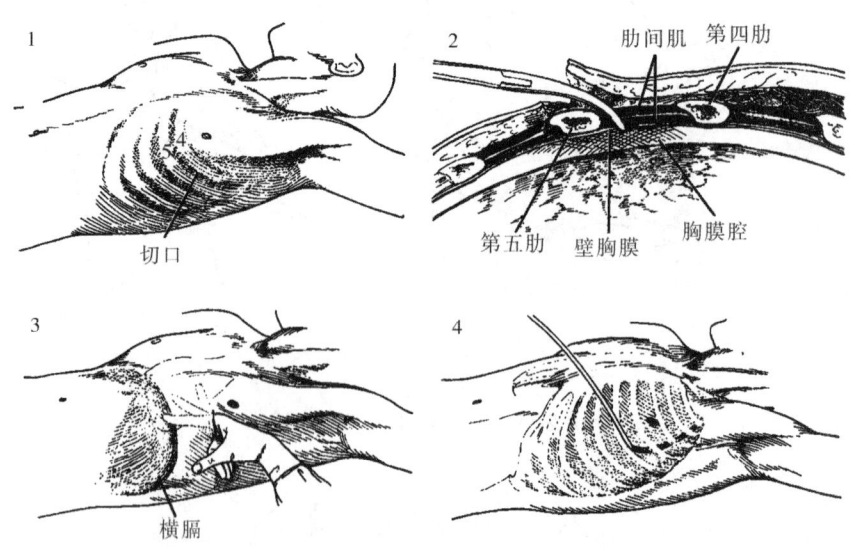

图 2-9　胸腔闭式引流置管示意图

4. 术后处理

术后处理措施主要有：①保持引流管通畅，经常观察水封瓶玻璃管水柱波动情况，如波动不佳，表示引流不畅，应检查引流管道是否有被折压之处，管道接头有无凝块堵塞，通常用双手反复挤压引流管可使引流管恢复通畅。②记录引流量及观察引流物性质。如引流血胸，应记录单位时间内引流量，对判断胸内有无持续性出血甚为重要。③如是气胸，注意观察排气情况，如排气量大且无减少趋势，应警惕支气管断裂。④术后2d，应行胸部X线透视或摄片检查，以了解肺膨胀情况。⑤术后48h，如无液体流出，肺膨胀良好，可将引流管拔除。拔管后用手术时预留缝线缝合伤口或用大块凡士林纱布覆盖伤口加压包扎。⑥鼓励和协助伤员咳嗽排痰，以利肺膨胀。⑦当更换引流瓶或倾倒引流液时，须先将引流管用血管钳夹闭，以免空气进入胸腔。

5. 改良胸腔闭式引流术

（1）手术适应证：同胸腔闭式引流术。

（2）术前选择引流部位：同胸腔闭式引流术。

（3）麻醉和体位：同胸腔闭式引流术。

（4）手术步骤：在选定穿刺部位用尖刀尖挑一小口，用粗的实心套管针（胸穿引流专用）经肋间穿刺进入胸腔，然后拔除实心内针，将外套管针置入胸腔合适长度后缝合固定。外套管尾端接引流管及水封瓶（同胸腔闭式引流术）。

六、肋骨骨折外固定术

1. 胶布固定术

适用于闭合性单处肋骨骨折。患者取坐位或侧卧位。伤侧胸壁剃毛，涂安息香酸酊以增加胶布的黏性，并减少皮肤刺激反应。用宽为7～8cm的胶布条，于患者深呼气后屏气时，紧贴胸壁后端起自健侧脊柱旁，前端越过胸骨。从胸廓下缘开始，依次向上粘贴胶布条到腋窝下方，上、下胶布条重叠1/3宽度，成叠瓦状。胶布贴紧胸壁有时可引起表皮水疱，在暑天肥胖者尤易发生，且有限制呼吸的弊端，现已应用较少。目前较常用的是弹力胸带外固定法。

2. 牵引固定法

适用于闭合性多根多处肋骨骨折并胸壁软化反常呼吸运动者。在局部麻醉下，消毒胸壁软化区用无菌巾钳经胸壁夹住中央处游离段肋骨，再用绳带吊起，通过滑轮做重力牵引，使浮动胸壁复位。牵引重量为2～3kg，固定时间为2～3周，此法不利于患者活动。另一种方法是在伤侧胸壁放置牵引支架，把巾钳固定在硬性支架上，患者可起床活动（图2-10）。

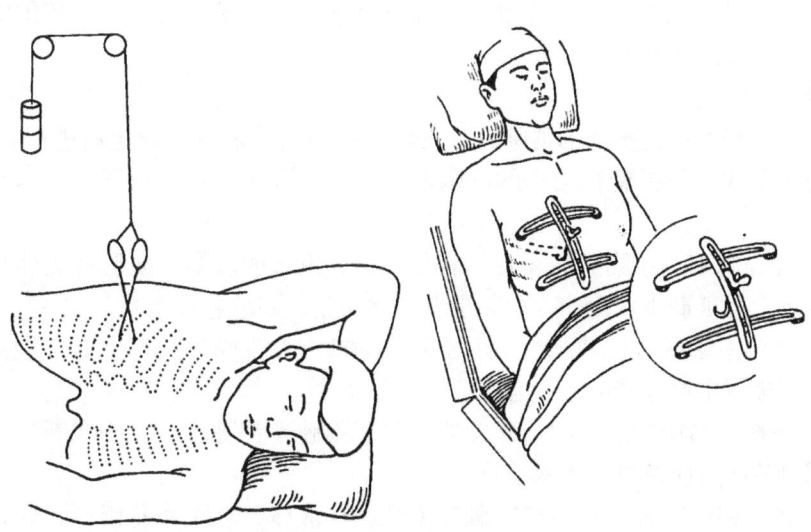

图2-10　肋骨骨折外固定法

第四节　剖胸探查适应证及技术

胸部创伤是较常见的损伤之一，其发病率仅次于头部创伤和肢体创伤而居第三位。因胸部容纳着人体呼吸和循环的重要器官，胸部创伤后容易引起呼吸功能不全和循环功能障碍，严重者可危及生命。在以前，对于大多数胸部穿透伤均施行剖胸探查术。近些年来，随着对胸部创伤救治经验的积累，对胸部外伤后的病理过程认识进一步深入，使剖胸探查手术（thoracotomy）仅用于有手术适应证的患者，而不是盲目探查。本章旨在讲述胸部创伤的剖胸探查的手术适应证及施行该手术时应注意的一些问题。

一、剖胸探查的适应证

根据伤情，将剖胸探查分为：急症剖胸和延期剖胸探查。探查手术适应证亦相应地划分为：急症剖胸适应证，非急症剖胸适应证以及手术禁忌证等。

（一）急症剖胸适应证

（1）胸内持续和大量的出血：胸内持续和大量的出血的判断多基于胸腔闭式引流管的引流情况。具体情况包括：①在置入胸腔闭式引流管的初时排血量达1 000mL以上或积血排出后引流管内持续有血液流出，大于200mL/h，且持续2~3h以上。②患者出现进行性休克的表现。③快速输血补液后血压不升，或稍稍减慢输血输液速度后血压下降或不稳。④未行胸膜腔闭式引流者，多次复查血细胞比容进行性下降或胸部X线检查提示胸部阴影持续增大等。这些均提示胸腔内有活动性出血，需要急症行剖胸探查止血。

（2）急性心脏压塞：心脏压塞多由于心脏壁破裂、心包内大血管破裂以及心脏或心包表面出血所致。急性心脏压塞需紧急手术，心包穿刺仅为手术前一种暂时性的救治措施。

（3）胸膜腔闭式引流后，引流管内持续有大量气体溢出或出现颈胸部皮下气肿、纵隔气肿，并有加重趋势，呼吸困难表现不能缓解或严重肺不张，提示气管、支气管破裂和大或深的肺裂伤者。

（4）胸腔内大血管损伤。

（5）食管破裂：胸腔引流液中出现食物残渣或经内镜或食管造影检查证实有食管破裂者，需早期手术处理。

（6）枪弹横穿纵隔伤。

（7）胸部穿透伤有大块组织缺损伴开放性血气胸，此类伤者在清创的同时应行胸内探查。

（8）大面积的浮动胸壁、多根多处肋骨骨折、肋骨胸骨骨折等，因胸壁反常呼吸面积大，严重影响患者呼吸功能而必须使用机械辅助呼吸者，要施行胸壁固定手术。由于对胸壁固定手术适应证仍存在不少争议，只有少数病例才考虑手术。

（二）非急症剖胸适应证

（1）凝固性血：胸膜腔内血凝块的清除宜于伤后3~7d，伤者病情稳定后进行。在伤后1周内手术者，手术较为简单，仅需施行较小的剖胸术以清除血凝块。若在数周后手术则需施行胸膜纤维板剥脱术。

（2）慢性创伤性膈肌破裂：膈肌破裂后，若无出血，或腹腔脏器疝入胸腔无明显的压迫症状，或诊断一时不能明确者，可延期手术治疗。如果患者症状明显，则应急症手术。

（3）慢性创伤性胸主动脉假性动脉瘤：由于此类动脉瘤在受伤一年以上亦可能随时发生破裂，因此怀疑有此病者应积极行主动脉造影，一旦确诊应及早手术。

（4）心内结构损伤：创伤性心内间隔破裂或心脏瓣膜破裂及腱索、乳头肌断裂在经超声心动图或心导管检查证实明确诊断后应及时行手术治疗。

（5）胸导管损伤：胸腔闭式引流液或穿刺液为乳糜样液体，乳糜实验阳性，怀疑有胸导管破裂者经保守治疗无效，应积极手术治疗。

（6）创伤后慢性脓胸：早期处理血气胸或清除胸内异物可避免脓胸的发生。一旦发生脓胸应立即予以通畅引流，多能痊愈。少数转为慢性者，可行开放引流。只有极少数需行胸廓成形术或胸膜纤维板剥离术。

（7）创伤性肺脓肿：在保守治疗无效时，择期行肺叶切除术。

（8）创伤性气管-食管瘘。

（9）创伤性无名动脉-气管瘘和创伤性动静脉瘘。

（10）胸内有较大异物存留：在患者病情稳定后可考虑行手术取除异物。异物靠近心脏大血管附近或合并感染者应予以摘除。大于1cm的金属异物，尤其形状不规则者，日后可能并发咯血或感染，在患者情况稳定后应予以取除。

（三）手术禁忌证

少量血胸、经气管支气管食管检查正常的纵隔气肿、内镜和血管造影正常的纵隔增宽、可疑的位于胸腔重要结构附近的异物存在、单纯的弹片摘除、肺挫伤、心脏挫伤、肺内血肿等均为手术的禁忌证，但并不绝对。以心脏挫伤为例，单纯心脏挫伤无手术指征，而当挫伤的心肌出血导致心脏压塞时，则应予以手术处理。

二、剖胸探查的注意事项

（一）术前准备

除胸腔内大出血需紧急剖胸探查止血外，大多数胸外伤患者应做好术前准备，以降低手术死亡率和减少术后并发症的发生。包括：①尽量维持患者血流动力学的稳定，出现休克者，应先纠正休克，使血压脉搏趋于稳定，尽量在收缩压大于80mmHg，脉压大于20mmHg时进行手术。但对于胸部进行性出血探查止血，经积极的输血补液治疗休克症状无明显改善者，应在抗休克治疗的同时迅速剖胸探查止血，只有在有效的手术止血后休克才能得以纠正。②要重视伤者的生命体征监测，对于昏迷者还应留置导尿管，观察每小时尿量、尿比重及酸碱度等，以了解患者的组织血流灌注和肾功能情况。③要静脉应用广谱抗生素。④对于胸腹联合损伤腹部症状重且无急症剖胸适应证者，在行剖腹探查之前，应先行患侧胸膜腔闭式引流术，以免加重已受损的呼吸功能，预防麻醉和手术中张力性气胸的发生。

（二）麻醉方法选择

要根据患者的受伤部位、伤情、手术切口的选择、手术方式以及患者年龄等因素选择合适的麻醉方法。由于患者已有休克或潜在休克的可能，所选用的麻醉方法尽可能达到以下要求：①对患者呼吸循环功能抑制较轻。②较少干扰脏器生理功能和影响血压波动。③快速达到麻醉镇痛而满足手术的需要。④选用麻醉医生比较熟练掌握的麻醉方法。另外，对于高度呼吸困难和严重缺氧患者、麻醉插管时可能发生呼吸停止或心脏骤停，应引起注意。

（三）手术切口选择

应根据胸部创伤的原因和受伤机理、创口的位置和术前判断的受伤脏器部位选择合适的手术切口。原则上所选择的手术切口要达到以下要求：①操作简便。②出血量少。③尽量接近受损脏器部位。④能迅速切开直达受伤脏器并能作适当延长。⑤切口宜足够大，使手术野显露良好，便于探查。

1. 前外侧切口

（1）适应证：前外侧切口是胸部手术损伤最常选用的探查切口（图2-11）。前外侧切口可避免纵隔移位和心脏受压，对呼吸和循环功能影响较小，不需翻动体位，同时加做剖腹切口亦较为方便；该切口可向后外侧延长，向前延长横断胸骨可进入对侧胸腔操作。另外，因进胸仅切断较少的肌肉，术后对患者影响较少。前外侧切口的适应证为：心脏损伤、心脏压塞、行胸内心脏按压、凝固性血胸清除凝血块、胸廓内动脉或肋间动脉出血、严重的肺损伤、肺血管和腔静脉损伤、支气管损伤和胸内气管损伤等（除个别需做胸骨正中切口外，一般多行右侧剖胸切口）。

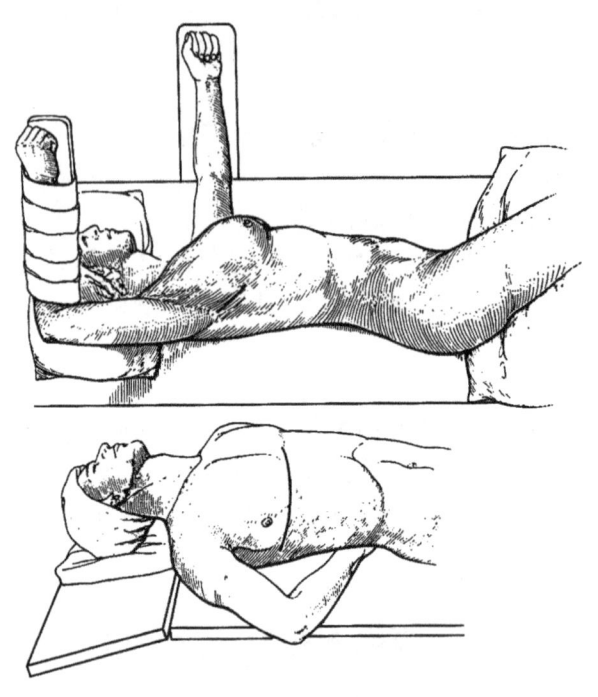

图 2-11 前外侧切口

（2）体位：先取仰卧位，用软枕将术侧胸部垫高 30°~45°，患侧上肢妥善固定于麻醉架上。

（3）手术步骤：切口在乳房下缘，自胸骨旁沿第 4 或 5 肋间向后走行至腋中线，略弯曲呈弧形，将胸大肌、胸小肌、前锯肌和部分背阔肌切断，沿肋间途径进胸，注意避免损伤胸廓内动静脉，如显露仍不满意，可将第 4、第 5 或第 3 肋软骨切断，如仍需要扩大可将切口向健侧延长，结扎切断对侧胸廓内血管，横断胸骨。

2. 后外侧切口

（1）适应证：右后外侧切口可为肺、气管、食管等部位的损伤处理提供良好的暴露，主要用于肺、气管、食管损伤的手术探查切口（图 2-12）。尽管其也可以为右心房和某些左心房损伤的处理提供显露，但它不宜作为处理心脏损伤的探查径路。另外，该切口可以很好地显露上下腔静脉、奇静脉和部分显露右锁骨下动脉。左后外侧切口可以良好地显露后纵隔、左肺及肺门、胸降主动脉和左锁骨下动脉等。该切口也可用于处理左后外侧面的心脏损伤。

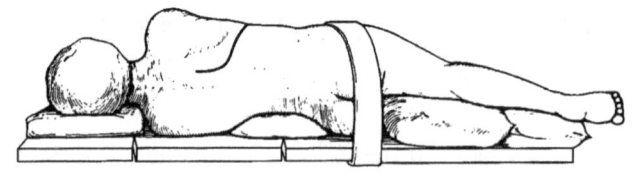

图 2-12 后外侧切口

（2）体位：取对侧卧位，手臂前伸，放在手术台边的搁手架上，角度以舒适不过伸为准，卧侧腋下放一软枕，既可以增加术侧肋间隙的宽度，又可以减少臂丛神经的损伤。两腿用枕头隔开，下腿髋关节和膝关节伸直，上腿弯曲放在软枕上，用沙袋支持患者的背部和腹部保持体位，然后用两条有粘贴毡的宽布带分别固定髋部和膝关节。

（3）手术步骤：皮肤切口由背阔肌前沿附近开始，向后到达肩胛骨后缘和脊柱中线之间，在肩胛骨下 2~3cm 绕过肩胛骨，使之呈新月或 S 形。切开皮肤和皮下组织，保护皮肤后，于肩胛骨内侧缘寻找到听诊三角，用电刀切开到达骨性胸壁。顺肌层和骨性胸壁之间的间隙，伸入左手食指和中指，向前稍加分离，可见第一层肌肉（斜方肌和背阔肌）和第二层肌肉（菱形肌、后锯肌和前锯肌），如此可使整个肌层组织完全显露并方便切开。用电刀缓慢切开，妥善止血。轻轻抬起肩胛骨，右手伸入自上而下计数肋骨，确定所要切开的肋间和肋床的位置，然后可以通过：①切除一长段肋骨经肋床进胸。②沿肋骨上缘切开肋间肌经肋间进胸。③于肋骨后缘切除1~2小段肋骨，再经肋间进胸。④切开肋骨骨膜，从肋骨上缘剥离骨膜，经骨膜床进胸。

3. 胸骨正中劈开切口

（1）适应证：该切口主要用于心脏手术（图2-13），是心脏手术的标准切口，但在胸部损伤中的应用较少。只在少数术前诊断为前纵隔损伤者才考虑使用。该切口费时，延长切口有一定的限度。应用适应证为升主动脉损伤、胸内气管损伤可能且右侧剖胸不理想者。

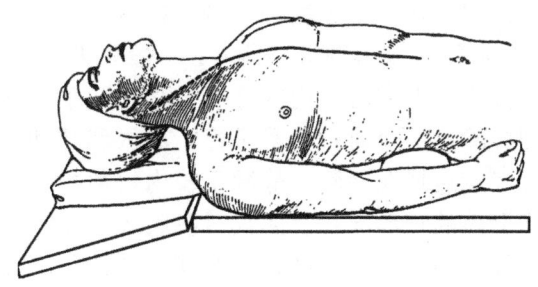

图2-13 正中切口

（2）体位：仰卧位，两肩之间垫一窄枕，使胸骨向前突出。

（3）手术步骤：自胸骨颈静脉切迹上和剑突下方做一直切口，切开皮肤、皮下组织和胸大肌筋膜。沿胸骨正中线切开骨膜，用手指自胸骨上窝处紧贴胸骨后钝性分离，再在胸骨下端后方将横膈的附着部分开，用组织剪一把合拢伸入胸骨后，紧贴胸骨后张开以达到分离的目的。然后使用电锯由下向上（或由上向下）沿正中锯开胸骨，填入一块纱布至胸骨后隙，起压迫止血和清洁术野的作用，并用骨蜡或电凝止血。推开两侧纵隔胸膜，湿棉垫保护伤口，胸骨撑开器轻轻撑开两半胸骨，撑开器应放置在胸骨的下1/3处，以免损伤无名静脉和臂丛神经。

4. "活板门"式切口

该切口可为处理左侧胸部损伤提供良好显露，具有显露较长段的左颈总动脉和左锁骨下动脉的优势（图2-14）。

5. 经剑突下心包切开

主要用于心脏压塞患者紧急处理途径。该切口向上延长，行胸骨正中切口，亦较为方便，可暴露整个心脏及大血管，如打开胸膜可暴露两侧肺门。其缺点为对后纵隔损伤（如胸降主动脉、食管的创伤）则难以处理。

6. 胸腹联合切口

该切口现在已应用较少（图2-15），其缺点为损伤范围大，创伤重，费时久，容易加重伤者呼吸循环功能紊乱，导致多种并发症的发生。现在多被剖胸切口加剖腹切口取代。

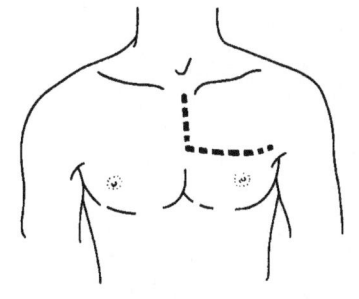

图2-14 活板门切口

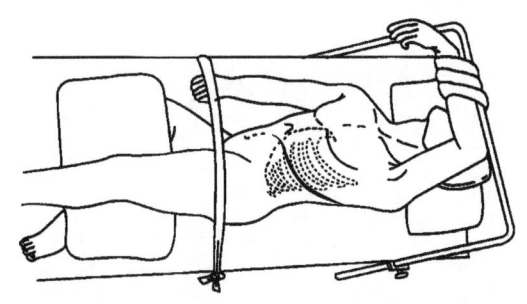

图2-15 胸腹联合切口

取右侧卧位，采用后外侧切口经第 7 肋间进入胸腔。探查后认为有必要进入腹腔时，延长胸部切口到脐与剑突连线的中点，切断肋弓，从肋弓向食管裂孔方向剪开膈肌，即可显露胸腹腔。

（四）手术探查步骤

剖胸探查应先探查和处理心脏大血管损伤，其次为气管、支气管、肺、纵隔、食管、胸导管和膈肌。对于胸腹联合损伤，无论先开胸还是先开腹，术中先要行膈肌探查，了解膈肌有无损伤，若有则需要进行相应的处理，切勿遗漏。在剖胸时发现膈肌破裂者，要切开膈肌探查腹内情况。盲管损伤者需探查异物存留的部位，并予取除。

（五）异物取出

伤道内的异物应在清创时取除。胸膜腔内的异物、肺组织表面的异物，术中要尽量取净。可沿伤道切开后行肺创面修补，肺组织损伤严重无法修补者，在尽量保留患者肺组织的条件下可连同异物行肺段或肺叶切除术。对于心血管金属异物有存留者，一般认为右心系统对金属异物耐受性较好，可无不良反应，故不一定需要摘除。但在心包内的金属异物，几乎均导致化脓性心包炎，必须及早摘除。动脉的枪弹栓，应立即摘除，必要时行血管重建。心内和肺动脉内异物可不急于摘除，特别是右心内异物，可待患者情况稳定后择期摘除。静脉系统内投射物滞留一般无症状，如有症状可择期摘除。对于穿透并嵌顿在胸壁内的长形异物，因其对胸膜腔起暂时的封闭作用，不宜在急救或清创时贸然将其取出，否则会导致大出血或血气胸，应在充分估计可能发生的各种情况并做好充分的术前准备后取出。

（六）胸腔冲洗和引流

胸腔手术术毕应对胸腔进行彻底冲洗，并于低位肋间置入胸腔引流管（或附加高位肋间引流管），这是胸内脏器损伤后防治并发症的重要措施，有利于伤者在开胸清创术后顺利康复。这一点亦应引起手术者的重视。

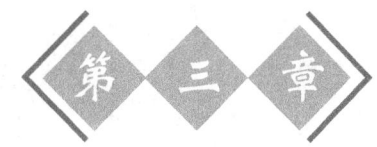

微创胸外科技术的应用

第一节 概述

微创胸外科手术是指以视觉为主,联系眼手协调,以器械操控被切除或重建的组织和器官为主要技巧,必要时以手辅助的小切口胸外科手术。其技术操作是通过胸部的有限切口直视,手术野结合胸腔镜的二维影像辅助,用可重复使用的深部细长器械或一次性器械对靶组织进行切除或重建。它包括了电视胸腔镜和纵隔镜手术和影像辅助或不辅助的小切口直视手术(vedio assisted thoracic surgery, VATS 或 vedio assisted thoracic muscle spare surgery, VATMS)以及手辅助的电视胸腔镜手术3种胸部入路术式。单纯的影像下操作即所谓电视胸腔镜手术仅为微创胸外科手术的部分,并不代表微创胸外科手术的全部。

微创胸外科的开始源自于胸腔镜手术出现的推动。1910年,Jacobaeus第一个发表了有关胸腔镜的文章,阐述了胸腔镜在胸外科手术实践中的重要性。20世纪50年代初,胸腔镜开始较多地用于胸膜病变尤其是胸膜结核的诊断与治疗。然而直到1990年初,随着整个自然科学(麻醉双腔气管通气、电子成像设备、影像学、远距离操作机械与手工缝合结扎技术等)的发展,胸腔镜外科得到了强力的推动。

胸腔镜外科的出现给传统胸外科带来了曙光和启示。使我们有可能选择创伤更小的切口,去完成以前标准大切口才能完成的工作。

胸腔镜外科经过近10年的发展,其特点在于创伤小、操作难度大、适应证范围有限,而且虽然科技有了一定的发展,但并非可以随心所欲,还不能够在胸心外科的适应证和经济上得到普及,这就迫使胸腔镜外科与传统胸外科的结合,形成了微创胸外科的各种入路。一种好的技术必须具有先进性、科学性,在经济同技术上的可普及性以及实用性,才可以称之为"好"的技术,再先进的技术,得不到普及,也算不上好的技术。所以胸腔镜外科经过10年的发展,也应该淘汰一些不能普及和非实用性的技术,与传统的胸外科结合发展,达到了以上的"四性"要求。

第二节 微创手术切口的选择

微创伤胸外科是一个概念和理念,就是在胸内处理病灶达到与传统开胸同样彻底的情况下依靠现代科技手段最大限度地减少在胸壁入路所发生的创伤,从而使患者的机体和各系统的功能承受的创伤和损害是轻微的。也就是说微创伤胸外科是指相关胸外科手术切口形态相对传统胸外科切口小,但并非形态上绝对的"小";其二是指手术对患者心肺肝肾功能及神经与运动系统所造成的损害从统计学上看微乎其微。

微创伤胸外科的切口其实就是一种个性化的切口,这是它与传统胸外科标准化切口的最大不同。具体的切口选择根据疾病的自然性质、病变的大小、术者的技巧与技能、所采用的手术方式以及患者所能支出的费用等因素而定。它包括了电视胸腔镜和纵隔镜手术和影像辅助的小切口直视手术以及手辅助的电视胸腔镜手术3种胸部入路切口（图3-1）。

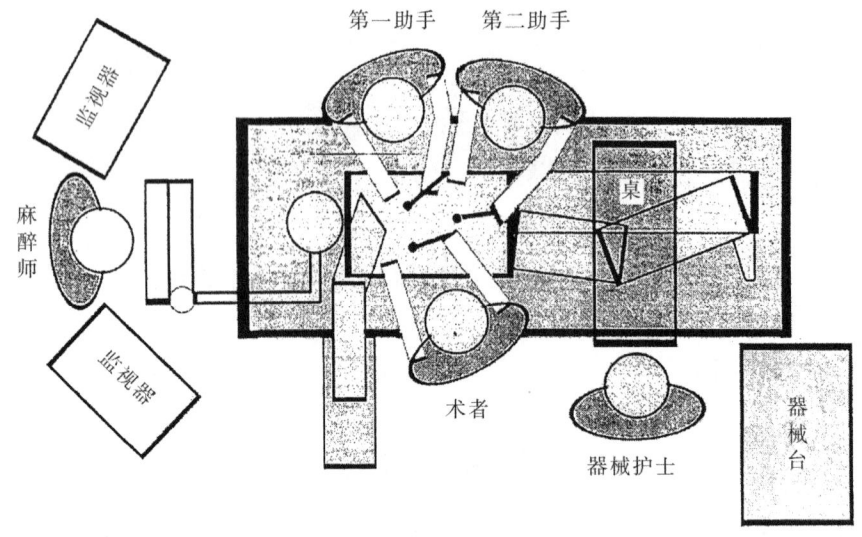

图3-1 常用胸腔镜手术站位

一、常规电视胸腔镜手术切口（图3-2）

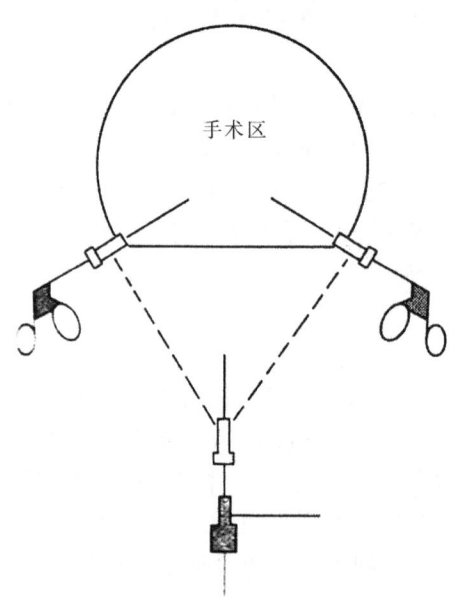

图3-2 常规电视胸腔镜手术切口

胸腔镜切口和微创伤切口有2mm、3mm、5mm、11mm、4～6cm、6～10cm、10～13cm、13～15cm等。

1. 在设计切口时必须具备的基本观念
（1）第1切口不可以低，以免伤及腹腔内器官。
（2）切口间不可以太靠近，以免器械互相碰撞。
（3）内窥镜切口与器械切口要能平行操作。
（4）通常3个切口间呈三角形排列，与病灶呈倒三角形状。

2. 切口位置
第1切口（1～2cm）：通常在腋中线第6或7肋间，一般多选择在传统腋中线胸管引流切线上。

必须注意如胸部X线膈肌位置太高或不清楚时，宁可设置在较高点的肋间，也不可拘泥于传统开胸切线而伤及腹腔器官。胸腔镜手术和胸腔镜辅助微创伤胸心外科手术切口通常于手术前置入胸腔镜探查病灶位置及用来评估第2及第3切口位置。手术完毕后利用此切口放置胸管。

第2切口（1～2cm）：通常为腋后线第7肋间，此切口设立后根据不同情况需要将内镜移来此切口，可更清楚检视整个胸膜腔。另外也可从原先第1切口置入传统卵圆钳拨开肺叶探查病灶。术后此切口（由于处最低位置）有时作为放胸管以达到最佳引流效果。

第3切口（1～2cm）：通常为靠近病灶（肿瘤）附近。第3切口位置与前第1及第2切口在胸壁上呈三角形排列并且依照前述之基本观念设置。通常此切口亦为操作切口，必要时根据需要延伸切口长度。

在进入胸腔之前，应注意术侧肺单侧通气，避免器械进入胸腔过程中损伤膨胀状态下的肺。在进入胸腔之前，还应注意术侧肺有粘连的可能，特别是当穿破胸膜的时候未听到明显的空气进入胸膜的声音，则更应该小心。当有粘连的时候，可用手指探查并钝性分离，或用卵圆钳分离，或开小切口用电刀进行分离，如此逐一打开探查的空间。如果粘连严重，必要时转行传统开胸手术。

辅助切口（5～10cm）：常规的胸腔镜手术经常受胸腔内容积不足，胸内病变性质以及操作器械三者的制约无法应用，但适当的位置加一个5～10cm的辅助切口（如肺叶切除取3或4或5肋间），既可以将胸腔内容积扩大，方便更多的器械应用，也有利于对恶性的疾病进行符合肿瘤原则的无污染操作；更可以从该切口放入数个手指，使仅具有视觉功能的胸腔镜技术增添了富有实在感的触觉功能，术毕可以完整地取出切除的组织和器官。从而大大扩展了胸腔镜技术的适用领域，构成了微创伤胸外科。

二、胸腔镜食管手术切口

双腔管全身麻醉后患者取左侧卧位，略向前倾，以使肺脏前倾，尽可能多地暴露出后纵隔和食管床。常规做3个10mm的切口和1个5mm的切口，第1切口选择在第8或9间腋后线，第2、3、4切口选择在第6肋间腋前、后线和肩胛骨角后2cm处，各为10mm、5mm和10mm，第2、3、4切口选择在同一肋间是为了影响尽可能少的肋间神经，减少患者的术后不适以及必要时做小切口只需要将2、3、4切口连接在一起即可。

三、针型胸腔镜手术切口

针型胸腔镜是1996年才面世的新产品，它的直径只有1.7～5.0mm，与粗的注射器针头的直径相仿。它对机体的损伤只如针穿一样，无须缝针。

1. 肺大疱手术切口

在第8或第9肋间髂前上棘水平做一个1.5cm的第1切口，放入10mm 0°镜，全面检查胸腔，核实CT所显示的病变或肺大疱的数量，确定切除病变的位置和数目。再在肩胛骨下一肋间用穿刺针做穿刺，放入针镜，使肺大疱的病变部位清晰地成像在监视器上。在乳晕的边缘做一个2mm的穿刺点或0.5cm的第3切口，放入2mm的器械或5mm器械，提起病灶。第1切口选择如10mm内镜一样先在第8或第9肋间腋前线处做一个1.2cm切口。第2、3切口或穿刺点可根据2mm或10mm镜的定位选择方便操作点做穿刺。针型微镜因切口极小，通常无须缝合，故可按操作要求和方便性随意选择更多的穿刺点。

2. 胸腔积液应用

可选用局部麻醉，根据B超定位，选择胸液最多的一点进针。在Trocar处接上三腔接头，一孔进镜，另一孔抽液。在抽出部分胸液后，再进针镜，观察胸腔内膈肌面和积液腔的情况，将长Trocar再推进残留液平面以下，抽出针镜，继续在三腔管的另一个孔口抽液。

3. 针镜下肺肿物切除术

选用双腔管复合静脉麻醉，在第8或第9肋间髂前上棘水平做一个1.5cm的第1切口，放入10mm 0°镜，全面检查胸腔，尽可能按CT定位找出病灶，但除非肿物突出在肺脏表面，否则手指触诊是极为重要和准确的。在病灶附近的前肋做一个 1.0cm 的第 2 切口，最好选择乳晕的边缘。再做胸骨与第 2 切口，相对称位置放入 2mm 的拨开棒和内钳，将肺推到第 2 切口处，让手指全面触诊，找出病灶。病灶定位后，从第 2 切口放入内钳提起病灶，再从 2mm 的第 3 切口放入 2mm 针镜，将病灶所在的肺组织成像在监视器上，从第 1 切口放入长内镜钳，在病灶根部做切除前的压榨预定切除线，从第 1 切口放入直线切割缝合器切出病灶，将肿物放入医用胶袋或手套内，从第 1 切口提出胸腔送病理。

4. 肺叶切除术

常规 VAT 肺叶切除术是 2～3 个 1.2cm 的切口加 1 个 5～6cm 的操作口，而使用 2mm 的针型手术器械系列，可以保留引流管的 1.2cm 切口放 Trocar 置硬镜，其他 1～2 个 1.2cm 的切口特别是背部的切口可改用 2mm 的手术器械做配合和牵引暴露，加做 1 个 5～6cm 的操作小切口进行标准肺门解剖式肺叶切除术，从而减少 1～2 个切口行肺叶切除术。

5. 食管癌根治术

常规 VAT 食管癌根治术是右胸 3～6 个 1.2cm 的切口加颈腹常规切口，右胸切口通常为 5 个，主要用于食管游离。使用 2mm 针型手术器械系列，只做 2 个 1.2cm 的切口，一个放硬镜，另一个作为操作器械的入口，放入电灼和钛夹钳以游离食管。其余放牵引器械的切口全部改用 2mm 的器械做配合和牵引暴露，这样减少 1～2 个切口行肺叶切除术。其余操作如常规 VAT 食管癌根治术。

6. 纵隔神经纤维瘤切除术

先在第 8 或第 9 肋间髂前上棘水平做一个 1.5cm 的第 1 切口，放入 10mm 0° 镜，全面检查胸腔，尽可能按 CT 定位找出病灶。在乳晕的边缘做一个 0.5cm 的第 2 切口，放入电灼和剪刀，另做 2mm 的切口放入 2mm 器械，提起纤维瘤的包膜，分出纤维瘤，根部用钛夹钳钳夹后用电灼切出肿物，改用 2mm 针镜从 2mm Trocar 放入，再从 1.5cm 的第 1 切口放入医用胶袋或手套，将纤维瘤放入其中拉出体外，如肿物较大，可适当延长第 1 切口。

四、纵隔镜手术切口

1945 年 HarKen 首先利用 Jackson 咽镜通过锁骨上切口行前纵隔探查及淋巴结活检，开创了纵隔淋巴结活检预测肺癌能否成功切除的经验。1959 年瑞典医生 Carlens 首先报道通过胸骨上颈前切口的经颈纵隔镜检查术，并设计和使用了专门设计的纵隔镜，利用这种技术可较容易显露气管周围和一部分肺门、隆突下病灶，奠定了现代纵隔镜检查术的基础，被称为标准经颈纵隔镜检查术（SCM）。由于经颈纵隔镜检查术难以窥视主动脉窗及左肺门病灶，1966 年 Mc Nail 和 Chamberlain 报道了经左胸途径纵隔镜检查术（LAM）。目前由于胸腔镜技术的成功临床应用，具有窥视清晰度高、操作精确、方便的特点，已逐渐取代了经左胸纵隔镜检查术。

对于左上叶肺癌，常累及主动脉弓下（第 5 组）和主动脉弓旁（第 6 组）淋巴结，常规的经颈纵隔镜检查术一直难以进行这些部位的活检。1984 年 Ginslserg 首先报道采用经颈常规纵隔镜检查后，在左颈总动脉和无名动脉之间钝性分离，将纵隔镜再插入主动脉弓上以检查前纵隔和主动脉、肺动脉窗部位的淋巴结，被称为扩大的经颈纵隔镜检查术（ECM）。

纵隔镜的常规切口：颈静脉窝旁胸骨上窝的胸骨上缘向头侧 1 横指横切开 3cm。切开皮下组织及颈阔肌，钝性分离并用甲状腺拉钩从正中线左右拉开胸骨舌骨肌及胸骨甲状肌。上腔静脉综合征病例必须结扎和切断该部位的静脉分支。在气管前面发现有怒张的甲状腺下静脉时，须结扎切断。左右分开颈前部肌层，到达喉下方的气管前面的深筋膜（气管前筋膜），锐性切开就到达纵隔镜插入的正确层面。

五、影像辅助或不辅助的小切口直视手术

在术侧预定术后放胸管的下胸部 8 或 9 肋间做一个 1cm 的切口，用止血钳撑开胸壁组织直接进入胸腔内，放入 10mm 的穿刺套管，将胸腔镜放入胸腔内进行探查。该切口在某些手术中也可作为光源的

切入点，或可以选择术中做该切口，通过之放入长卵圆钳钳夹肺组织做牵引用，使操作切口仅作主刀的操作进出，减少小切口的使用压力。在第 4 或 5 或 6 肋骨上缘，以腋中线为中心，通常以背阔肌前缘为起点做一几乎为直线的切口，长度为 6～13cm，平均约 10cm，直至腋前线与前胸乳中线之中间为止点的切口线，只切开表皮和真皮层。切口的具体长度应取决于所需要切除取出的肺叶标本大小，胸腔的粘连程度，肺裂的发育程度，手术者操作熟练程度及患者的经济状况而定。

1. 微创伤胸腺手术

微创伤胸腺手术一般有半胸骨切开、颈部切口、侧胸部切口以及胸腔镜的侧胸壁入路切口。对重症肌无力或较小的胸腺瘤（小于 3cm），胸腔镜的入路无疑是创伤最小的，而且可以达到美容的效果，但是胸腔镜入路手术的要求是术者镜下操作的经验比较丰富才能完成。像 cooper 教授经颈部胸腺切除，创伤也不大，但是美容效果相对较差些。而对某些胸膜粘连或者曾有胸部手术史的患者，经颈胸腺切除，也许创伤比经胸腔镜入路会更少。而经胸部的正中切口，操作方便简单，技术含量较低，但对于较大的胸腺瘤（大于 4cm），无疑更具彻底性。

2. 微创肺大疱与肺减容手术

微创肺大疱手术有针型胸腔镜与常规胸腔镜手术入路及小切口 3 种入路。单发没粘连的肺大疱选择针型胸腔镜手术切除，对患者可能是一个最佳选择；粘连或多发肺大疱选择常规胸腔镜手术切除，更便于操作；假如对镜下操作不熟练或患者经济状况不好的或者病情特别复杂的患者选用小切口是一个不错的选择。

肺减容手术也有胸腔镜和常规开胸两种手术入路切口，对于需要双肺减容而且不能耐受长时间麻醉的或者双肺粘连明显的患者选用正中切口可能对完成手术较为有利；对肺大疱同时需要单肺减容或者双侧胸腔没有粘连的需肺减容患者选用胸腔镜入路或小切口入路可能损伤更小。

3. 微创伤肺结节的楔形切除

肺结节的切除以往有常规胸腔镜三切口切除和小切口入路两种。选用两切口胸腔镜入路，两切口较为实用和常用，第一切口可选在第 7 或 8 肋间，第二切口可根据肺部小肿物的相应体表易扪及和取出的位置而定，多选择第 3、4、5 或 6 肋间，必要时扩大至 2～3cm 以容二指放入胸腔内做二指间双合诊；肿物小于 0.5cm 深藏在肺实质内者可能需要做 6～8cm 小切口把手放进胸腔内做病灶定位。一旦病理证实为恶性，第二切口稍延长为辅助小切口。从而将损伤控制在 2 个肋间而减少切口侵袭。

4. 微创伤肺癌手术 3 种切口

微创伤肺癌手术有保留肌肉的小切口、胸腔镜辅助小切口以及胸腔镜入路 3 种切口。保留肌肉的小切口对肺门血管和支气管的解剖操纵较为容易。对胸膜顶和下胸部的粘连由于可视度不足难以松解游离，对第 7、8、9 的淋巴结的暴露也不清楚，限制了其在肺癌手术中的普及性。

手术开始前先从引流管的位置置入胸腔镜。对整个胸腔镜的探查印证术前分析的准确性和肿瘤的可切除性。确切有手术适应证后可以选择第 4、第 5 或第 6 肋骨上缘做小切口，小切口的长短根据所要切除肿瘤的大小与位置，一次性耗材的可使用量以及胸壁的厚度而定。简单而言，小切口的大小是根据"肿瘤多大，切口多大"个体化而定。

是否需用胸腔镜进行辅助？用胸腔镜进行辅助就更科学，创伤更小。用腔镜辅助可先实时分期，进一步降低探查率；切口比不用腔镜辅助短 5～8cm，胸壁肌肉切断少；下肺韧带和下胸与膈肌之间的粘连以及胸腔顶的粘连可在腔镜下游离，这样辅助小切口的入路可以比常规切口高 1～2 肋间进胸，有利于支气管/血管成形术时操作位点直接在切口直视下，技术操作更容易；上纵隔距辅助小切口直线距离短，有利于做上纵隔的淋巴清扫。

5. 胸腔镜辅助小切口肺血管/支气管成形术

切口按常规腋中线第 8 或 9 肋间放入第 1 个套管（Trocar），一般胸腔内没有粘连且术侧肺顺利塌陷时，则可以直接放入硬镜，利用影像胸腔镜的高解度、广角性及放大性来做胸腔内各器官和部位的探查和分期。第 4 或第 5 肋上缘做一几乎为直线的切口，长 10～15cm，用电刀顺切口线切开皮肤下层和脂肪层，顺肌纤维方向用拉钩钝性分开胸大肌，再纵行钝性分开前锯肌。用电刀电凝少许肌间小血管，直入肋间肌表面。不切断胸大肌和胸小肌及前锯肌，略切开背阔肌2cm。在第4、5或6肋骨上缘贴骨面入路，继续用电刀切开肌层附着面后进入胸腔，拉开小儿胸廓牵开器或Stoze胸腔镜牵开器的1/3，再慢慢拉开牵引器的2/3开口为止。

6. 微创伤食管手术

微创伤食管手术有食管剥脱术、经腔镜剥脱术、经贲门裂孔剥脱术以及手辅助食管切除术，具体哪种入路根据肿瘤的大小、部位与外侵性，以及术者的熟悉性而论，没有哪种是绝对最好的。

7. 微创伤交感神经切除术

交感神经切除有腋下径入路行第1肋骨及胸交感神经切除术、锁骨上径路第1肋骨切除术、胸部径路行第1肋骨及胸交感神经切除术、腋下—胸腔径路胸交感神经切除术、锁骨上（颈部）径路交感神经切除术。另外还包括胸腔经常规入路、纵隔镜或带操作孔的腔镜入路以及针型腔镜入路。无疑从美容和创伤的角度，针型微镜的入路是最佳的。

8. 微创伤纵隔肿瘤手术

微创伤纵隔肿瘤手术分为侧小切口、胸腔镜常规入路以及针型镜入路，具体的入路根据肿瘤的大小、位置、浸润性以及术者的熟悉性而定。一般来讲，囊性的肿瘤基本上都可以通过胸腔镜手术来解决，而实性的肿瘤就要根据"肿瘤多大，切口多大"的原则来选择手术切口。

六、手辅助的电视胸腔镜手术切口

手辅助的电视胸腔镜手术切口最早由1993年瑞士外科医生Habicht JM等开创，他们介绍的方法是胸腔镜加肋骨切开放手辅助，无须肋骨撑开器，取背侧肩胛骨下8cm切口并切断第6或7肋骨刚好容下整个手入胸，再于第9肋间插入镜头并加1～2个器械操作孔。

现在手辅助入路包括经肋间入路、剑突下胸骨后入路、季肋部经膈肌上入路、经膈肌裂孔入路以及肋下过膈入路等多种切口。体位选择半侧卧位或侧卧位，注意受力平衡，除了常规开胸铺巾外还增加单侧季肋部区域消毒铺巾。

以下专门介绍常用的肋下过膈入路。

肋缘下2cm平行做一个7～8cm切口（与手套大小相同），分离腹直肌（改良Kocher切口），同时在腋前线第7肋间做一镜孔。然后手指滑过肋缘到达腹膜外平面深达腹直肌后鞘，暴露出膈肌底面的前肌纤维，胸腔镜在前引路，用卵圆钳上推膈肌并径向分离之，尽量减少膈神经分支的损伤机会，于是手通过膈肌裂口进入胸腔。

肺萎陷后容易触诊整个肺，手指可一一分离粘连，或者通过手拨肺配合操作孔下电灼分离。一找到目标就用内镜抓钳夹住或者内镜切割缝合器（Endo-GIA）切除。整个手触诊可把握准病灶边界，钉合器也可通过手辅助切口随意操作，取标本时既可用内镜标本袋，也可直接从人手辅助切口取出。膈肌的修补既可在胸内通过内镜缝合，也可用组织钳将膈肌下拉于手辅助切口处缝合。

七、关于微创伤胸外科切口的容易混淆的两个理念

（一）使用腔镜并非就是微创，不用腔镜不一定就是大创伤

随着微创胸外科的发展，胸腔镜就像手术中的一般器械，如刀、钳子一样，在手术中扮演着一定角色。单纯的胸腔镜手术，腔镜往往起到主导地位，贯穿整个过程。但随着微创胸外科的发展，腔镜在手术中的角色可能是主导或者是辅助的作用。根据患者情况的不同，我们可能在整个手术中从始至终使用腔镜，或者仅仅在一个过程中使用腔镜。我们按照以往手术成功的经验，具体的使用方法取决于安全性、根治性、微创性。

例如甲状腺的腔镜手术，创伤比传统手术还要大，我们只能称之为"美容手术"，而不能称之为"微创手术"。再例如早期的食管癌病变仅限于黏膜层，使用胸腔镜手术，创伤肯定比传统的手术要大；

而食管下端贲门癌，用胸腔镜＋腹颈联合切口的创伤是否就比左下胸一个切口的创伤大呢？

所以在胸外科手术中，腔镜只是胸外科医生的一个工具，我们在胸外科手术中根据患者病变的情况、手术者个人技巧的特点，以及患者的经济状态，在达到安全性、根治性的情况下，再考虑微创性的问题，去决定是否使用和什么时候使用腔镜。

（二）切口撑开和手辅助的问题

有些疾病处理的原则是需要完整的和大范围的切除，例如肺癌的根治术。假如一个4cm大的外周型的肿瘤，取出的标本即肿块本身与肺组织的直径可以达到10cm，这时候，再小的伤口如果不撑开是无法完整地取出标本的。那么我们将切口撑大4～5cm与不撑开的切口，在不同肋间增加1～2个1cm切口去完成同样的手术，创伤相差有多大呢？8cm与10cm相差有多大呢？撑开切口可能引起最大的问题在于对椎旁神经的压迫或者引起肋骨骨折，假如轻轻撑开注意不引起以上问题，与在另外不同肋间增加1～2个切口，对更多的肋间神经有损伤，手术时间延长，或大量使用一次性耗材，两者之间谁的创伤更大呢？肋骨的撑开绝对有量度的区别，假如这种撑开的量度不引起椎旁神经的压迫与肋骨骨折，是否有质（创伤）的改变呢？

手是达到和实现人的愿望的最主要、最直接、最方便的介质，我们目前科技的发展、器械的进步所创造的科学工具，很多时候并不能随术者所欲，不能达到术者需要到达的地方，这时候，手的辅助还是必不可少的。人的手毕竟较大，将手通过切口放进体内操作所引起的创伤自然会大一些，所以，在微创手术中，尽可能地使用细长的深部操作器械来代替手进行操作。但是，在目前器械不能达到术者对靶组织进行完整切除或重建的要求下，手的辅助还是必要的。也许若干年以后，有相似或者类似的器械出现，我们会有更多选择，手辅助的比例会逐渐下降。在现代化手术的操作中，手和器械操作各占不同比例，并非追求极端化，即要么完全是腔镜手术，要么是传统手术。而是把这两者结合兼顾，在绝大多数病例里，都可以做到微创伤处理。在某些较简单或者良性疾病的外科操作中，器械所占的比例为100%；微创伤切口的选择取决于疾病的自然性质、现代化器械和设备的可使用程度、手术者的解剖与操作的熟练性以及患者的经济承受能力。无论如何，两者结合应用才能使微创伤技术在胸外科医生当中易于推广，在患者的适应证易于扩大，从而得到常规应用。

第三节　电视胸腔镜手术设备

随着高精密度胸腔镜、高清晰度微型摄像机和特殊手术器械的应用，胸腔镜手术已发展成为多种胸腔疾病诊断和治疗的现代胸腔镜微创胸心外科之一。胸腔镜手术设备主要包括仪器和手术器械两大部分。

一、手术仪器

（一）胸腔镜

胸腔镜由硬杆透镜系统和相连的纤维光源电缆构成。根据胸腔镜的直径可分为10mm镜、5mm镜和3.5mm镜等种类。根据胸腔镜末端视野的角度可分为0°、30°和45°镜等（图3-3）。

较细胸腔镜适合于儿童，30°胸腔镜便于观察胸腔内隐蔽区域，临床上最常用的胸腔镜是10mm的0°硬胸腔镜，镜头可用擦镜纸擦干，也可浸泡在盛有加温（约50℃）生理盐水的保温杯内，然后用于纱布擦干。普通胸腔镜系统由硬胸腔镜和摄像机两部分组成，摄像机可将胸腔镜物镜的所有光学信息显示在监视器上。

（二）光源

光源是胸腔镜的一个重要部分，纤维光缆是光源的另一重要部分，它连接光源和胸腔镜，是冷光源的传送线，使用时要注意保护。光缆的光纤被折断时，光缆末端就会出现相应的黑点，若20%以上的纤维被折断，就无法继续使用。

（三）摄像机

摄像系统显著增加了胸腔镜医师的"视力"和"视域"，扩大了胸腔镜的应用范围。目前常用的内镜摄像机包括图像处理器和偶联器两部分。

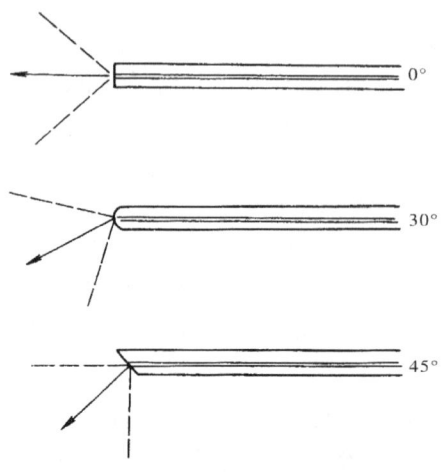

图 3-3　三种视角硬胸腔镜的视域

（四）监视器和录像机

一般用一个监视器就能进行手术，为方便操作，有条件时可同时用 2 个监视器观察。常用彩色监视器的规格为 37～54cm。普通全制式家用录像机即可满足手术资料的保存。还可配备彩色打印机。

（五）电刀

电刀多采用电切和电凝混合的输出方式。术中可根据需要，将电刀与内镜分离钳、抓钳、剪刀、吸引器头、电铲、电钩连接使用。

（六）氩气刀

氩气刀是通过氩气来传递单极电能进行凝血的装置。它的突出优点是操作时氩气流能及时吹去出血点处积血，从而强化了凝血作用。

（七）吸引器和漏斗

吸引器和漏斗是胸腔镜手术必备的设备，也可使用冲洗吸引器，但使用漏斗倒水更加实用方便（图 3-4）。

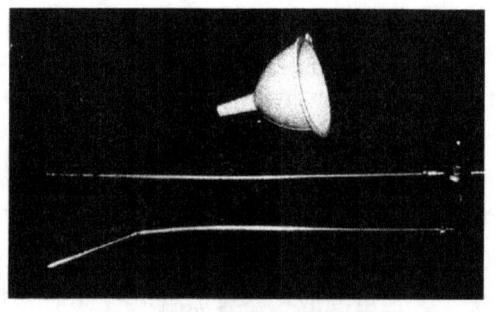

图 3-4　吸引器和漏斗

二、手术器械

（一）套管针

套管针和开放式套管是胸腔镜手术中胸腔与体外的通道，用于通过胸腔镜或内镜器械，其作用如同常规手术的标准切口。套管针主要由两部分组成，一个是中心部分的穿刺针，另一个是套在外面的金属套管。现在大多用开放式塑料套管针,中心有塑料针芯,套管外周带有螺纹,套管针的直径一般为 3～15mm,最常用的是 5.5mm、10.5mm 和 11.5mm 三种套管针。根据术中需要选用不同型号的套管针,胸腔镜常用 10.5mm 套管针,使用内镜缝合器(Endo-GIA)则需用 11.5mm 套管针。胸腔镜手术一般不用气腹机,所以胸壁套管通常是开放式的,手术时,先在胸壁皮肤上切一约 2cm 小口,用血管钳钝性分离皮下及肌层,并进入胸膜腔,然后将套管针按螺纹方向旋转送入胸腔,拔出针芯即可进行胸腔镜探查和手术。

(二)电钩

电钩也称"L"形钩状分离器,是内镜手术的一种重要器械,与电刀连接,处理胸内粘连十分方便快捷(图 3-5)。

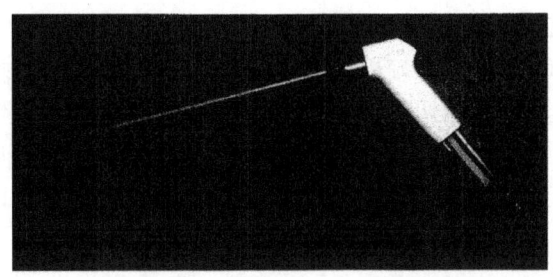

图 3-5 电钩:呈"L"形

(三)剪刀

根据内镜剪刀口部的形状,剪刀又分为直剪刀和 Hook 剪刀。直剪刀有 5mm 和 10mm 直径 2 种,适用于组织结构显露十分清楚或精细部位的切开操作,一般要求看清剪刀头后再行切开动作。Hook 剪刀刀口呈弧形,使用时尖部最先对合,在切开组织前,可用剪刀的尖部将组织提起,以免损伤周围结构,尤其适用于管状结构的处理。

(四)卵圆钳

可用普通卵圆钳代替内镜抓钳,用以抓提、固定、牵拉和分离组织,可分为长短 2 种类型,直接从操作切口进入胸腔进行手术。

(五)爪行拉钩

爪行拉钩用于术中牵拉肺脏和显露手术区域,可分为 3 片和 5 片拉钩 2 种。后者头部还可纵行弯曲 45°(图 3-6),使用更加方便。

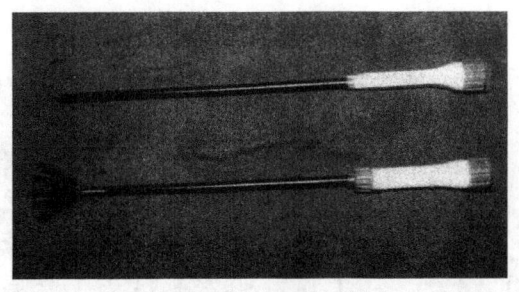

图 3-6 爪型拉钩

(六)施夹器

施夹器是一种十分重要的内镜止血器械,可方便、迅速、有效地闭合血管或其他管状结构。可分为重复使用性施夹器和一次性施夹器(图 3-7),前者每次只能施夹一个钛夹,需重新装钛夹后再用。后者内置有 20 个钛夹,施夹器头部不离开手术区,即可连续进行施夹,明显提高了施夹速度,适合较重出血的处理。

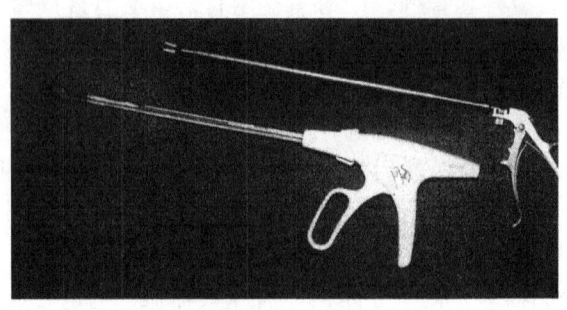

图 3-7 施夹器

（七）内镜缝合切开器（Endo-GIA）

内镜缝合切开器是现代胸腔镜外科赖以生存的主要手术器械之一。能将组织切开和切缘缝合一次完成。适用于肺楔形切除、肺大疱切除、全肺和肺叶切除术等。可分为Ⅰ型 Endo-GIA，如 Endo-GIA30、Endo-DIA45，其钉夹可以换 7 次。Ⅱ型 Endo-GIA，可分别换装 30、45、60 型号的钉夹（图 3-8）。钉夹又可分为缝合组织型（蓝色钉夹）、缝合血管型（白色钉夹），Ⅱ型 Endo-GIA 还可装绿色钉夹，用于缝合较厚的组织。

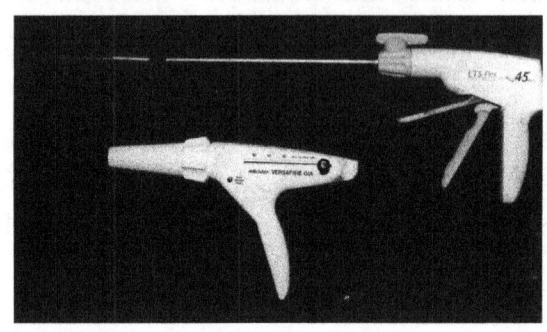

图 3-8 内镜缝合切开器（Endo-GIA）

（八）组织缝合器

与内镜缝合切开器不同的是，组织缝合器呈"L"形（图 3-9），只缝合不切开，需另用电刀或手术刀切开。可用于有胸壁小切口的肺叶和全肺切除手术。根据缝合组织的不同，可选用白色（缝合血管）、蓝色（缝合肺组织）和绿色钉夹（缝合较大支气管）。

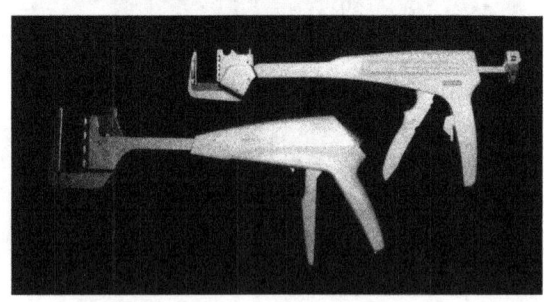

图 3-9 组织缝合器

（九）持针器

内镜持针器是在胸腔镜手术中缝合组织时使用。结构与抓钳相似，但抓持力量更大。根据头部形状可分为直持针器和弯持针器。

（十）打结器

打结器分两种，一种是前端带有推线槽的金属或塑料杆，另一种是持针器式的打结器，用于胸腔镜手术打结时手指不能到达的部位，结扎 3mm 以上的较大血管，可部分取代内镜缝合切开器。

（十一）标本袋

手术切除标本取出是一个需要重视的问题。直径小的良性病变可直接从胸壁套管或切口中取出。污染标本或恶性肿瘤标本需先放在标本袋中再取出，较大的标本需先在标本袋中粉碎后再取出。

食管超声内镜

第一节 食管超声检查技术

一、术前准备

术前处理及体位与普通胃镜检查时相同，但因超声内镜检查时间较一般胃镜检查时间更长，术前做好患者的思想工作是必要的。要充分了解受检查者的全身情况，熟悉病史、病变部位及范围等。有食管-气管瘘、血管显露、静脉曲张或近期上消化道大出血者，原则上不宜进行超声内镜检查。为消除食管胃内气泡，术前让患者服用祛泡剂20mL，并进行充分的咽喉部麻醉，通常注射镇静药物及解痉药以解除患者的不安和减少食管、胃蠕动。

二、超声内镜的选择

对于大部分食管疾病，可使用常规的超声内镜，常用的型号有Olympus MEI、25、210等。当病灶浅小或病变使食管腔狭窄时，可使用超声小探头，但是小探头频率高，穿透力弱，对较大病灶的外侧边缘常显示不清，特别是对判断纵隔淋巴结转移以及病变是否侵犯纵隔其他结构有困难。小探头的常用型号有Olympus UM-DP20-25R、UM-2R、UM-3R、FujinonSP-701等。

三、超声内镜检查方法及顺序

一般有三种检查方法。①接触法：将超声探头直接接触于食管壁进行扫描，为避免食管内气体影响，应在扫描时不断抽吸，使食管壁与探头充分接触。②水囊法：超声胃镜插入食管后，将镜头外的水囊注入5~8mL脱气水再进行扫描。③水充盈法：直接在食管内注入脱气水100~200mL，使超声探头浸泡在水中。临床通常联合应用后两种方法以达到最满意效果。

（一）超声内镜的操作

一般先插镜至胃腔观察腹腔淋巴结及占位，然后退至食管腔，边退镜边观察食管壁内病变及壁外占位及纵隔淋巴结。由于超声内镜是前斜视镜，当镜端离左侧壁及后壁病变太近时，反而无法观察清楚。此时可适当退镜，再一次明确病变位置后，将超声内镜靠近，吸引食管内的空气，通过注入脱气水或水囊法，开始超声观察。对浅表或直径1cm左右的食管局灶性病变，主要通过水充盈法进行超声扫描，因水囊过大可压迫食管壁，使浅表病变及管壁结构显示不清，此时应用频率为12MHz或20MHz。对于较大的食管病变，可通过水囊法，并应用频率5MHz或7.5MHz显示整体图像。为了解淋巴结情况，应用5MHz或7.5MHz扫描从贲门到颈部食管的全长。这是因为食管癌淋巴结转移时可出现"跳跃式"现象。7.5MHz 频率的焦点距离是 30mm，12MHz 是 20mm。水充盈法能清晰显示食管壁的结构影像，对于食管中下段病变应用持续注水法常常能在探头和病变之间注满脱气水，获得满意的超声图像，对于食管上段病变使用注水法容易导致患者误吸，应使用水囊法或合并使用注水法和水囊法，注水不可太快，以免水溢出导致患者误吸。

（二）微型超声探头的操作

插入具有 2.8mm 以上直径的活检孔道的直视内镜，内镜观察到食管病变后，在活检孔道上连接附属的 T 形管，吸引食管腔内的空气并注入脱气水。当病变完全浸在水中后，再插入超声探头，通过内镜确认超声探头的位置，保持超声探头和病灶的距离为 1～2cm 进行超声观察。由于食管蠕动，脱气水可很快排空，而且插入超声探头后，追加注水也较困难。这时可利用患者恶心反流的液体，但常常含有较多的气泡及其他杂质，使病变显示受影响。也可用双孔道治疗内镜，一个孔道插入超声探头，一个孔道注水，较易显示病变，但会增加患者的不适；有时患者还需变换体位以改善病变的显示；也可用探头的水囊外套管，充水后进行检查。

第二节 适应证、禁忌证及并发症

一、适应证

所有食管局限性病变都是 EUS 检查的适应证，但是对食管癌的深度、分期、食管黏膜下肿瘤的鉴别诊断特别有价值。主要有以下几个方面：

（1）用于食管癌可疑病变的诊断；判断已确诊癌病灶侵犯深度、周围淋巴结有无转移，以及与周围器官的关系；术前 TNM 分期；术前和（或）放疗后复发的诊断；放疗的疗效评估。

（2）食管静脉曲张及孤立性静脉瘤的诊断，以及曲张静脉内镜治疗疗效判断。

（3）食管黏膜下肿瘤的诊断及性质判断，鉴别食管息肉、脂肪瘤、囊肿及间质来源的肿瘤。

（4）判断食管壁外压迫的起源和性质。

（5）Barrett 食管。

（6）贲门失弛缓症。

二、禁忌证

（一）绝对禁忌证

（1）严重心、肺疾患：如重度心功能不全、重度高血压、严重肺功能不全、急性肺炎等。

（2）食管腐蚀性烧伤的急性期，极易造成穿孔。

（3）严重的精神病患者。

（二）相对禁忌证

（1）一般心、肺疾病。

（2）急性上呼吸道感染。

（3）严重的食管静脉曲张。

（4）重度食管、脊柱及胸廓畸形。

三、并发症

（1）食管穿孔，尤其患者食管入口或食管上段存在 Zenker 憩室时。

（2）消化道大出血。

(3）贲门黏膜撕裂。
(4）心脏意外、脑血管意外。
(5）咽喉部损伤、梨状窝穿孔。
(6）注水造成误吸，尤其是应用微型超声探头进行较表浅部位的检查时。

第三节　正常食管声像图

食管由黏膜层、黏膜下层、固有肌层和外膜构成。食管黏膜层为复层鳞状上皮，黏膜下层主要由疏松结缔组织构成，肌层除食管中段以上是骨骼肌外，均由平滑肌组成。平滑肌分为两层：内环肌和外纵肌，外膜由结缔组织构成。

正常食管管壁的厚度约为 3mm，全长较均匀一致。若将正常食管标本浸泡于脱气水中进行超声扫描，可观察到五层结构：第一层为薄的高回声层，相当于表浅黏膜；第二层低回声层，相当于黏膜肌层；第三层为高回声层，相当于黏膜下层；第四层为较厚的低回声层，相当于固有肌层；第五层为最外侧的高回声层，相当于外膜（图 4-1）。但由于超声探头水囊直接与管壁接触，不可能将超声束准确聚焦于管壁，故通常食管壁的五层回声往往显示不出来。同时，因超声探头水囊扩张压迫，致管壁变薄，有时只能见到三层回声：第一层高回声，相当于水囊壁、黏膜及黏膜下层；第二层低回声，相当于固有肌层；第三层高回声，为外膜（图 4-2）。

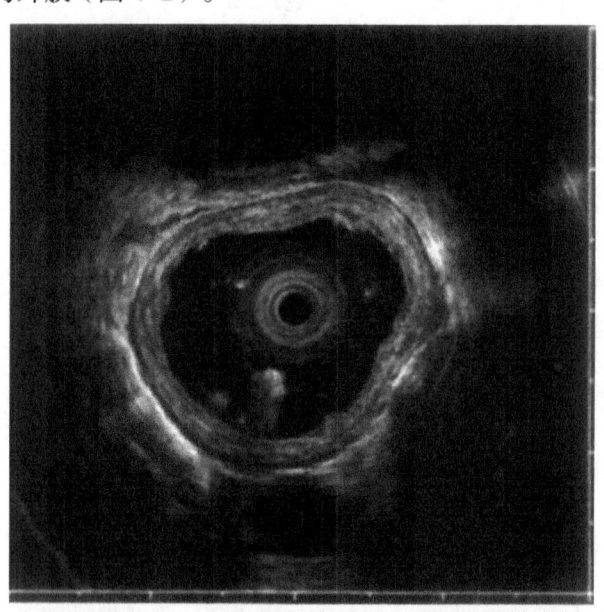

图 4-1　IDUS 示正常食管管壁的五层结构

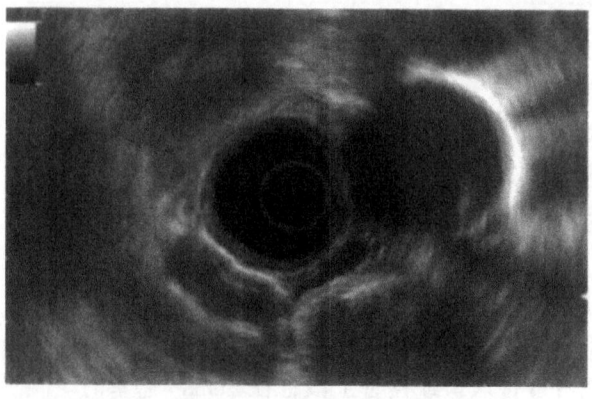

图 4-2　EUS 示正常食管管壁的三层结构

食管为一管状器官,当超声内镜进入食管开始扫描时,其超声束与食管长轴垂直,因此,超声显示的图像为食管及其周围结构的横断面,要做到正确诊断食管及周围器官病变,必须熟悉超声胃镜下的食管及毗邻组织器官声像图。在超声内镜声像图上,食管可分为上段、中段和下段三部分。

一、食管上段

从食管上括约肌至主动脉弓上缘。当内镜位于食管上段时,除了食管壁本身外,超声能显示的周围结构包括后方脊柱、左右两侧颈总动脉和颈静脉、前方的高回声并带声影的气管及气管两侧的甲状腺(图4-3)。

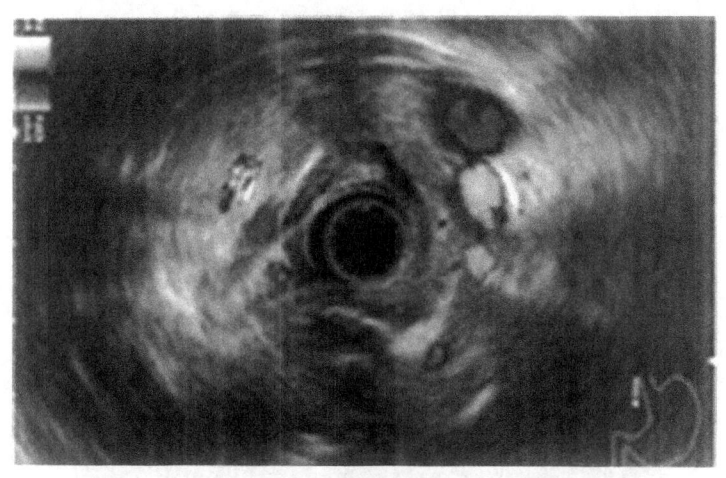

图4-3 EUS示食管上段及周围结构(食管入口)

二、食管中段

食管中段是从主动脉弓到隆突下缘。此段超声内镜下最容易定位的结构是主动脉弓,一般位于距门齿25cm处。再向下插入,降主动脉的横断面紧靠在食管的左侧,并且在此平面,奇静脉弓从后方的上腔静脉发出,升主动脉和上腔静脉因气体遮盖而无法显示。在隆突水平,左、右支气管为两团气影,随着探头深入而向两侧移动,右肺动脉位于前方,降主动脉和奇静脉分列左、右两侧;在肺动脉与食管之间,隆突下淋巴结常可显示。

三、食管下段

食管下段为隆突下缘至贲门。超声内镜在此段显示的主要是心脏及其大血管,左心房上口正好位于肺动脉下方,接下来可显示心脏的最大断面。离食管最近的是左心房,左、右肺静脉汇流入内(图4-4),在此平面还可显示典型的二尖瓣;可在右肺静脉旁发现右肺门淋巴结,而降主动脉和奇静脉仍位于食管两侧相对较固定的位置(图4-5)。由于超声内镜的超声频率较高,穿透性较差,除非是儿童患者,否则很难同时显示心脏的四个心腔。在心底部水平,可观察到下腔静脉进入心房,这个区域由于夹在两肺之间,实际上很难、显示。当肝左叶出现时,表明接近胃腔。

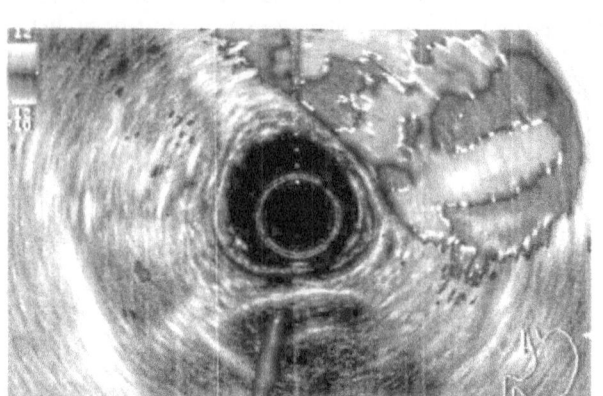

图 4-4　主动脉弓及隆突层面

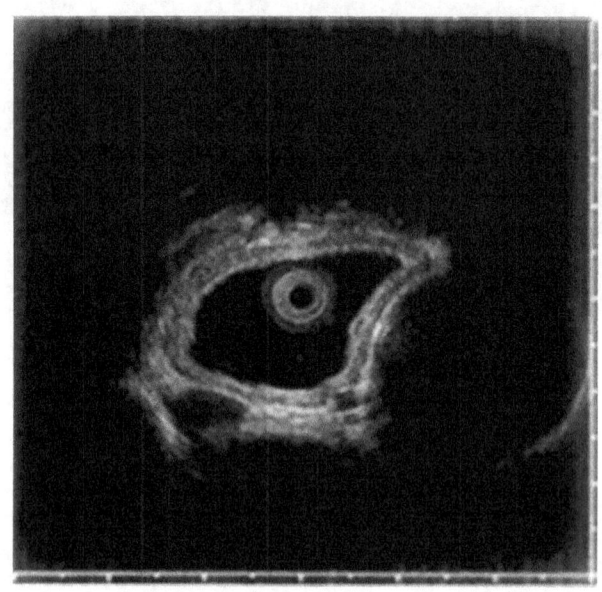

图 4-5　EUS 示食管下段及周围结构（降主动脉和奇静脉）

胸部创伤

第一节 概述

胸部创伤是常见的外伤之一，战争时期约占外伤总数的10%，非战争时期可高达40%。

由于具有与身体其他部位不同的解剖结构特征，不同外力作用下可使胸部从胸壁到胸腔内脏器产生不同反应、导致不同结果。根据外力性质，胸部创伤可分为钝性伤和穿透伤两类；目前临床上多根据创伤后胸膜腔的完整与否，将胸部创伤分为闭合性和开放性两大类。战争时期以开放、穿透性的枪弹火器伤为主，爆震引起的闭合、钝性伤亦多见；和平环境中交通、工伤事故所致胸部创伤最多见。

由于心、肺等重要脏器位于胸腔内，涉及胸膜腔和胸内脏器的胸部创伤可导致呼吸和循环系统功能障碍，如处理不及时或不恰当，患者可在短时间内死亡。胸部创伤可单独出现，也可伴有身体其他部位创伤。对胸部创伤应迅速做出初步估计和判断，及时处理紧急情况。即使伤情轻，有时处理不及时也可产生严重后果。例如老年人肋骨骨折，如果处理不善，可因骨折引起的疼痛影响呼吸和咳嗽排痰，产生肺不张、肺炎等并发症甚至最后导致死亡。另一方面，伤情虽重，如处理及时，则可立即改善患者情况，为进一步检查和治疗赢得时间。例如对开放性或张力性气胸的患者，首先应快速封闭并包扎胸壁创口或作胸膜腔穿刺和闭式引流，排气减压，有效地稳定住呼吸、循环系统功能，然后再进一步检查处理身体其他部位的伤情。

（一）诊断

结合外伤病史和临床表现，对一般胸外伤即可做出初步诊断。在较轻的胸外伤患者中，常见的症状有局部胸痛、胸闷及痰中带血等，结合局部体征及普通X线检查即可确诊。在较重的患者中，除上述症状外，还可伴有咯血、严重呼吸困难甚至休克，除相应体征外，如情况需要和条件允许，还可行CT、超声、内镜、生化等检查以助诊断。情况危急或需鉴别时，还可进行诊断性穿刺，包括胸膜腔穿刺和心包穿刺。

外伤史询问中应尽量搞清外力性质、作用力方向、力量大小等因素，因为这些对快速做出初步诊断至关重要。

（二）治疗

对较轻的胸外伤，一般对症处理即可，如镇痛、相对限制活动（如包扎固定）等。对伤情较重者应遵循急救"ABC"法则（A. 呼吸道清理；B. 呼吸支持；C. 循环支持），然后在此基础上视具体情况进行针对性处理。如有胸壁创口者，应予清创缝合；有血、气胸者，如量较少则密切观察，量多则应予胸膜腔闭式引流，同时应预防感染。如有连枷胸，应在软化区加压包扎固定，纠正反常呼吸活动。即使在较严重的胸外伤中，大多数患者只需经胸腔闭式引流及其他保守治疗即可治愈。

一旦出现下列情况，应及时行剖胸探查术。

（1）胸膜腔内进行性出血，经保守处理效果不佳，可能存在胸腔内较大血管、肋间血管损伤或较严重的肺组织损伤。

（2）经引流后，仍存在较大的持续漏气现象，提示有较广泛的肺组织或支气管损伤。

（3）心脏、大血管损伤。

（4）膈肌损伤或胸腹联合伤。

（5）食管破裂。

（6）大范围胸壁创伤导致胸壁软化等。

对其他一些情况如胸腔内存在较大异物、凝固性血胸、陈旧性支气管破裂也应尽早行手术治疗。

（三）胸腔镜在胸外伤中的应用

胸腔镜在其他胸部疾病的诊治中逐步得到广泛应用已有近二十年的历史，相比之下，胸腔镜在胸外伤中的应用起步略晚。目前已使用胸腔镜进行评估和治疗的胸外伤有血气胸、外伤性乳糜胸和脓胸、膈肌损伤、外伤性连枷胸、异物残留以及心脏大血管损伤等。胸腔镜在胸外伤诊治中应用的优缺点如下。

1. 优点

包括以下几点。

（1）胸腔镜手术切口小，正确处理时术中出血少，术后切口并发症少、恢复快，住院时间短，对创伤康复有利。

（2）可减少手术前观察时间，争取手术时机，为患者手术探查提供确切依据，改变了传统的经闭式引流观察漏气、出血量再决定手术与否的模式。

（3）术后切口影响小，提高了患者术后生活质量，对年老体弱、估计心肺功能差的患者尤为适用。

2. 缺点

包括以下几点。

（1）对单肺通气耐受性差的患者不宜采用。

（2）创伤范围广或胸腔内有广泛粘连时，胸腔镜处理受限。

（3）配套使用的器械、设备等的费用较贵。

（4）如遇较严重的心脏大血管损伤、胸腹联合伤等，开放性手术比腔镜手术更能争取时间，抢救成功的可能性更高。

第二节　肋骨骨折

肋骨骨折是最常见的胸外伤之一，无论在开放性损伤还是在闭合性损伤中均多见。

胸壁每侧各有12根肋骨。肋骨骨折多见为单根单处，也可为多根单处骨折。在较严重的外伤中可见多根多处肋骨骨折，产生胸壁局部软化区，导致患者出现反常呼吸活动，即软化区胸壁在吸气时内陷、呼气时外突的现象，又称连枷胸（flail chest），可引起呼吸、循环系统功能的严重紊乱。

幼、童时期肋骨富有弹性，不易折断。成年期后，肋骨渐失弹性，遭暴力时容易折断。老年人由于骨质疏松，遇外力作用时肋骨最易折断，有时即便轻微作用如咳嗽、打喷嚏也可引起肋骨骨折。

（一）病因和病理

肋骨骨折主要由钝性暴力直接作用所致。暴力作用可使骨折发生在肋骨的任何部位；胸廓受挤压时，使肋骨中段过度向外弯曲而产生的骨折称为间接暴力引起的肋骨骨折（图5-1）。

第1～4肋骨较短，又受到锁骨和肩胛骨的保护；第11、12肋骨前端游离，活动度较好，因而在创伤中很少发生骨折。一旦第1肋骨发生骨折则说明承受的暴力较强，必须注意是否伴有锁骨骨折、锁骨下动静脉及臂丛神经等的损伤，并应警惕胸内脏器是否也受到损伤，应详细检查明确创伤造成的伤害范围。当第11、12肋骨骨折时，应注意肝脾是否损伤。肋骨骨折最常发生在第5～10肋骨。按肋骨折断的根数和折断的处数，可将肋骨骨折分为单根单处骨折或多处骨折、多根肋骨每根仅单处骨折或多根多处骨折。肋骨骨折断端可刺破胸膜和肺组织引起气胸、血胸、皮下气肿、咯血等，损伤肋间血管引起血胸。肋骨骨折引起的局部疼痛，可使呼吸活动受限、呼吸道分泌物潴留，引起肺不张和肺部感染等并发症。

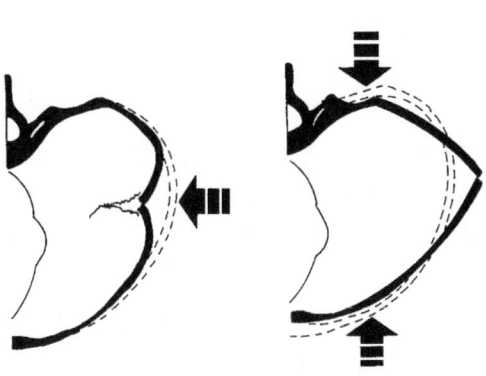

图 5-1 引致肋骨骨折的暴力

A. 直接暴力,常伴有肺组织创伤;B. 间接暴力

单根或多根肋骨单处骨折后,由于肋间肌的固定作用,骨折处一般很少移位,骨折本身对呼吸活动影响不大。多根肋骨多处骨折常由强大暴力所致,如挤压、碾压、高处坠落等,常伴有其他脏器的严重创伤。两根以上肋骨多处骨折时,骨折区的肋骨前后端失去骨性连接和支撑,产生胸壁局部软化区,引起反常呼吸活动(连枷胸)。如果软化区范围较广,产生呼吸运动时两侧胸膜腔内的压力严重失衡,无效通气量增加(图 5-2),同时影响排痰,引起二氧化碳潴留和缺氧;产生纵隔左右摆动,影响静脉回流和血压稳定。连枷胸面积越广,对呼吸、循环造成的影响越大,甚至可引起呼吸、循环功能衰竭。

肋骨骨折由于断端常无明显移位,骨折后 2～3 周即可通过骨痂形成而逐渐愈合,即使断端对位不良,愈合后亦不影响胸廓的正常呼吸活动。

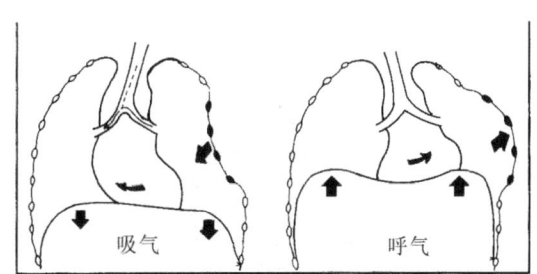

图 5-2 胸壁软化引起的反常呼吸运动

吸气时软化区下陷,纵隔推向健侧,部分气体从伤侧肺进入健侧肺;呼气时软化区外凸,
纵隔向伤侧移位,部分气体从健侧肺进入伤侧肺

(二)临床表现

肋骨骨折者均有局部疼痛,活动或深呼吸、咳嗽时加剧。如骨折断端刺破胸膜和肺组织致痰中带血或咯血。并发气胸者如胸膜腔内积气量较多,可引起呼吸困难。如多根多处肋骨骨折(连枷胸)时,上述症状可更明显,甚至出现休克。体格检查在骨折区或承受暴力的部位可见有软组织挫伤。触诊时在骨折部位有明显压痛、可有骨擦感,双手挤压前后胸廓时,可引起骨折处疼痛。并发气胸者患侧胸部叩诊呈鼓音,呼吸音减弱。有时胸壁可出现皮下气肿,触诊时可查到捻发感。范围较大的连枷胸,可见到骨折区胸壁塌陷和反常呼吸活动现象。

(三)诊断

肋骨骨折的诊断一般比较容易,结合胸部创伤史和临床表现,X 线检查可显示肋骨骨折的部位和范围,并可看到有无气胸、血胸,是否并发肺部挫伤等,但 X 线不能显示肋骨与肋软骨连接处的骨折和肋软骨骨折。因此,X 线检查未见肋骨异常者并不能完全排除肋骨骨折存在的可能。

临床上可见有些肋骨骨折并发血胸的患者,初诊时 X 线检查显示积血量很少,但数日后复查会发现胸膜腔内有较多积液，因此随访很有必要。

（四）治疗

肋骨骨折一般均能自行愈合，即使断端对位不良，愈合后也不影响胸廓的呼吸功能。因此对单根或数根肋骨单处骨折，治疗的目的是减轻疼痛症状，使患者能进行正常呼吸活动和有效排痰，防止呼吸道分泌物潴留所致的肺不张、肺炎等并发症，对老年患者尤为重要。根据疼痛症状的程度可选用不同的镇痛剂，一般以口服或局部用药为主，辅以胸带包扎、相对限制局部活动等。较严重的可予肌内注射镇痛剂或肋间神经封闭。肋间神经封闭的范围应包括骨折区所有的肋间神经和骨折区上下各两根肋间神经，每根肋间神经在脊椎旁注入1%～2%普鲁卡因或2%利多卡因3～5mL。必要时数小时后重复，可连续封闭数天以维持疗效。鼓励患者咳嗽、咳痰、起床活动，是防止肺部并发症的重要措施。

多根多处肋骨骨折者应作详细检查以排除胸腔内其他脏器是否也受到损伤，并按伤情及早给予相应处理。产生明显或范围较大的反常呼吸运动，影响呼吸功能者，需采取下列方法治疗。

1. 敷料固定包扎

用厚敷料或沙袋压迫覆盖胸壁软化区并固定包扎，可限制软化区胸壁的反常活动。

2. 胸壁外固定术

在麻醉下用手术巾钳夹住游离段肋骨或用不锈钢丝绕过肋骨将软化区胸壁提起，固定于胸壁支架上，可消除胸壁的反常呼吸活动。

3. 胸壁内固定术

切开胸壁软组织显露骨折断端后，用金属缝线或钛板、可吸收肋骨钉连接固定每一处骨折的肋骨。双侧多根肋骨骨折产生的严重的胸壁软化可用金属板通过胸骨后方将胸骨向前方拉起，再将金属板的两端分别固定于左右两侧胸廓的肋骨前方的方法，以消除反常呼吸活动（图5-3）。

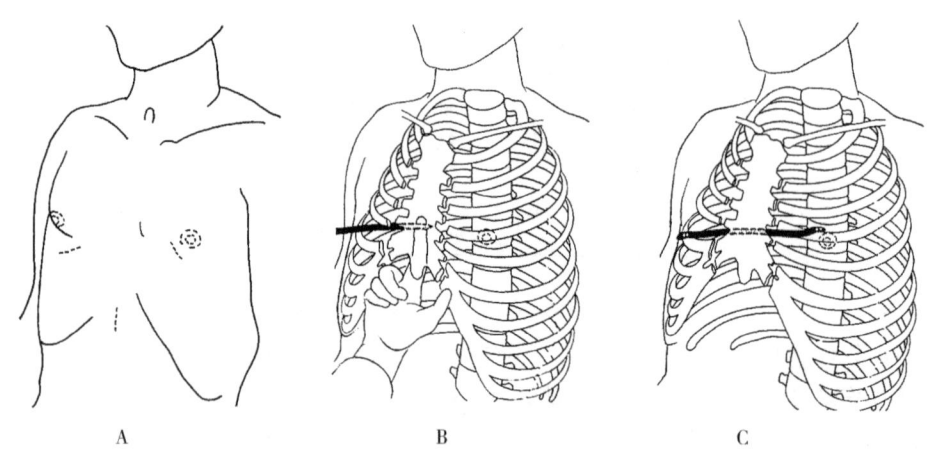

图5-3 用金属板固定双侧前胸壁软化
A. 切口；B. 置放金属板；C. 金属板固定后

4. 呼吸机辅助法

重症患者经口、鼻气管插管或气管切开于气管内置管连接呼吸机后作持续或间断正压通气，这种强制方法可减轻反常呼吸活动，便于呼吸道分泌物清除，并能保证通气，利于抢救。待患者病情稳定、胸壁相对固定后，可逐渐停止呼吸机治疗。

开放性肋骨骨折：无论单根或多根肋骨开放性骨折，均应尽早施行清创术，摘除游离的断骨碎片，剪去尖锐的骨折断端，以免刺伤周围组织；肋间血管损伤者，应予缝扎止血。骨折根数不多者不需要固定断端，多根多处骨折则需作内固定术。胸膜破损者宜放置肋间引流管，然后分层缝合创口。术后宜用抗生素。

第三节　胸骨骨折

（一）病因和病理

胸骨骨折很少见，在胸外伤中所占比例不到 5%，但在连枷胸患者中发生率可高达 16%。大多由强暴力所致，往往伴有多根肋骨骨折，产生胸廓反常呼吸活动，影响呼吸、循环功能，多数患者还伴有胸内脏器损伤或胸椎骨折，应严加注意。

（二）临床表现和诊断

骨折后下段胸骨可向前或向后移位，局部剧烈疼痛伴皮下血肿和畸形，触诊常能查到骨折部位明显压痛。侧位或斜位 X 线胸片可明确诊断。

（三）治疗

胸骨骨折的治疗重点应放在处理胸内脏器的并发伤上，对位良好的胸骨骨折一般不需要手术。对有明显移位的骨折，鉴于这部分患者往往伴有连枷胸或胸内脏器的损伤，故多主张在剖胸探查时予以一并处理，骨折部位予复位后用钢丝或金属板作内固定。

单纯胸骨横断骨折伴有移位者，可行闭式复位。复位的方法是取仰卧位，两臂抬起，持续垫高背部使脊柱过度伸展，并在骨折移位区逐步加压使之复位。闭式复位成功后大多数患者于 1 个月后骨折即可逐步愈合，闭式复位失败者则需行手术复位。

胸膜、胸壁疾病

第一节 脓胸

胸膜腔化脓性感染后的脓液积聚,即形成脓胸。脓胸的液体为高比重的混浊液,含有变性白细胞、坏死组织残骸和细菌。脓胸可分为:①全脓胸,脓液占据整个胸膜腔;②局限性或包裹性脓胸,脓液积聚于肺与局部胸壁之间、肺叶之间、肺与膈肌或纵隔之间。根据脓胸的病程和病理反应,可分成急性和慢性两种。自从抗生素问世以来,脓胸的发病率和死亡率均已明显降低。但近年来,随着厌氧菌感染的明显增多,新的抗药菌株的出现以及免疫抑制剂的大量应用,增加了发生脓胸的风险。

一、急性脓胸

(一)病因

急性脓胸大多为继发性感染,由邻近胸膜的器官化脓性感染引起。最常见的原发病灶多在肺部(40%~60%),胸外科手术和外伤所致脓胸约占30%。此外,食管破裂、颈部后方深部感染、胸壁或胸椎感染、继发于纵隔淋巴结感染等所致的脓胸很少见。一些进入胸腔的操作(如胸腔穿刺、胸膜活检、胸腔闭式引流等)偶可导致细菌直接污染胸腔引起脓胸。以往致病菌多为肺炎球菌和链球菌,临床上广泛应用抗生素后,已让位于金黄色葡萄球菌以及各种革兰阴性杆菌、厌氧性链球菌、梭状杆菌、铜绿假单胞菌和螺旋菌等。

胸膜腔感染途径:①肺部化脓性病灶侵及胸膜或病灶破裂直接累及胸膜腔;②邻近器官的化脓性感染,直接穿破或经淋巴途径侵犯胸膜腔,如膈下脓肿、肝脓肿、纵隔脓肿和化脓性心包炎等;③全身脓毒症或菌血症,致病菌经血液循环进入胸膜腔;④胸部穿透伤带入细菌和(或)异物导致感染和化脓;⑤手术后胸膜腔感染;⑥血胸的继发性感染;⑦支气管瘘或食管胃吻合口瘘。多种致病菌可引起胸膜腔混合感染。厌氧菌与需氧菌混合感染的脓液常具有恶臭,称为腐败性脓胸。脓腔内同时有气体和脓液,出现液平面称为脓气胸。脓胸可自行穿破胸壁,向外溃破成为自溃性脓胸。

(二)病理

未加干预的脓胸的自然病程约持续5~6周。美国胸科协会将脓胸形成的过程分为3个不同时期,反映出病变在胸腔里的发展。整个过程约3~4周。根据治疗的需要,要认清两个分期:急性期和机化期。

在渗出期(Ⅰ期),胸膜明显肿胀并有稀薄的渗出液。纤维蛋白沉积在胸膜的表面,尽管早期血管母细胞或成纤维细胞增生,从胸膜向外扩展,但是这层膜很薄,排空积液后,并不影响肺的完全膨胀。胸腔积液检查白细胞计数和LDH水平均低,一般糖及pH均正常。

在纤维化脓期(Ⅱ期),有大量的纤维蛋白沉积在胸膜的表面,壁层胸膜较脏层胸膜表面更多。积液也变得稠厚,成为明显的脓性,在此期,肺虽然活动度减小,但仍能再膨胀。积液分隔也发生在此期。胸腔积液的pH及糖逐渐降低而LDH则升高。

在 3～4 周内，开始机化（Ⅲ期）。在壁层胸膜及脏层胸膜表面，大量成纤维细胞生长和胶原纤维形成。脓液变得异常黏稠。在此期中，肺的功能最终由于厚厚的纤维板束缚而丧失。不进行胸膜剥脱术，肺就无法再膨胀。在 7 周内，小血管亦开始长入纤维板中。胸腔积液 pH 常低于 7.0，糖常低于 40mg/dL。

（三）临床表现

由于大多数脓胸继发于肺部感染，因此急性炎症和呼吸困难常是急性脓胸患者的主要症状。患者常有胸痛、高热、呼吸急促、食欲减退、周身不适等症状。由于脓胸的症状与病因及分期、胸膜腔内脓液的多少、患者防御机制的状态，以及致病菌毒力的大小有关，临床表现可以相差很大。血液化验则有白细胞总数及中性白细胞明显增高。肺炎后的急性脓胸，多在肺炎缓解后 1～2 周突然胸痛，体温升高，有持续高热，肺炎尚未消退，随之出现脓胸。重症脓胸可有咳嗽、咳痰、发绀等症状。患者可出现急性病容，有时不能平卧，患侧呼吸运动减弱、肋间隙饱满。叩诊可发现患侧上胸部呈鼓音，下胸部呈浊音，大量胸膜腔积脓则纵隔向对侧移位，气管及心浊音偏向健侧。听诊呼吸音减弱或消失，语颤减弱。

脓胸的并发症可发生于脓胸形成的任何阶段，但更常见于脓胸的慢性期。主要并发症有 4 种。①支气管胸膜瘘：支气管胸膜瘘常由肺脓肿破入胸膜腔而形成，脓液经支气管胸膜瘘进入气管咯出，或流入对侧肺引发感染。②胸壁窦道：脓液也可穿向胸壁皮下组织，溃破后形成脓窦。③脓胸还可并发纵隔脓肿、肋骨或胸骨骨髓炎、脑脓肿、心包炎、脓毒症等。④急性脓胸可发展成慢性脓胸，肺纤维化及胸壁挛缩。

（四）诊断

肺部炎症经抗生素治疗后患者仍有高热等症状，胸部 X 线检查出现积液阴影即应怀疑并发脓胸。X 线检查常见胸部有一片均匀模糊阴影，积液量较多时直立位时常在下胸部呈典型的 S 形线（Ellis 线）。胸部 CT 可鉴别脓胸、胸膜下肺脓肿、肺囊肿以及肺部原发炎性病灶。通过测定积液厚度及有无萎陷可对脓胸进行分期，确定分隔的严重程度。局限性脓胸则可包裹在肺叶间、膈肌上或纵隔面。脓腔内同时有气体则可见到液平面。在可疑的病例，经 X 线透视或超声定位后作胸腔穿刺，抽得脓液即可确诊。抽得脓液需分别送细菌涂片、细菌培养和抗生素敏感试验，及早选用适当抗生素。如果穿刺抽出的脓液呈灰色、稀薄，且带恶臭者，常是肺脓肿溃破或食管穿破引起的腐败性脓胸，这种脓液是多种细菌混合感染，包括需氧和厌氧细菌。由于大部分患者在接受外科处理之前已应用了多种抗生素，多数患者无法分离出致病菌。

（五）治疗

急性脓胸治疗原则：①选择敏感抗生素控制感染；②及时抽除或引流脓腔内脓液，使受压的肺复张以恢复其功能；③胸腔内滴注纤维蛋白溶解药物（链激酶或尿激酶）可使纤维蛋白凝块液化，使胸腔引流更为容易，但在急性期不宜使用；④支持治疗，呼吸护理，注意营养，补充维生素，矫正贫血，治疗并发症；⑤治疗引起脓胸的病因。

引流脓液方法如下。①胸腔穿刺抽液：经胸透和超声定位，进针应选在脓腔底上 1～2 肋间肋骨上缘，可避免损伤肋间血管。尽量吸净脓液。抽吸后将抗生素注入胸腔。②肋间闭式引流：脓液稠厚穿刺不易抽净，毒性症状难以控制时，及早行闭式引流。对急性脓胸，特别是脓气胸或小儿脓胸，应早期施行闭式引流。生理盐水或碘制剂胸腔冲洗有助于稀释脓液，排出坏死物，缩短治疗时间。肋间插管要尽量选用较大口径（28～32 号）的导管，与水封瓶连接，防止肺萎陷。若引流不畅，应在 X 线透视下重新调整引流管位置。经上述处理，可迅速排空脓腔内的大量脓液，减轻患者中毒症状，开始肺复张、胸膜粘连消灭脓腔。闭式引流后 10～12 天，胸片上显示脓胸消失，可拔除肋间引流管，不需进一步治疗。如脓胸愈合状况不很清楚，可经胸管注入造影剂以获得正确评估。③肋床闭式引流：对脓液稠厚、有多个脓腔、闭式引流不能控制中毒症状的多房性脓胸，可切除一段肋骨进入脓腔，分开多房腔的间隔成为一个脓腔，通过另一个小切口，在脓腔最低位置放置大口径引流管作闭式引流。④纤维层剥脱术：常用于感染或非感染血胸病例。这时肺虽被纤维脓性外膜所约束，但仍可复张。纤维层剥脱术后可以继续闭式引流。肺可重新扩张，两层胸膜粘连，消除胸膜腔使脓胸愈合。⑤ 20 世纪 90 年代以来，电视胸腔镜技术应用日益增多，通过胸腔镜可完全排出脓液，打开分隔，并可从肺表面剥脱纤维板。

病程短于4周的脓胸治愈率高于病程超过5周的脓胸患者。电视胸腔镜技术进一步减少了手术并发症，缩短了住院时间。文献报道早期电视胸腔镜下清创引流，引流效果好，有利于肺尽早复张，减小空腔，优于胸腔内滴注纤维蛋白溶解药物方法，手术死亡率为3.4%~4.2%，成功率为68%~93%。但对肿瘤或结核所致脓胸多无效。Ⅲ期脓胸多需开胸施行胸膜纤维板剥除术或胸廓成形术。

二、慢性脓胸

（一）病因

急性脓胸6~8周后，即逐渐转入慢性期。形成慢性脓胸的原因如下。①急性脓胸期治疗不当或治疗不及时。如纤维素较多、脓液稠厚的病例没有及时作引流术；引流管太细；引流管放置位置过高或过深，引流不畅；过早拔除引流管，脓胸尚未愈好等。②并发有支气管胸膜瘘或食管瘘，污染物质及细菌不断进入胸膜腔。③脓腔内有异物存留，如弹片、死骨、换药时不慎遗留棉球或短橡皮引流管等。④肝或膈下脓肿溃破入胸膜腔引起脓胸，原发脓肿未得到及时治疗。⑤某些特殊感染如结核分枝杆菌、真菌感染。以上原因引起胸膜腔壁层和脏层胸膜纤维层增厚，使肺被紧裹而不能膨胀，胸内残腔不能闭合，形成慢性脓胸。

（二）病理

慢性脓胸的特征是肺表面和胸壁上的胸膜纤维性增厚。机化增厚的纤维层紧裹肺组织，胸壁收缩下陷，脓腔长期存在。一般肺表面纤维层较薄，而壁层胸膜、膈面和肋膈角后方较厚，可达0.5~1.0cm。长期肺萎缩可导致排痰不畅，继发感染，可以并发支气管扩张。气管、食管和纵隔脏器牵向患侧。晚期病变肝肾脏器可有淀粉样变，功能减退。呼吸功能减退和缺氧，可出现明显的杵状指（趾）。

（三）临床表现

由于脓胸厚层纤维板的形成，脓液中毒素的吸收较少，慢性脓胸患者的急性毒性症状，如高热、多汗和白细胞增高等，明显减轻。但由于长期消耗，患者常有消瘦、低热、贫血、低白蛋白血症等，并有慢性咳嗽、脓痰、胸闷不适等症状。并发支气管胸膜瘘者，当患者向健侧卧时呛咳加重，咳出的痰液与脓胸的脓液性状相同。

体检可发现气管移向患侧。胸廓活动受限，肋间变窄。叩诊呈浊音，呼吸音减低和消失，有时可见杵状指（趾）。胸部溃破或引流者可见到瘘口。

（四）诊断

根据病史、体检、X线检查能较易做出慢性脓胸的诊断。关键在于寻找形成慢性脓胸的原因及其病理性质。慢性化脓性脓胸，多有急性脓胸、胸部外伤或手术史，脓液培养可找到致病菌。结核性脓胸多有结核病史或人工气胸治疗史，有时脓液中有干酪样物质，痰及脓液可找到结核分枝杆菌。阿米巴脓胸时，常有阿米巴痢疾或肝脓肿病史，脓液呈咖啡色，可找到阿米巴滋养体。有窦道者，可取深部组织做病理检查，以明确病变性质。胸部X线片可见胸膜增厚、胸廓收缩、肋骨增生，切面呈三角形，膈肌抬高。结核菌引起的脓胸可见肺内有结核病变和胸膜钙化。并发支气管胸膜瘘可见液平面。为进一步了解萎陷肺有无病变，还需作深度曝光片或CT检查。支气管镜检查可明确支气管腔是否通畅。支气管碘油造影可明确周围支气管情况，有无支气管扩张或有无瘘管存在。有窦道与胸外相通可施行窦道碘油造影术，明确脓腔大小和部位。局限性或包裹性脓胸可在超声定位下抽脓确诊。

（五）治疗

主要原则有：①全身支持疗法改善营养状况，纠正患者的贫血和低蛋白血症，尽可能做些适当活动以增强体力。贫血严重的患者应行多次少量输血和进食高热量、高蛋白饮食。②消除胸膜间脓腔，去除坏死组织。③肺扩张恢复肺功能。

手术方法如下。

1. 改善原有的脓腔引流

原有引流不畅的患者应先扩大引流创口，或根据脓腔造影选择适当部位另作肋床引流术或胸廓开窗术，使脓液排除干净。控制脓腔的感染，不但可为以后的手术创造有利条件，少数患者还可因引流改善后，脓腔得以闭合。

2. 胸膜纤维板剥除术

剥除壁层及脏层胸膜上纤维板，使肺组织从纤维板的束缚中游离出来，重新扩张，胸壁也可恢复呼吸运动，既能改善肺功能，又可免除胸廓畸形，是最理想的手术。适用于肺能复张、病程超过6周（即Ⅲ期脓胸）的病例。如果患者一般情况较差，剥离壁层纤维板时出血较多，患者不能耐受时，也可仅剥除脏层纤维使肺游离扩张，同时刮除壁层纤维板上肉芽组织，以消除脓腔。这种术式手术创伤小，患者易耐受，但不能恢复胸壁活动度。手术前必须了解支气管和肺部病变情况。脓胸前的肺部X线片、支气管镜检查和支气管碘油造影将有助于明确诊断。肺内已有广泛的破坏性病变、结核性空洞、支气管扩张等，则不适于施行胸膜纤维板剥除术。对病程长且无临床症状的慢性脓胸，手术获益也不大。

手术在全身麻醉下进行，取后外侧胸部切口。切除第5或第6肋骨，切开肋骨床，沿胸膜外间隙钝性剥离胸膜纤维板层。切口上下剥离至一定程度后，用牵开器撑开切口，扩大剥离范围。少数病例可以将纤维板层完整剥脱，但绝大多数病例需将脓腔切开，吸尽脓液及纤维素，刮除肉芽组织。肺表面纤维板剥脱比较困难的部位常就是原发病灶所在之处，可绕过它进行剥离。剩下部分脏层胸膜纤维不能剥离时，可用刀片由纵、横方向划开胸膜，以利于肺的膨胀。手术时失血较多，止血要彻底。术后血胸和肺破口漏气影响肺复张，往往是手术失败的主要原因。因此，要求安放较粗的橡皮引流管，保证引流通畅。必要时可加用负压吸引。手术死亡率1.3%～6.6%。

3. 脓腔清洁消毒术

Clagett等报道对全肺切除后脓胸患者采用此方法，对不并发支气管胸膜瘘者有效率为50%～70%。胸膜腔开放引流，反复清创，抗生素溶液冲洗，最终闭合胸腔。此方法耗时长，适用于难以耐受胸廓成形术，其他方法无效的脓胸患者。

4. 脓胸肺切除术

慢性脓胸并发肺组织和（或）支气管已有广泛破坏如空洞、支气管扩张或广泛纤维化和（或）肺不张时，应将脓胸和病肺一并切除。可施行肺叶或脓胸全肺切除术，称为脓胸肺叶或脓胸全肺切除术。手术时创伤大，出血多，术前需给予营养和输血改善全身情况，术中补足大量血液。施行脓胸全肺切除术的患者如条件允许可作同期胸廓成形术，如患者不能耐受手术则可延期施行。

5. 胸廓成形术

胸廓成形术是切除患部肋骨，使胸壁塌陷，压缩消灭脓腔的术式。过去经常采用Schede胸膜内胸廓成形术，将脓腔顶部的肋骨、肋间组织、壁层胸膜及增厚的纤维板一并切除，使胸壁剩留的软组织下陷，与脓腔的内壁靠合，消灭脓腔。这种手术创伤较大，所造成的胸壁软化可引发反常呼吸。另外，由于肋间神经与肋间肌被同时切除，术后胸壁皮肤有大片麻木区，腹壁肌肉也失去了神经支配，丧失肌张力和隆起，使患者感觉很不舒服，且畸形严重。现在常用改良的胸膜内胸廓成形术，仅在骨膜下切除脓腔顶部相应的肋骨和壁层胸膜纤维板。进入脓腔内清除脏层胸膜上的肉芽组织和脓块后，将肋间束（包括肋骨骨膜、肋间肌、肋间神经和肋间动、静脉）顺序排列固定在脏层胸膜纤维板上，然后缝合肌层和皮肤。由于肋间束血液供应丰富，肋间肌不会坏死。这种手术方法既保证了胸廓的萎陷，又保留了肋骨骨膜，使肋骨有再生的机会，因而保持了胸壁的稳定，减少反常呼吸运动和腹壁肌肉的松弛与异常的皮肤感觉。虽然胸廓成形术会造成一定的胸廓畸形，对患侧的肺功能也会造成损失，但对病期已久、胸部不易复原的慢性脓胸患者仍是行之有效的治疗方法。带蒂网膜或肌瓣填充，用于消灭长期存在的脓腔，以及在闭合支气管胸膜瘘后用以加固气管残端。借助于整形外科技术，可以获得足够的带蒂网膜或肌瓣填满整个腔隙，对并发支气管胸膜瘘的慢性脓胸，治愈率可达82.6%。

胸膜内胸廓成形术适用于慢性脓胸或结核性脓胸、肺内有活动性结核病灶，及有支气管胸膜瘘者。切口设计要根据脓腔的范围和部位而定。手术时要显露脓腔的全部。先切除第5、6肋骨，经肋床切开增厚的胸膜进入脓腔，经切口吸尽脓液，清除腔内坏死组织，探查脓腔范围，再切除相应的肋骨。翻转肋间肌，切除壁层纤维板及肉芽组织，保留肋间肌。要避免撕破损伤正常肺组织。冲洗脓腔，彻底止血。脓腔安放 1～2 条引流管，充分引流，保证伤口内无积血、积液。胸壁肌层用肠线缝合固定，最后用丝线松动对合皮肤切口，外用棉垫及绷带加压包扎。

第二节　乳糜胸

胸膜腔内积液来自胸导管渗漏的乳糜液或淋巴液即称为乳糜胸。

一、胸导管解剖

在正常情况下，除右上肢和头颈部外，全身的淋巴液均输入胸导管。胸导管起自第 12 胸椎和第 2 腰椎间的腹腔内乳糜池，它沿腹主动脉右后方上行，经膈肌主动脉裂孔进入纵隔，在降主动脉和奇静脉之间上行，一般在第 4 胸椎水平转向左，在降主动脉和食管后方上行，然后在左侧颈部注入左颈内静脉和左锁骨下静脉交接处，汇入体静脉系统。由于上述解剖特点，一般胸导管损伤发生在第 5 胸椎以上时，乳糜胸发生在左胸；胸导管损伤发生在第 5 胸椎以下时，乳糜胸发生在右胸。

胸导管的主要功能是将消化道的脂肪输注到静脉。人体摄入脂肪的 60%～70%，包括中性脂肪、游离脂肪酸和磷脂等均进入胸导管。此外，胸导管还是收集和传输渗入组织间隙的体液、血浆蛋白和其他一些大分子物质重新进入血管内的主要途径。乳糜液中总蛋白含量约为血浆蛋白的一半，其中包括白蛋白、球蛋白、纤维蛋白原、凝血因子等，乳糜液中各种电解质的含量也与血浆相似。因此大量乳糜液的外漏会引起严重的代谢、营养障碍。胸导管也是人体淋巴细胞再循环的主要途径，每天经胸导管返回血液中的淋巴细胞数为血液循环中淋巴细胞总数的 10～20 倍。因此，长期大量乳糜液漏出会严重损害人体的免疫功能。

二、病因

先天性乳糜胸的主要原因有先天性胸导管闭锁、产伤和（或）先天性胸导管胸膜漏。先天性乳糜胸患儿往往合并存在 Noonan 综合征、Down 综合征、Gorham 综合征以及先天性食管气管瘘等疾病。

成人乳糜胸的主要原因包括梗阻性和外伤性两类。梗阻性主要为胸腔内肿瘤（如淋巴肉瘤、肺癌或食管癌）压迫胸导管发生梗死，在梗阻近端的胸导管或其侧支系统因过度扩张、压力升高而破裂。丝虫病引起的胸导管阻塞现已罕见。外伤性主要为胸部外伤或者胸内手术（如食管、肺、主动脉、纵隔或心脏手术）可能引起胸导管或其分支的损伤，使乳糜液外溢入胸膜腔。有时脊柱过度伸展也可导致胸导管破损。临床工作中以手术后继发性乳糜胸最为常见。

三、症状

外伤性胸导管损伤较早出现症状，早期易误诊为血胸，控制出血后胸腔引流液由清变混浊，由淡红色变为乳白色，且随着进食量的增加（尤其是高脂食物）而增多。患者表现为严重脱水、消瘦等营养不良症状。胸腔内乳糜液积贮增多对肺组织产生压迫，纵隔向对侧移位，患者可出现胸闷、气急和呼吸困难等症状。循环血量减少和回心静脉血流量减少，使心排量降低，出现心率增快、血压偏低，患者主诉心悸、气急、乏力等症状。由于乳糜液中含有具抑菌作用的卵磷脂和脂肪酸，能抑制细菌生长，故乳糜胸伴发胸腔感染较为少见。乳糜胸所引起的临床症状是逐渐加重的。如果乳糜液在胸腔内快速积贮，患者可能会出现休克症状。如果乳糜胸得不到及时的治疗，由于大量水分、营养物质、电解质、各种淋巴细胞和抗体的丢失，使患者在短期内因免疫功能降低，全身消耗以至衰竭而死亡。

四、诊断

除上述症状外，胸腔引流液或胸腔穿刺液为乳白色混浊液体，引流量每日可达 500～1 000mL，逐日胸腔引流量未见减少，则应考虑乳糜胸的可能性。引流液应作乳糜试验或胸腔积液涂片镜检和细菌培养。一般乳糜液放置后常分作两层，上层为脂肪层，下层为液体。乳糜试验阳性或胸腔积液脂溶性染料染色阳性可确诊。

由于手术后，尤其是食管癌术后禁食时间较长，早期的胸腔积液性质多不典型，胸腔积液进行苏丹Ⅲ染色检查的阳性率仅 50% 左右。此时可经十二指肠营养管注入牛奶加黄油，若胸腔积液变为乳白色，苏丹Ⅲ染色阳性，即可确诊。此外，若胸腔积液中的胆固醇和甘油三酯含量显著超过血液中的含量，也可帮助确立乳糜胸的诊断。

五、治疗

1. 保守治疗

通过胸腔闭式引流或肋间反复胸腔穿刺，抽尽胸腔积液，促使肺组织扩张，消灭胸内残腔，有利于胸膜脏层与壁层粘连，以促进胸导管或其分支的破口粘连愈合。通过高蛋白、高热量、低脂肪（可含中链甘油三酯）饮食，肠外营养和输血补液以减少乳糜液的外溢，促使胸导管破口愈合。保守疗法适用于一般身体状况尚好、胸腔乳糜液每日引流量在 500～1 000mL 以下的患者。如果保守治疗无效，则应该进行积极的手术治疗。但在何时进行手术治疗，尚无较为客观的标准。以往认为保守治疗乳糜胸 14 天仍不能奏效就应该进行外科手术，现在认为若每 24 小时乳糜液丢失在 500mL 以上，无减少趋势持续 1 周的患者应积极手术治疗。尤其是食管癌术后并发乳糜胸者，因胸导管的损伤部位常在其主干，侧支循环被破坏，自愈的机会不多，故若保守治疗无效，更应积极进行早期手术治疗。

2. 手术治疗

通过手术方法结扎或缝补破裂的胸导管及其分支，临床上多采用结扎法。胸导管具有丰富的侧支循环，因而胸导管结扎后不致引起淋巴管道回流的梗阻。为了获得良好的手术效果，术前准备极其重要。首先要积极纠正患者的营养不良状态和水、电解质紊乱，必要时可作淋巴管造影以了解胸导管破损的部位和范围，以采取相应的手术途径和方法。手术途径一般从患侧切口进胸，双侧乳糜胸以采取右侧途径为宜。患者在当天手术前 2～3 小时由留置的胃管内注入含亚甲蓝的高脂肪饮料，有利于术中寻找胸导管及其分支的破损部位。复旦大学附属中山医院近年来采取术中由胃管注入长链脂肪乳剂亦取得了良好的效果。在胸导管裂口的上下端作双重结扎或缝扎。如果术中不能发现胸导管破口，则可按胸导管解剖位置在奇静脉下方切开纵隔胸膜，在膈肌上方、胸椎体前、食管后方、主动脉左侧显露胸导管后双重结扎。术后 2～4 周内给予低脂饮食。近年来，电视胸腔镜下结扎胸导管或喷洒纤维蛋白胶的方法越来越多地应用于临床，Malthaner 等认为微创治疗方法将可能取代常规剖胸探查术用以治疗乳糜胸。

3. 放、化疗

胸腔内肿瘤压迫胸导管所致恶性乳糜胸，可采取相应的放、化疗。

第三节 脓胸肿瘤

胸膜由间皮细胞和结缔组织构成，可分为覆盖于胸壁内侧的壁层胸膜和覆盖于肺及纵隔表面的脏层胸膜。胸膜肿瘤分为原发性和转移性两大类。转移性肿瘤较常见，以肺和乳腺来源者居多，其可通过直接侵犯或经淋巴、血液转移而发生。本节将着重讨论原发性胸膜肿瘤。原发性胸膜肿瘤最早于 1767 年由 Lieutaud 报道，该类肿瘤的组织学类型可因胸膜组织成分的不同而异，除常见的间皮瘤之外，尚有起源于结缔组织的平滑肌瘤、血管瘤、脂肪瘤和神经纤维瘤等，其中以胸膜间皮瘤居多，占整个胸膜肿瘤的5%，占全部癌症的0.02%～0.4%。胸膜间皮瘤起源于间皮细胞和浆膜下细胞。关于胸膜间皮瘤的病理类型及良、恶性的病理特征，长期以来一直存在着争论和分歧，因而分类紊乱，名称繁多。目前胸膜间皮瘤分为局限型和弥漫型两类，局限型极少见，至今见报道者仅600余例，大多为胸膜纤维瘤，起源于胸膜间皮层附近腔隙里的不定型间质细胞，为良性或低度恶性，可被完整手术切除。弥漫型即为恶性胸膜间皮瘤（malignant pleural mesothelioma，MPM），较局限型常见，起源于胸膜间皮细胞，恶性程极高。

一、病因

大量的临床资料和动物实验研究证实，胸膜间皮瘤的发生与吸入石棉纤维有着极为密切的关系。80%的恶性胸膜间皮瘤患者发病与石棉纤维的接触有关，其中包括温石棉、青石棉、透闪石棉及铁石棉，潜伏期约为35～40年。另外20%的患者不存在职业或环境石棉接触史，发病原因尚不清楚。近年来，有研究发现可能和恒河猿病毒40（simian virus，SV40）有关。在传染SV40的动物模型中可诱发间皮瘤，Pass等在恶性胸膜间皮瘤标本中发现了SV40的同源序列，Carbone等更认为石棉接触与SV40在恶性胸膜间皮瘤的发病中起到了协同作用。此外，沸石、放射治疗及二氧化钍等也可能是其致病原因。

二、发病率

目前恶性胸膜间皮瘤的发生率呈逐年上升趋势，美国现在每年的发病人数2 000～3 000例，西欧约为5 000例。澳大利亚是至今发病率最高的国家，男性发病率为59.8/（100万·年），女性为10.9/（100万·年）。国内1958年首次报道该病，但至今尚无各地区有关恶性间皮瘤发病率及死亡率的详细资料，据初步估计发病率大概在0.1～0.6/（10万·年）之间，且各地差异较大。我国云南省大姚县是恶性胸膜间皮瘤的高发区，流行病学调查资料显示恶性胸膜间皮瘤发病率达到8.5/（10万·年）和17.75/（10万·年）。我国在近20年才开始重视石棉相关工业的控制和从业者的保护，故预计我国将在2030年左右面临恶性胸膜间皮瘤的发病高峰。

三、病理

恶性胸膜间皮瘤按组织学分类可分为上皮细胞型、混合型和肉瘤型三种，其中上皮细胞型约占50%～60%，混合型约占30%，肉瘤型约占7%～10%。由于胸膜间皮瘤的形态变化范围广，在病理上与转移性肺腺癌较难鉴别，早期的胸膜间皮瘤与良性胸膜细胞增生在普通光镜下更难鉴别。因而免疫组织化学染色已成为胸膜间皮瘤不可缺少的诊断手段。研究显示：一些特异性和敏感性均较高的标记物可能对恶性胸膜间皮瘤的鉴别诊断有帮助。如细胞角蛋白（cytokeratin）、钙网膜蛋白（calretinin）、Wilms瘤基因产物（Wilms'Tumour-1）、D2-40等可作为恶性胸膜间皮瘤的阳性标记物，而癌胚抗原（carcinoembryonic antigen，CEA）、甲状腺转录因子-1（thyroid transcription factor-1，TTF-1）、MOC-31、Ber-EP4、BG-8以及B72.3等则可作为恶性胸膜间皮瘤的阴性标记物。但至今尚未发现恶性胸膜间皮瘤完全特异的标记物。在细胞遗传学方面，不同的研究显示恶性胸膜间皮瘤中60%～78%是二倍体并且其细胞倍增速度极慢。分子病理学研究表明间皮瘤细胞可出现染色体1、3、9短臂（p）和6、13、15长臂（q）某些特殊区域的缺失。这些发现在恶性胸膜间皮瘤与肺腺癌的鉴别诊断中也有一定的帮助。此外，电镜检查在恶性胸膜间皮瘤的鉴别诊断尤其是在组织学分类中也有较大意义。

从诊断和治疗角度，大体上把胸膜间皮瘤分为局限型和弥漫型两类，其病理特征如下。

1. 局限型间皮肿瘤

常起自脏层胸膜，也可源自壁层胸膜。肿瘤呈圆形或椭圆形，可有分叶状。多为单个，大小不一，可从单个 1 ~ 2cm 小结节到巨大肿块充满整个胸腔。肿瘤基底部固定于胸膜上并突入胸腔内，瘤体表面光整覆有一层包膜，肿瘤质坚，切面呈白色，也有部分肿瘤可充满黏液而呈囊性，部分瘤壁可呈钙化。位于肺裂的间皮瘤瘤体可能累及肺实质，以致外表上很难与原发性肺部病变作鉴别。局限型间皮瘤多为良性肿瘤，生长缓慢。淋巴结转移少见，主要为直接浸润生长。一些良性间皮瘤在病理形态上显示为良性改变，但在生物行为上能直接浸润至肺、胸壁和纵隔器官，局部切除后常会复发。

2. 弥漫型间皮瘤

好发于脏层胸膜，肿瘤细胞常沿胸膜面生长，引起胸膜广泛增厚，胸膜表面散在分布大小不一的瘤结节。受累的肺组织常被一层增厚的脏层胸膜所包裹。肺组织受压迫常伴有血性胸腔积液。光镜下瘤细胞极似腺癌，排列成乳头状、索条状、腺样结构。在癌细胞浸润胸膜处，见胸膜表面的间皮细胞呈肥大和增生。弥漫型间皮瘤为高度恶性肿瘤，肿瘤生长快，具有浸润性，常侵及胸壁、膈肌、肺和纵隔器官，有时肿瘤可穿透膈肌播散至腹腔脏器。肿瘤常有肺门、纵隔淋巴结转移，但远处转移较少见。

四、症状和体征

局限型胸膜间皮瘤常见的发病年龄在 40 ~ 60 岁之间，无明显性别差异。肿瘤生长缓慢，瘤体较小时不产生任何症状，通常作 X 线检查时才发现胸内肿块。壁层胸膜瘤有时可引起胸痛。巨大肿瘤可产生对支气管的压迫和肺不张，引起胸闷和气急，但患者无咳嗽症状。少数病例可出现杵状指（趾）和骨关节肿胀、疼痛或低血糖表现。肿瘤切除后上述症状日趋消退。

恶性胸膜间皮瘤多见于 60 岁以上男性，发病高峰年龄在 50 ~ 70 岁，男性多于女性，男女之比约为 3 : 1，病变往往局限于一侧胸腔（95%），以右侧为多（60%）。临床症状常无特异性，起病较为隐匿，易导致疾病诊断的延误，有的患者在症状出现后 3 ~ 6 个月方能得到确诊。大多患者的初始症状常表现为大量胸腔积液所致的进行性呼吸困难以及持续的非胸膜炎性胸痛。85% ~ 90% 的患者有大量的胸腔积液，随着病变的进展胸腔积液反而会逐步减少。部位固定的胸痛常为肿瘤侵犯胸壁所致，是病情恶化的表现之一。此外，患者还可有干咳、体重减轻、发热、乏力以及盗汗等症状。病变晚期的患者可因肿瘤的局部侵犯而出现上腔静脉压迫、脊髓压迫、Horner 综合征、吞咽困难、声音嘶哑、臂丛神经痛、恶性小包疾病以及咯血等症状。晚期患者尚可出现肺门、纵隔淋巴结转移以及少数患者可出现肝脏、肾上腺、肾脏以及头颅等部位的远处转移。体检时常可发现胸腔积液和胸膜增厚的体征，表现为一侧呼吸运动下降、肋间饱满或膨出，大量胸腔积液或巨大肿块时可出现纵隔移位。病变晚期可见受累胸腔活动受限，呈"冰冻胸"，肋间隙变窄，肋骨呈瓦片状重叠，叩诊为浊音，听诊时可发现呼吸音下降或消失以及胸膜摩擦音。局部侵犯时亦会表现出相应的体征。

五、辅助检查

局限型间皮瘤的 X 线表现为肺野内的球形或圆形块影，肿瘤密度均匀，略有分叶状，有时肿瘤部分呈囊性或钙化。位于叶间裂的间皮瘤则肿瘤呈卵圆形，在侧位片上可见肿瘤长轴与叶间裂的走向一致。局限型间皮瘤一般不伴有胸腔积液或肋骨破坏。

弥漫型间皮瘤往往表现为单侧胸腔积液以及胸膜的明显增厚。20% 的患者可在胸部平片上发现有石棉沉积症的表现。此外部分患者可发现有石棉相关的胸膜钙化。增强 CT 显示胸膜不规则的增厚、胸膜多发的强化结节（以胸腔下部为多）、大量胸腔积液是恶性胸膜间皮瘤的特征性表现。若肿瘤侵及心脏还可出现心电图的异常。

六、诊断

局限型胸膜间皮瘤由于 X 线表现无特异性改变，术前确诊颇有困难，常易与周围型肺癌、肺部良性肿瘤等胸内其他病变相混淆。CT 对局限型间皮瘤有较大诊断价值，若 CT 发现有胸膜腔孤立性结节，要考虑局限型间皮瘤可能。

弥漫型胸膜间皮瘤往往表现为单侧胸腔积液以及胸膜的明显增厚。增强 CT 比胸部平片能更早发现胸膜异常、少量胸腔积液和以胸膜为基底的小结节。此外胸部增强 CT 能够帮助了解有无侵犯胸壁、肋骨和纵隔，对临床制订治疗方案及评估疗效都有相当大的帮助。当纵隔内正常脂肪间隙消失、纵隔内脂肪组织大范围受侵以及肿瘤组织包绕纵隔大血管超过周长的 50% 时往往提示纵隔受侵犯。但 CT 在评判纵隔淋巴结有否转移方面作用有限，准确率仅约 50%。MRI 的诊断准确率与 CT 相仿，但 MRI 在评估病变范围以及有无侵犯胸内筋膜、心包、胸壁和膈肌方面具有较高的应用价值。在评判弥漫型胸膜间皮瘤的术后复发以及放化疗疗效时 MRI 也比 CT 具有更高的准确率。^{18}F-FDG PET 为弥漫型胸膜间皮瘤患者提供了一种新的影像学检查手段，其在鉴别胸膜良恶性病变以及发现远处转移方面比 CT 具有更高的敏感度，但在肿瘤分期方面仍存在局限性。

胸腔穿刺是弥漫型胸膜间皮瘤最常用的诊断方法。弥漫型胸膜间皮瘤的胸腔积液大多为血性，少数可表现为黄色渗出液。由于间皮细胞可分泌透明质酸，故胸腔积液非常黏稠。Boutin 等的研究显示弥漫型胸膜间皮瘤的胸腔积液中透明质酸含量比肺腺癌高 40～230 倍，若胸腔积液中透明质酸含量大于 8μg/mL 可排除腺癌并高度提示为弥漫型胸膜间皮瘤。胸腔积液细胞学检查较难鉴别恶性间皮瘤细胞和反应性间皮细胞，故确诊率仅 20%～33%。经 CT 引导下的细针穿刺活检能提高诊断率，其敏感性可达 87%。现在大多主张使用胸腔镜胸膜活检术来获得组织学的诊断，可获得足够的肿瘤组织标本以进行免疫组织化学染色检查和电镜检查，敏感性可达 95% 以上。当肿瘤进展致使胸腔镜胸膜活检困难时可考虑行小切口剖胸活检术。无论是胸腔穿刺、细针穿刺活检术还是胸腔镜、小切口胸膜活检术，均易导致局部切口的肿瘤种植，发生率接近 20%，应引起重视。以往的研究证实伴有纵隔淋巴结转移的恶性胸膜间皮瘤患者的预后往往较差，故纵隔镜纵隔淋巴结活检术越来越多地应用于恶性胸膜间皮瘤的诊断及淋巴结分期。

Robinson 等人发现 84% 的 MPM 患者血浆中可溶性间皮相关蛋白（soluble mesothelium-related protein，SMRP）浓度增高，而 98% 的其他肿瘤或胸膜疾病患者 SMRP 浓度不增高，从而提示 SMRP 浓度和恶性间皮瘤患者的肿瘤大小以及进展有关。这一发现为恶性胸膜间皮瘤的诊断和鉴别诊断提供了新的思路并开始应用于临床。

七、治疗

良性胸膜间皮瘤的手术效果较好，但有一定局部复发率。肿瘤切除范围应包括肿瘤周围 2cm 以上的正常胸膜组织，如肿瘤已累及肺叶则应同时行肺叶切除术，如肿瘤向外生长，突入胸壁，则应将部分肋骨和胸壁软组织一并切除，胸壁缺失可通过胸壁重建术予以纠治。局部复发的患者可考虑再次手术。

恶性胸膜间皮瘤最常用的外科治疗包括胸腔镜下滑石粉胸膜固定术、胸膜切除/剥脱术和胸膜外全肺切除术。胸腔镜手术在进行胸膜活检明确诊断的同时，排净胸腔积液后喷洒 5g 消毒滑石粉进行胸膜固定、消除胸膜腔，从而可以减轻因大量胸腔积液而引起的呼吸困难。此外，尚可在胸腔镜下对病灶范围进行准确评价，对有机会接受根治性手术的患者进行滑石粉胸膜固定术后仍可以进行胸膜外全肺切除术，对疾病进展期患者则接受全身化疗。胸膜切除/剥脱术是在第 6 肋后外侧切口下尽可能切除包括纵隔、心包及膈肌在内的所有壁层、脏层胸膜，保留肺组织。该手术由于手术创伤和手术难度较小，患者的适应证和耐受性较好，在临床获得了广泛应用，术后胸腔积液的复发概率较胸膜固定术少，但由于手术后肺组织的保留而限制了放疗的应用。主要的术后并发症包括术后漏气、脓胸、出血、膈肌功能或膈神经功能受损，总体发生率为 1.5%～5%，肿瘤组织残留发生率约 80%，局部复发率高达 80%～90%。胸膜外全肺切除术是恶性胸膜间皮瘤（MPM）患者相对根治性的手术，通常在第 6 肋骨表面作后外侧切口，将患侧胸膜腔及其内的全部器官包括膈肌、部分心包完整切除。膈肌缺损通常以人工材料（如 Gortex、Marlex 补片）加以修补。由于患侧胸腔内肺已被切除，患者可以接受较高剂量的放射治疗。该手术由于技术难度大，对患者创伤亦较大，围术期死亡率高达 30%。近年来，随着医疗技术、器械和止血技术等的发展，以及手术适应证的仔细筛选，在经验丰富的医疗中心围术期病死率已下降到可以接受的 5% 以下，并且接受胸膜外全肺切除术者的无瘤生存期相对于接受胸膜切除 / 剥脱术者显著延长，5 年生存率可接近 10%～20%。但单纯胸膜外全肺切除术的治疗效果仍不理想，中位生存期仍低于 2 年，对于肉瘤型以及纵隔淋巴结转移的患者效果尤差。现今多数学者认为，对有合适适应证的患者可施行胸膜外全肺切除术以获得良好的局部控制及远期生存率，并在术后接受全身化疗以及最高剂量可达 55Gy 的患侧胸腔放射治疗，该以胸膜外全肺切除术为核心的联合治疗被称为三联治疗方案。

多数恶性胸膜间皮瘤患者发现时已无手术指征，化疗成为该类患者缓解症状最常用的治疗手段，但缓解率低于 20%。近年来的研究发现吉西他滨联合铂类方案的缓解率在 16%～47.6% 之间，生存期 8.6～13 个月。此外，培美曲塞是治疗恶性胸膜间皮瘤最新的治疗方法，该药是一种多靶点抗叶酸制剂，Ⅲ期前瞻性随机临床试验证实培美曲塞联合顺铂方案中位生存期为 12.1 个月，缓解率高达 41.3%。

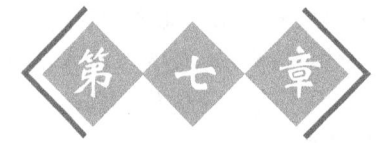

气管、支气管外科

第一节 气管、支气管肿瘤

一、气管、支气管解剖学和生理学特点

（一）气管的解剖和生理

气管起于环状软骨的下缘，止于气管隆嵴水平，其长度范围为 10~13cm，平均长度为 11cm，个体的长度差异与身高、体重有关。人类气管有 18~22 个软骨环，大约每厘米有两个软骨环。气管的内径存在较大的个体差异：在成人测量的结果是，横径约 2.3cm，前后径约 1.8cm，其横截面呈椭圆形；在婴儿，气管的前后径较大，随着小儿的生长，气管的形状逐渐出现变化；在患慢性阻塞性肺部疾病和肺气肿的患者，气管的前后径明显增大，甚至可达气管横径的两倍，称为"刀鞘样"气管。气管的生长点主要在气管软骨侧方边缘。

正常气管中唯一呈完整环状的软骨是喉部的环状软骨，环状软骨的后方增厚呈盘状，其他气管软骨均呈马蹄状。气管的第一软骨环凸向环状软骨或嵌在环状软骨的边缘。气管的后壁是由纤维、肌肉组成的膜状，有食管随行，两者之间有疏松结缔组织相连。当胸膜腔内压增高时，气管受压，两侧壁靠近，气管腔明显变小。在左、右胸腔压力不同时，气管可向一侧移位变形。气管有相当的柔韧性，但气管的伸延性不强，且随着年龄的增长而逐渐变硬。环状软骨的钙化不常见，随着年龄的增长，其他气管软骨环也会出现钙化，钙化也可在局部创伤后出现，如气管切开和插管的损伤等。

气管的血供和与其相连的结缔组织使气管本身能与相关的解剖结构一起进行垂直移动。环状软骨以下气管的最固定点是在主动脉弓横跨左主支气管的上方。一般认为一个年轻人在平卧位头颈部尽力后伸时，气管长度的一半可在胸骨上窝之上。如果头部尽量前屈，环状软骨可以向下降到胸骨上窝水平。在老年患者，气管的可移动性明显减低，喉部的位置随头颈的伸展屈曲变化不大。

气管前方相邻颈部皮肤，后抵食管，胸段气管则位于主动脉弓和心包之后，在隆嵴水平后方紧靠椎前筋膜。侧位观气管，向下向后斜行 15°，并非垂直下行。

气管与周围结构的关系十分清楚。在前方，甲状腺峡部横跨气管的第 2、第 3 软骨环，甲状腺通过结缔组织和血管固定在气管的两侧方。向下，无名动脉斜行跨过气管前壁，无名静脉在无名动脉的前方。气管下部的前侧方恰在主动脉弓之后，主动脉弓跨过左主支气管。气管后方的食管贴靠气管膜部的全长。奇静脉弓形跨过右主支气管，并在此处与右侧的气管支气管夹角相邻，注入上腔静脉。气管侧方与纵隔胸膜相接，其右侧是含有淋巴结的纤维脂肪组织，在奇静脉上方气管的右前侧是气管旁最大的淋巴结群，左侧淋巴结群略小，位于左侧气管支气管角，气管的下方有隆嵴下前、后两组淋巴结。气管各区域、各节段的淋巴引流均直接入气管旁和隆嵴下淋巴结。

左侧喉返神经在主动脉弓下水平自迷走神经发出后，绕过主动脉弓，沿气管左侧气管食管沟上行进入喉部，右侧喉返神经自迷走神经发出后，绕过右锁骨下动脉，沿气管右侧上行进入喉部。

气管的血运与食管侧方、主支气管血运的来源一致。气管上部的血运来自甲状腺下动脉，通常双侧均有三个主要小分支供应气管上部，气管上部还接受来自锁骨下动脉、肋间动脉、胸廓内动脉及无名动脉分支的血供，这些动脉的分支下行供应气管和食管，并在气管侧方有很多纵向吻合，形成血供网，并由此在气管软骨环之间发出横行血管供应软骨环和黏膜下层。

由于气管的血运大部分是终末血管，并且呈节段性分布，所以在气管外科手术中应尽量不做环周游离，以免破坏气管的血运。在接受节段性切除的患者，为了避免气管晚期缺血性坏死，切缘应仅留2～3mm。气管的血运是从侧方进入，故完全游离气管前面是比较安全的，气管膜部亦可从后方的食管上游离下来而不破坏较大的血管。

气管黏膜为假复层纤毛柱状上皮，其中散在分布有黏液腺体，纤毛具有清除微粒物质及分泌物的动能。在慢性气管支气管炎、重度吸烟的人，气管黏膜上皮可出现一定程度的鳞状上皮化生，有时甚至纤毛柱状上皮完全脱失。气管的生长点主要是在软骨侧方边缘。

气管是不成对的器官，相对长度较短，又不能过度伸展，这使胸外科医师在气管外科手术中遇到很大困难。气管与大血管相邻，通过任何单一的切口均不能显露气管的全长，因此，临床上在制定外科手术入路时应格外小心。

（二）支气管的解剖和生理

气管自分叉处分为左、右主支气管，两者之间呈锐性夹角（65°～80°），在气管内形成的隆起，称为隆嵴。主支气管又分出叶支气管、段支气管、亚段支气管、小支气管、细支气管、细终末支气管等共16级，这些支气管具有通气功能，而呼吸性细支气管、肺泡管和肺泡囊具有换气功能。

左主支气管长约5.0cm，从主动脉弓下方、降主动脉起始部和食管的前方行向外下，约在第6胸椎水平与左肺相连。左主支气管与气管轴线的交角为40°～50°，左肺动脉由前方绕至上方。

右主支气管较左主支气管粗而短，长约2.5cm，走行较垂直，约在第5胸椎水平与右肺相连。奇静脉从右主支气管的后方跨至上方，注入上腔静脉。右肺动脉从右主支气管下方，行至其前方。右主支气管与气管轴线的交角为25°～30°。

支气管壁由黏膜、黏膜下层和外膜组成。黏膜层是支气管的内层，表面被覆假复层纤毛柱状上皮，其间嵌有杯状细胞，有黏液分泌功能。固有层中弹力纤维较多，有散在的淋巴组织和淋巴小结。黏膜内面可见纵行皱襞。黏膜下层为疏松结缔组织，内含有支气管腺体。外膜由支气管软骨和纤维组织构成。支气管软骨呈半环状，背侧为平滑肌束和结缔组织构成的膜部。在第6级支气管以下支气管软骨环消失，代之以不规则的软骨片和平滑肌组织。支气管软骨外被纤维组织包裹，内含血管、淋巴管、神经纤维、脂肪组织和支气管腺体。

支气管大部分区域都分布有纤毛，纤毛持续性摆动呈波浪式，使纤毛顶端的黏液向上移动，将吸入的尘埃、病原体等有效地排出。

支气管的血供来自甲状腺下动脉的气管支、胸主动脉的支气管动脉、肋间动脉、胸廓内动脉的纵隔前动脉。支气管动脉与肺动脉之间有侧支循环。支气管静脉可经气管静脉汇入甲状腺下静脉，经气管前静脉汇入头臂静脉，经支气管后静脉汇入奇静脉。

支气管的神经来自迷走神经的支气管前、后支，喉返神经的气管分支和交感神经分支。

二、气管、支气管肿瘤

（一）生物学特性

原发性气管和支气管肿瘤无论是良性或恶性肿瘤均不多见。气管肿瘤按分化程度可分为恶性、低度恶性和良性三种。恶性的有鳞状上皮细胞癌、腺癌和分化不良型癌，其中以鳞状上皮细胞癌最为常见，约占原发性气管肿瘤的50%；低度恶性肿瘤有腺样囊性癌、黏液表皮样癌和类癌，其中以腺样囊性癌最为多见，约占原发性气管肿瘤的30%；气管良性肿瘤有平滑肌瘤、错构瘤、乳头状瘤、神经纤维瘤、涎腺混合瘤、血管瘤等；还有一些少见的肿瘤，如癌肉瘤、软骨肉瘤、畸胎瘤、软骨瘤等（图7-1）。

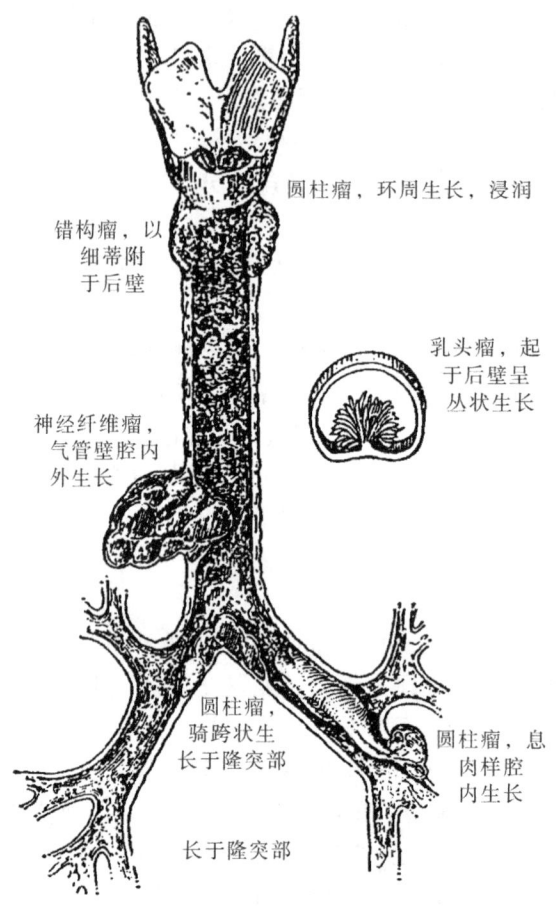

图7-1 气管支气管肿瘤的几种生长形式

在原发性支气管肿瘤中，恶性的有类癌、黏液表皮样癌和腺样囊性癌。支气管良性肿瘤的病理组织学类型与原发性气管良性肿瘤一致。

原发性气管、支气管肿瘤起源于黏膜上皮的有鳞状上皮细胞癌、腺癌、乳头状瘤；起源于黏膜腺体或黏膜下腺体的有腺样囊性癌、黏液表皮样癌；起源于黏膜上皮嗜银的Kultschiztsky细胞的有分化不良型癌和类癌；起源于间质组织的有平滑肌瘤、血管瘤、软骨瘤、神经纤维瘤、错构瘤、癌肉瘤等。气管、支气管的原发性肿瘤，无论良性、恶性，多起自气管支气管后壁的膜状部与软骨环交界处的两个后角。

1. 气管良性肿瘤

气管良性肿瘤虽然病理学上呈良性表现，但其引起的气管阻塞所导致的后果与恶性肿瘤相同。气管良性肿瘤如能早期诊断、早期治疗，患者的预后良好，而延误诊治则招致不良后果。

（1）乳头状瘤：乳头状瘤常见于喉部，起源于支气管树的乳头状瘤罕见。本病多见于儿童，成人少见，在儿童常为多发性，成人则为孤立性，可恶性变。病因可能与病毒感染引起的炎症反应有关。

乳头状瘤原发于气管、支气管黏膜，呈不规则的乳头绒毛样突起，以血管性结缔组织为核心，被覆数层分化成熟的上皮细胞，放射状排列，表层为鳞状上皮细胞，可有角化。

气管体层相、CT对诊断有助，纤维支气管镜是明确诊断的可靠方法，在支气管镜下观察，乳头状瘤呈菜花样、淡红色、质脆易出血，基底部宽或有细蒂。活检时应做好准备，以免出血或瘤体脱落引起窒息。

气管的乳头状瘤呈簇状生长，通过较细的蒂附着于气管支气管膜部，乳头状瘤质脆，易脱落，乳头状瘤有多发和手术后复发的特点。据大组气管肿瘤外科治疗的临床经验，无论何种治疗方法均不能防止其复发倾向，这给临床治疗带来了一定困难。

体积小的良性乳头状瘤可经纤维支气管镜摘除，或经纤维支气管镜激光治疗，亦可行气管切开摘除。体积较大、基底较宽和怀疑恶变者，应行气管袖状切除或气管侧壁局限性切除。

（2）纤维瘤：气管内纤维瘤很少见。肿瘤表面被覆正常气管黏膜，支气管镜下，肿瘤呈圆形、灰白色、表面光滑、基底宽、不活动、不易出血，常出现多次活检均为阴性的情况。

（3）血管瘤：血管瘤可分为海绵状血管瘤、血管内皮细胞瘤、血管外皮细胞瘤等，可原发于气管，或由纵隔的血管瘤伸延入气管。血管瘤可弥漫性浸润气管黏膜并使气管管腔狭窄，亦可突入气管腔内引起梗阻。纤维支气管镜下，突入腔内的血管瘤质软、色红、息肉样，一般禁止活检，以免引起出血，导致窒息。治疗可行内镜切除、激光治疗或外科手术。

（4）神经纤维瘤：气管内神经纤维瘤是神经鞘的良性肿瘤，常为孤立性，有包膜、质硬，肿瘤可带蒂突入气管腔内。纤维支气管镜下，可见气管壁上圆形、质硬、表面光滑的肿物。组织学上，梭形细胞和黏液样基质交替，神经鞘细胞排列成典型的栅栏状。气管内神经纤维瘤可经内镜摘除或气管切开摘除。

（5）纤维组织细胞瘤：气管内纤维组织细胞瘤罕见，肿瘤常位于气管上1/3，呈息肉样、质软、灰白色、向管腔内突出。组织学上很难鉴别良、恶性，主要根据肿瘤有无外侵、转移及较多的细胞核分裂象来判断。纤维组织细胞瘤在局部切除后常易复发，因此，手术范围可更广泛一些，应行局部扩大切除或气管袖式切除术，气管恶性纤维组织细胞瘤术后应辅以放射治疗及化疗。

（6）脂肪瘤：气管内脂肪瘤极罕见，起源于分化成熟的脂肪细胞或原始的间质细胞。纤维支气管下可见淡红色或黄色圆形肿物，阻塞管腔，表面光滑，多为广基，有时有短蒂，被覆支气管黏膜，质较软。气管内脂肪瘤可经支气管镜摘除，并用激光烧灼基底。瘤体较大且穿过软骨环至气管外时，应行气管壁局部切除或气管袖式切除术。

（7）软骨瘤：气管软骨瘤极少见，文献仅有少数个案报告。肿瘤圆形、质硬、色白，部分位于气管壁内，部分突入气管腔内。体积小的软骨瘤一般可经纤维支气管镜切除。气管软骨瘤术后可以复发和恶性变。

（8）平滑肌瘤：气管平滑肌瘤常发生于气管下1/3，起源于气管黏膜下层，呈圆形或卵圆形，表面光滑，突入腔内，黏膜苍白。组织学上，肿瘤由分化良好的、排列成交错状的梭状细胞束构成。气管平滑肌瘤生长缓慢，肿瘤较小时可经纤维支气管镜摘除，瘤体较大时应行气管袖式切除术。

（9）错构瘤：肿瘤呈圆形或卵圆形，包膜完整，一般有细小的蒂与气管支气管壁相连，肿瘤表面光滑、坚硬，纤维支气管镜活检钳不易取得肿瘤组织。治疗可采用经支气管镜激光烧灼、汽化肿瘤或用活检钳摘除。

2. 气管恶性肿瘤

气管恶性肿瘤分原发性和继发性两类，原发性气管恶性肿瘤又分为恶性与低度恶性肿瘤。

（1）恶性肿瘤：气管鳞状上皮癌约占原发性气管恶性肿瘤的40%～50%，多发生于气管的下1/3段，可表现为定位明确的突起型病变，亦可为溃疡型，呈浸润性生长，易侵犯喉返神经和食管，在气管内散在的多发性鳞状上皮癌偶可见到，表面溃疡型鳞状上皮癌亦可累及气管全长。大约1/3的原发性气管鳞状上皮癌患者在初诊时已有深部纵隔淋巴结和肺转移，气管鳞状上皮癌的播散常先到邻近的气管旁淋巴结，或直接侵犯纵隔结构。发生在气管近端的肿瘤，有时很难辨明病变来自气管本身、喉的基底部或是喉部肿瘤侵犯气管。当肿瘤同时累及气管和食管时，经支气管镜活检的组织很难从病理形态学上鉴别肿瘤来自气管抑或食管。气管鳞癌的预后差。

气管腺样上皮癌约占气管恶性肿瘤的10%，体积较小，质硬，坏死少，患者在就诊时往往已有肿瘤的深部侵袭，预后差。

其他少见的气管癌还有燕麦细胞癌。起源于气管间质的恶性肿瘤包括平滑肌肉瘤、软骨肉瘤、脂肪肉瘤等。气管的癌肉瘤和软骨肉瘤通过手术切除有治愈的可能。

（2）低度恶性肿瘤：气管支气管低度恶性肿瘤包括类癌、腺样囊性癌、黏液表皮样癌、黏液腺腺瘤和混合瘤，是发生于气管支气管上皮、腺管和腺体的一组分化程度不同的肿瘤，以前将这几类肿瘤统称为支气管腺瘤。

1）类癌：类癌起源于气管支气管黏膜的 Kulchitsky 细胞，细胞内含有神经分泌颗粒，病理上分为典型类癌和非典型类癌。类癌好发于主支气管及其远端支气管。临床症状与肿瘤发生的部位有关，发生在主支气管的类癌可引起反复肺部感染、咯血丝痰或咯血。少数类癌伴有类癌综合征及库欣综合征。纤维支气管镜检查能判断肿瘤的位置并可直接观察肿瘤外形，通过活检获得病理学诊断，但活检的阳性率仅 50% 左右，因为 Kulchitsky 细胞分布于支气管黏膜上皮的基底层，向腔内生长的肿瘤表面常被覆完整的黏膜上皮，所以在活检时不易取到肿瘤组织。

对于气管支气管类癌的外科治疗原则是，尽可能切除肿瘤同时又最大限度保留正常组织。位于主支气管、中间段及叶支气管的肿瘤，如远端无明显不可逆改变的患者应争取行支气管成形术，肺门有淋巴结转移则应同时行肺门淋巴结清扫。如远端肺组织因反复感染已有明显不可逆性改变，则需行肺叶或全肺切除术。类癌对放疗有一定敏感性，术后可以辅以放疗。

气管支气管类癌手术治疗后预后良好，术后 5 年生存率可达 90%。非典型类癌的预后相对较差。

2）腺样囊性癌：腺样囊性癌又称为圆柱瘤、腺囊性基底细胞癌、肌腺上皮癌、假腺瘤基底细胞癌，多发于女性。腺样囊性癌约 2/3 发生于气管下段，靠近隆嵴和左右主支气管的起始水平。肿瘤起源于腺管或腺体的黏液分泌细胞，可呈息肉样生长，但多沿气管软骨环间组织呈环周性浸润生长，阻塞管腔，亦可直接侵犯周围淋巴结。突入管腔内的肿瘤一般无完整的黏膜覆盖，但很少形成溃疡。隆嵴部的腺样囊性癌可向两侧主支气管内生长。

腺样囊性癌在组织学上分为假腺泡型和髓质型，细胞内外含 PAS 染色阳性的黏液是其主要特征。

腺样囊性癌临床上有生长缓慢的特性，患者的病程可以很长，即使发生远处转移，其临床行为亦表现为相对良性。较大的气管腺样囊性癌往往先引起纵隔移位。气管的腺样囊性癌可沿气管黏膜下层浸润生长，累及长段气管，而在大体组织上辨别不出。有些病变恶性度较高，在原发于气管的肿瘤被发现之前已经有胸膜和肺的转移。在临床上见到的气管腺样囊性癌患者，几乎均接受过反复多次气管内肿瘤局部切除或气管节段性切除，这些患者往往都有远处转移。

治疗包括外科手术切除、内镜下切除或激光治疗、化疗可作为辅助治疗，腺样囊性癌对放射治疗很不敏感，但可用于病变不能彻底切除、有纵隔淋巴结转移或有手术禁忌证者。

3）黏液表皮样癌：黏液表皮样癌发病率较低，多发生在主支气管、中间段支气管和叶支气管，肿瘤表面一般有黏膜覆盖，其临床表现与肿瘤所在部位有密切关系。经支气管镜活检病理检查可明确诊断。

黏液表皮样癌在临床上具有浸润性，沿淋巴途径转移。手术治疗包括肺叶切除或全肺切除、肺门及纵隔淋巴结清扫，术后可以辅以放射治疗。黏液表皮样癌手术治疗后容易复发，预后较腺样囊性癌和类癌差。

（3）继发性恶性肿瘤：继发性气管肿瘤常由支气管黏膜内的癌灶向外扩展至气管下段的黏膜。胃癌、乳腺癌、肺癌易在气管支气管树内引起广泛的淋巴管性播散。恶性黑色素瘤和肾癌可以发生气管黏膜内的息肉样转移。食管癌常直接侵犯气管，引起食管气管瘘。甲状腺癌包括甲状腺滤泡样癌，甚至甲状腺乳头状癌可通过颈部软组织或从颈部淋巴结转移，从而侵及气管的前壁或侧壁。霍奇金病能从颈部淋巴结扩散进入或穿过气管壁，形成气管内结节。气管的淋巴瘤常为淋巴细胞性淋巴瘤或急性白血病产生气管内局限性阻塞。

（二）临床表现

原发性气管和支气管肿瘤虽同属上呼吸道肿瘤，但因病变位置关系，二者的临床症状可完全不同；而气管或支气管的良性肿瘤与恶性肿瘤相比较，二者的临床症状却有共同之处。

在病变早期，痰中可带少量血丝，不易被患者注意，一般临床检查也不易发现此类腔内病变，因此，诊断往往被延误。

气管肿瘤无论良性、恶性，症状产生的主要原因是管腔受阻、通气障碍。在气管管腔被阻塞 1/2～2/3 时，才出现严重的通气障碍，引起临床症状。患者的第一症状往往是活动后气短，并逐渐加重，通常，症状的进展较慢，少数患者除坐立态外均不能呼吸，甚至不能说完一句话。肺和胸部的 X 线检查难以观察到气管腔内的病变，因此，几乎所有的气管肿瘤均曾被误诊为支气管哮喘，按哮喘治疗，直至患者出现喘鸣、呼吸困难、发绀等症状才明确诊断。徐乐天等报告的一组 50 例气管肿瘤患者，74% 在明确诊断前被误诊为支气管炎和支气管哮喘，平均延误诊断时间 12~15 个月，其中有 1 例患者直到出现呼吸心搏骤停，急诊床旁 X 线胸片因位置偏高、电压过高才意外发现气管内肿瘤。气管肿瘤患者常见的症状是干咳、气短、哮喘、喘鸣、呼吸困难、发绀等，体力活动、体位改变、气管内分泌物均可使症状加重，恶性病变者可有声音嘶哑、咽下困难等。原发性气管肿瘤的另一组症状是，反复发作性单侧或双侧肺炎。如果病变部位是在一侧气管支气管交界处，即便呼吸道狭窄非常明显，也只能见到一侧肺炎。如果肿瘤位于气管，则可见到双侧肺炎。除气管梗阻症状外，持续性顽固的咳嗽也是原发性气管肿瘤的临床表现。

支气管肿瘤无论良性、恶性，当不完全阻塞管腔时，常表现为肺的化脓性感染、支气管扩张、肺脓肿等；当管腔完全被梗阻时，则表现为肺不张。有些患者甚至在手术开胸探查后才证实支气管肿瘤的存在。

（三）诊断方法

气管的后前位及侧位体层象、气管体层象对诊断气管、支气管肿瘤有重要意义。这些检查可清晰地显示气管腔内肿瘤的轮廓、位置、范围和病变与邻近器官的关系。良性肿瘤可有钙化，基底有细蒂。恶性肿瘤基底宽，边界、轮廓均不完整。行后前位气管体层象时，嘱患者说"衣"，可以很好地显示后前方向的喉部以及气管全长的详情；照侧位气管象时做吞咽动作，能使喉部抬高，从而清晰地显示喉与气管的关系；左、右后斜位气管体层像对显示器官，尤其是支气管各主要分支的病变有很大帮助。

CT 对气管肿瘤的诊断有很大帮助。CT 可显示气管腔内的密度增高的软组织影，多为偏心性，气管壁增厚，气管呈不规则狭窄，大约 10% 的气管肿瘤沿气管周围生长，30%~40% 的气管肿瘤直接累及纵隔。支气管肿瘤在 CT 上可表现为向腔内生长或向腔外浸润，引起支气管不全或完全梗阻，出现阻塞性肺炎或肺不张，根据支气管肿瘤的浸润程度，Naidich 等将其分为 6 种表现。①支气管壁显示正常。②支气管壁均匀狭窄。③支气管不规则狭窄。④支气管腔完全阻塞。⑤支气管腔内肿块。⑥支气管受压移位。

MRI 可以从横断面、矢状断面和冠状断面来重建气管的影像，因此可给出气管肿瘤非常精确的位置、范围和浸润程度，甚至可以清晰地看到肿瘤累及的软骨数目。MRI 通过纵向弛豫时间（T_1 值）和横向弛豫时间（T_2 值）的不同成像可判断出 T_2 增强的病理性组织影像。对于支气管肿瘤，MRI 可通过气管杈的冠状面重建比气管杈体层 X 线影像更清楚地显示支气管腔内被阻塞的情况和程度。

气管支气管肿瘤梗阻不严重时亦可行支气管碘油造影，此时可更清晰地显示管腔受阻的部位和程度。

纤维支气管镜检查可以直接观察到腔内肿瘤的形态，并可进行活检，取得病理学证据。但有些肿瘤如腺样囊性癌，其表面常覆盖坏死组织，纤维支气管镜活检钳常不能取到肿瘤组织；有些肿瘤如类癌，其血运丰富、肿瘤质脆，极易出血，给活检带来一定的困难；有些良性肿瘤如软骨瘤、错构瘤等，质地较硬，亦难通过活检取得组织。一般来说，对于气管肿瘤合并有明显气管狭窄的患者，纤维支气管镜检查的时间往往要推迟到手术前，甚至在手术台上行纤维支气管镜检，以防出现紧急情况来不及处理。

在上述各种诊断方法均不能得到明确诊断时，可以采取开胸探查，直接切开气管、支气管观察病变的特点和侵犯范围，并取组织进行病理冷冻切片检查，而明确诊断。

（四）手术治疗

气管支气管外科手术的主要目的是彻底切除病变，消除梗阻，解除通气障碍，重建呼吸道。病变切除虽力求彻底，但要权衡利弊，当不能完全切除病变时，也要用简单的方法解除呼吸道梗阻，姑息性解决通气障碍。

1. 手术适应证

气管肿瘤一旦诊断明确，均应首先考虑手术切除，但气管可切除的长度有限。病变广泛者，气管切除过长，术后会因吻合口张力过大影响愈合，故手术治疗只适用于有限的病例，对症状严重、发展较快的病例，应积极解除呼吸道梗阻。病变较长，外侵明显的病例，应先行放射治疗后再考虑手术，甲状腺肿瘤侵犯气管者，原则上应一并切除，同时行颈淋巴结清扫。气管肿瘤侵犯食管时，决定手术要慎重，否则术中损伤食管将引起严重并发症。气管肿瘤并发喉返神经麻痹造成声音嘶哑或压迫上腔静脉造成上腔静脉阻塞综合征时，应为手术禁忌。如有远处转移，原则上亦为手术禁忌，但如患者呼吸道梗阻明显，严重威胁生命，亦可行简单的手术，解除气管梗阻，缓解症状。

2. 手术前准备

气管手术前应重视痰液细菌培养和药物敏感试验，以便选用有效的抗生素，在手术前晚和手术当天早上各用1次，使抗生素的组织浓度在切皮前就达到满意水平。很多患者在气管造瘘口，或其实性病灶中可能有病原菌存在，故抗生素应在术后应用5天。雾化吸入加入抗生素既能控制呼吸道感染，也祛痰，宜在术前就开始使用，术前还应训练患者在颈前屈位进食和咳痰。

3. 麻醉

气管外科的麻醉要求保证通气，随时清除呼吸道分泌物，确保患者不发生严重缺氧和窒息，麻醉前和麻醉中应避免使用肌肉松弛剂，保证术中有自主呼吸，减少通气抑制。气管阻塞严重者，宜行清醒气管插管麻醉，应准备两套气管插管和延长螺纹管，甚至两台麻醉机，即一套为常规插管，另一套无菌气管插管和延长螺纹管为术中在肿瘤下方切开气管将其插入远端维持呼吸用。

在气管高度梗阻的患者，麻醉应进行得缓慢、轻柔，用氨氟醚吸入技术。如果气管高度梗阻。诱导也许需要很长时间，此时外科大夫应备纤维支气管镜守候在旁边，以防诱导过程中引起梗阻加重。如果气管病变是狭窄性的，同时气管直径小于5mm，就应先行气管扩张。如果气管的直径大于5mm，气管插管应刚好达到狭窄上方，不要压迫或顶住狭窄部，否则容易加重狭窄。用较细的插管可通过肿瘤旁边进入到气管远端，使患者能通过插管自如地通气。在气管外科中，高频通气是很有效的临床手段。为了减少气管插管对缝合线的损伤，手术结束时应使患者恢复自主呼吸。

4. 手术切口的选择

颈部横切口，可允许切除气管4cm，用于颈段气管切除。

颈纵隔切口，即颈部横切口加上胸骨上半劈开，用于胸段气管切除。大多数气管上段的病变，不论良性、恶性肿瘤，均可通过此切口切除。全胸骨劈开对气管的显露无助，劈开胸骨的目的是给手术者提供手和器械工作的空间。

气管下半部的病变可通过第4肋间或第5肋床后外侧开胸切口显露，复杂的病变，体位有可能变动者，应准备颈部，右上臂悬吊并消毒，以便在手术中能放入手术野而暴露颈部，如果既往有过气管切开，领状切口可帮助显露和游离气管，偶尔还需加用喉松解术。

唯一能显露气管全长的切口是，从颈部开始，沿胸骨正中，直角转向第4肋间到腋后线，这一切口可达到颈部气管前缘和喉部，如果需要还可达到隆嵴后方。

在一些特殊病例，如病变范围广、既往有较大范围的局部外科手术史，准备手术切口时应注意，要使切口能从一个方向转向另一个方向，垂直的前切口有可能变为右胸第4肋间前外侧切口或后外侧切口，也许在胸骨上方加一个横行的颈部切口，偶尔胸骨切口亦可在前胸壁宽大的皮肤桥下方做，以防有需要在喉和气管之间间置皮管或经纵隔行气管切开的可能。充分认识这些可能性很重要，以便采取相应的步骤（图7-2）。

5. 手术方法

（1）气管节段切除对端吻合术。

1）上段气管节段切除：患者通常仰卧，肩下垫充气之气垫，使颈部能充分伸展，如果有可能行右侧开胸，则患者的体位摆在45°斜位。手术开始时，调节手术台，使患者处于水平位，先做一个位置较低、短小的领状切口，如果需要可以向下延伸做"T"形切口。

气管前方的分离应从环状软骨到隆嵴。如果近期内有炎症，无名动脉与气管前方有粘连，为了防止损伤无名动脉，游离时应靠近气管。气管后方的分离应从气管病变的下方开始。如果患者的气管插管未通过狭窄部，分离就必须特别仔细，以防引起气管梗阻。对于炎性病变，分离时应紧贴气管，先确认神经，以免损伤喉返神经。当病变恰在喉下时，更要特别注意。气管肿瘤的手术入路很多，分离多从气管侧方开始，包括气管旁组织，此处的神经必须认清，如果声带已经麻痹，可在切除肿瘤的同时将神经一并切除。

用带子在病变下方绕过气管，然后用 2-0 丝线进行侧牵引，其位置是在准备分离气管的下方不超过 2cm 处，从病变下方切开气管，特别要注意，不要切除过多的气管，同时还要确认切除部位已达到基本正常的气管结构。如果病变在隆嵴上方，为方便起见可先在病变上方横断，软性的有套囊的 Tovell 管、连接设备和螺纹管应事先准备好，以便能在需要时进行远端气管插管。气管插管不能插得太深，抓住病变向上抬起，分离下方的食管，但要特别注意不要切断含有供应血管的气管旁组织。在横断气管的近端和远端环行分离不要超过 1.5cm，这个长度为气管吻合提供了足够的空间。

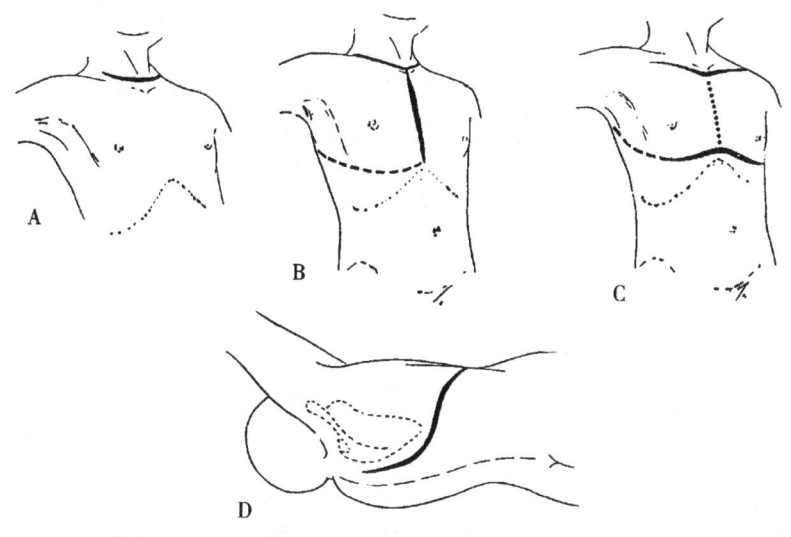

图 7-2 气管节段性切除常用的切口

A. 颈部领状切口；B. 颈部领状切口加胸骨纵形切口，可显露气管胸上段，必要时可延长为第 4 肋间前外侧切口，一般可显露胸段气管的全长；C. 偶尔需要保留胸前皮瓣，准备间置皮管，可行颈部领状切口和胸部经第 4 肋间水平切口，游离胸前皮瓣，于皮瓣下纵行劈开胸骨；D. 后外侧开胸切口

主刀医师和助手此时将气管上、下端的牵引线拉起，麻醉师抬起患者的头部使颈部弯曲，如气管两断端接近并无张力，则不需要进一步分离。Mulliken 和 Grillo 等在尸体上发现，气管在被切除 4.5cm，从前方入路在颈部弯曲 35° 时重新吻合气管，吻合口可承受 1 000g 的拉力，这一张力是吻合口可负担的较安全的水平，如 Cantrell 和 Folse 所描述的那样，这个数字是可随患者的年龄、体格而改变。在主动脉弓后和左主支气管前方的充分游离可使气管进一步松解。

如果尽量屈曲颈部气管两断端仍不能接近，可选用两种办法来处理。其一减少切口的张力，延长切口至右侧第 4 肋间，使右肺和隆嵴松动，但有一定危险性，万一患者的肺功能较差，这种做法属于禁忌。在这种情况下，则采用第二种办法，游离喉部，可能对减少吻合口张力有助。Dedo 和 Fishman 通过切断甲状舌骨肌和甲状舌骨筋膜，使甲状舌骨韧带拉长，同时切断甲状软骨的上角使喉部松解，特别要注意的是，不要损伤喉上神经或损伤患者的吞咽功能，很多患者术后有较严重的吞咽困难，但随时间可以恢复。气管切除的长度变化相当大，年轻的、颈部相对较长的患者，只经颈部切口而不做胸骨切开，气管切除的长度就可达气管全长的 60%，年迈的、气管弹性较差的，甚至仅切除 4cm 气管亦感困难。

经过以上步骤，一旦证明气管两断端可以接近，就将患者的头部稍回原位，然后缝吻合线（图 7-3）。上、下切缘是吻合成败的关键，切缘要整齐，使接触面保持紧闭，纤维肌肉组织不能突入腔内，否则易产生肉芽肿，第一针缝在气管后壁的中线上。一般用较细的可吸收的缝合材料（4-0 Vicryl），它可被吸收，能维持张力 3 周左右；丝线容易产生异物反应，促使肉芽肿形成；肠线可被吸收，并能因膨胀而塞住针孔，减少漏气。缝合线从气管壁外向腔里，全层缝合气管壁，进针距切缘 3mm，结打在气管壁外，从后面的一针开始，每针的间距约 3mm，如遇到气管软骨环则缝透软骨，在软骨环之间的气管切缘应尽量多保留，每对缝线仔细地用血管钳夹好，呈放射状排开，安置缝线时，麻醉医师应上、下移动气管插管，以防缝住，也应避免缝针刺破插管的气囊，造成血液进入下呼吸道。

先吻合气管后方，摆好所有的缝线呈放射性排开，去除远端的气管插管，送入经口气管插管，从气管后方开始打结，最后完成吻合。

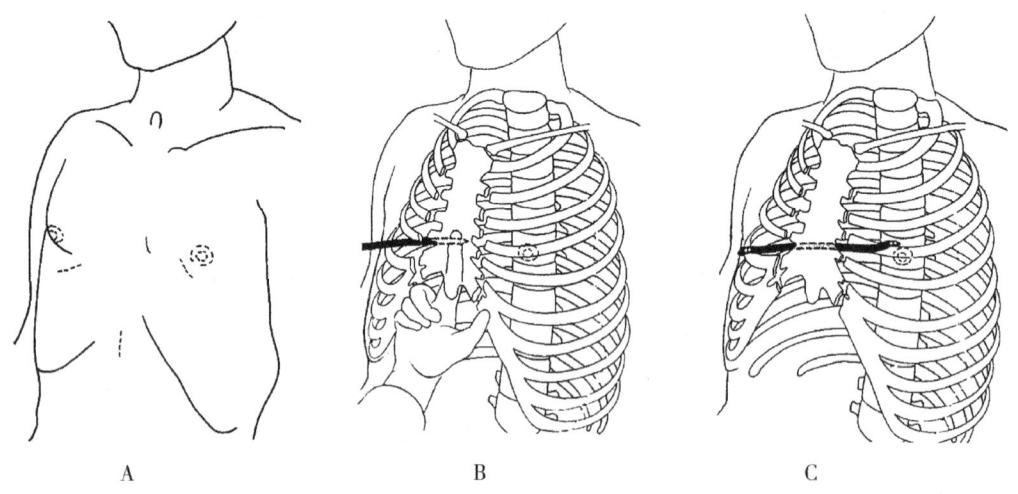

图 7-3　气管重建术吻合的方法

当缝好所有的缝线以后，拨拉远端的 Tovell 管，上方的气管内插管向下插入远端气管，或在两气管断端接近时，将气管插管推入右主支气管。使患者颈部屈曲，并将头部固定在此位置上，主刀医师和助手同时拉起侧方的牵引线，然后打结，使气管两断端接触，但不要内翻。吻合缝线打结应从前面开始，每打一个结，就将线剪断。一般后面的结看不见，需要凭感觉。当吻合口用盐水试过无漏气后，伤口放置引流管。偶尔，将手术当中被切断的甲状腺峡部重新对合或用其他组织包在气管吻合口的前面，用带蒂的肌肉轻轻地盖在重建的气管表面。一般来说，不必特别隔离开气管吻合口和无名动脉，如果有特殊问题，可将带蒂的肌瓣置入动脉和气管之间。

靠近环状软骨的肿瘤不能作节段性切除，因为该处气管内腔窄小，容易损伤声带。喉返神经在甲状软骨与环状软骨之间的后侧穿入喉部，故环状软骨的后角必须保留，不能切除。如果环状软骨被切除，呼吸道失去支架，将引起声带下呼吸道窘迫，此时只能做气管造口。在环状软骨受到癌肿侵犯时，只能行全喉切除。下面这种方法值得推荐：在喉返神经穿入点以下做斜行切除（前高后低），以保存环状软骨的后部和环甲关节，将气管缝在喉部。其基本技术与气管吻合技术相同，缝线应尽量使黏膜对合，上斜角要嵌在下切面的中点。

累及喉部甲状软骨下的肿瘤，一般范围较广，重建亦较难，复杂的分期进行的外科手术结果均不十分满意。Gerwat、Pearson 和 Grillo 描述了一期切除这类肿瘤的手术方法，即切除喉的前下部和受累气管，并用气管远端与甲状软骨进行吻合，用环状软骨后面的组织来保护喉返神经，如果肿瘤侵犯后方，就需进一步行成形术（图 7-4）。

手术完成后，患者应当在少量麻醉的控制下进行自主呼吸，并用粗线将下颌的下方缝在胸骨前的皮肤上使颈部处于前屈 10°～30° 的位置（Pearson 头部固定法）。此缝线作为术后恢复过程中的一种保护机制，以防颈部突然移动使未愈合的吻合口受牵拉。缝线保留大约 7 天，这时早期愈合已经开始，患者亦已习惯颈部屈曲的体位，再过 7 天，患者就能自如活动。这一过程是基于临床经验，而事实也证明有效。

手术结束后，患者应在手术室拔除气管插管，所以要特别注意患者的呼吸质量。少数患者需要留置气管插管,并给予一定程度的通气支持,此时,气管插管的位置就十分重要,即使是低压套囊,也不应放在吻合口处。

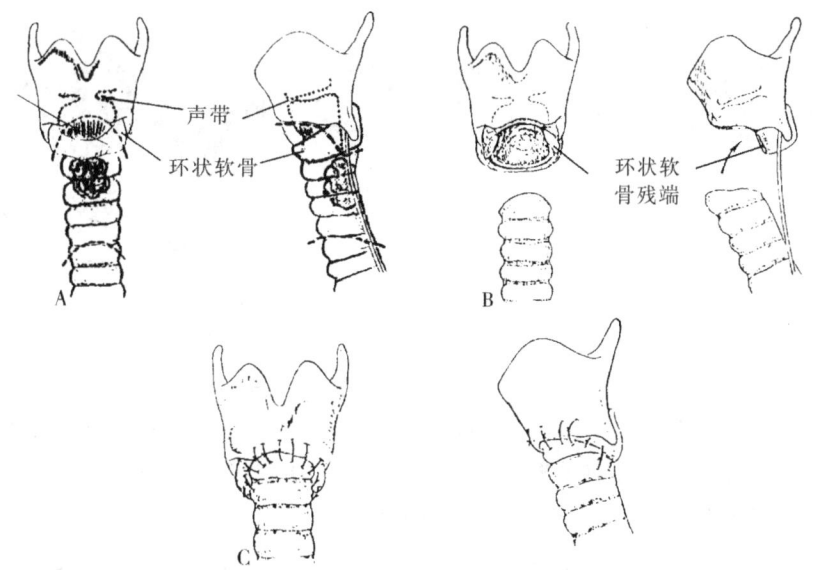

图 7-4 肿瘤累及声门下喉部和上段气管的处理方法
A. 喉和气管可能切除的范围;B. 切除肿瘤后,尽可能保留喉返神经;C. 呼吸道重建

2)下段气管节段切除:下段气管切除的基本手术切口是右胸经第4肋间或第5肋床后外侧切口。经此切口,气管可被切除将近1/2长度,松动胸内结构能使断端对合。在此过程中,不需颈部屈曲,仅通过简单的游离肺门周围和松解隆嵴处的粘连就可使下段气管移动3cm。另外,通过游离与大血管和心包的联系,切断下肺韧带又能获得1cm长度。切断左主支气管并将其重新植在右侧的中间段支气管上,并额外加上屈颈,还能使气管移动4.5～5.0cm,每一操作步骤均应尽可能保留支气管血运。沿气管前面向上游离至颈部,有利于气管断端吻合。如果患者既往有气管切开史,喉部的松解所提供的长度有限,这样就需在胸部切口的基础上另加一个颈部切口。

很多经胸切除的病变位置太低,远端气管插管后不能使双侧肺同时通气,此时可将气管插管推入左主支气管,用一侧肺通气。在慢性肺部疾病的患者,如果 PaO_2 监测提示不正常,就要想办法解除未通气的右肺的动脉分流。用一把阻断钳控制右肺动脉,分流就能被解除,如果由于某些原因,像有些术前未能认识的左肺动脉的梗阻,氧合不能维持,就可用右肺通气,即用另一台麻醉机间断工作,直到气管重建完成。吻合的方法与颈部气管重建相同,最后用带蒂的胸膜片包绕在吻合口周围(图5-5)。

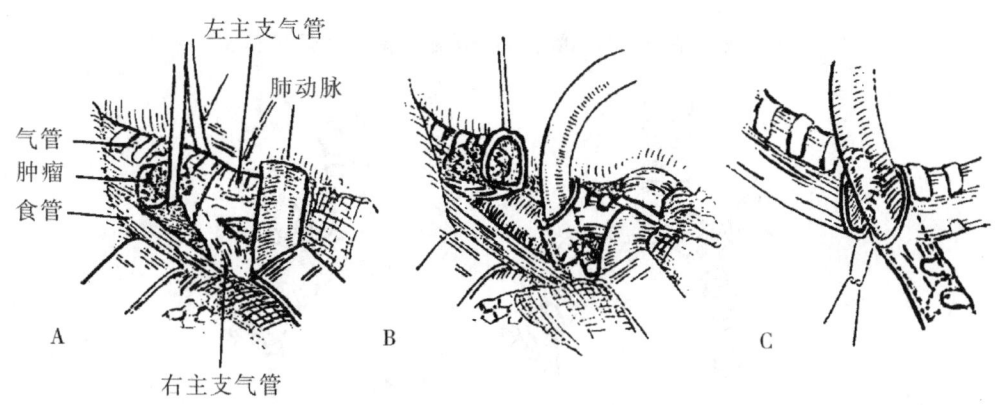

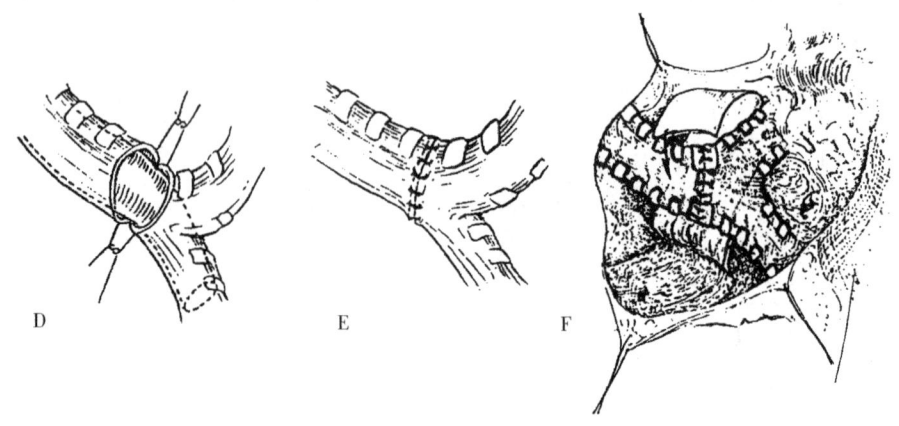

图 7-5 胸段气管节段性切除，对端吻合术

A. 进入胸腔后显露气管；B. 肿瘤下方切断气管，气管插管放入远端支气管，维持通气；
C. 吻合气管后壁；D. 然后转向吻合气管前壁，去除远端气管插管，将经口气管插管置入；
E. 吻合完毕；F. 用软组织或心包片包盖吻合口

（2）隆嵴切除重建术：隆嵴切除和重建存在特殊的困难，这不仅是由于在手术过程中麻醉的维持问题，在选择和完成吻合重建技术方面、在术后气管分泌物的清理和维持肺脏膨胀良好也比较难解决。隆嵴切除重建术有以下几个基本方法。

1）单侧全肺切除，部分隆嵴切除，气管成形术（图7-6）。

2）左主支气管部分切除，全隆嵴切除，气管与右主支气管端端吻合，左主支气管与右中间段支气管端侧吻合（图7-7）。

3）单侧全肺切除，全隆嵴切除，气管与对侧主支气管端端吻合，亦称袖式全肺切除（图7-8）。

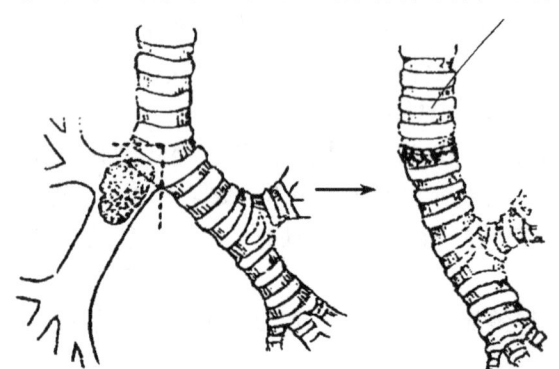

图 7-6 单侧全肺切除，部分隆嵴切除，气管成形术

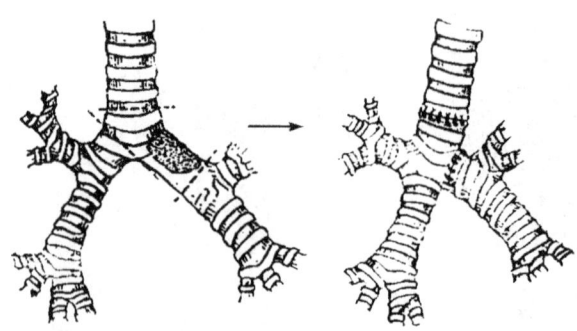

图 7-7 左主支气管部分切除，全隆嵴切除，气管与右主支气管端端吻合，左主支气管与右中间段支气管端侧吻合

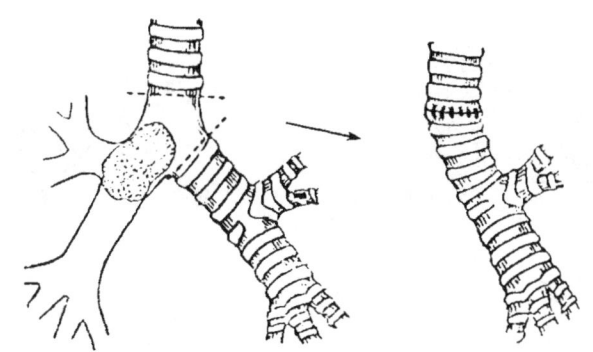

图 7-8 单侧全肺切除，全隆嵴切除，气管与主支气管端端吻合术

4）右肺上叶切除，隆嵴部分切除，气管重建术（图 7-9）。

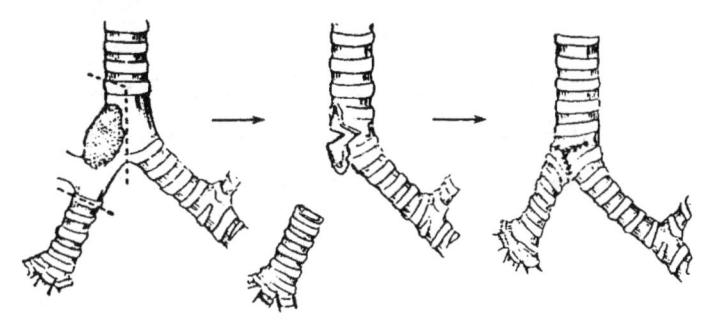

图 7-9 右上肺叶切除，隆嵴部分切除，气管重建术

5）全隆嵴切除，气管与右主支气管端端吻合，左主支气管与右中间段支气管端侧吻合，或气管与左主支气管端端吻合，右主支气管与左主支气管端侧吻合（图 7-10）。

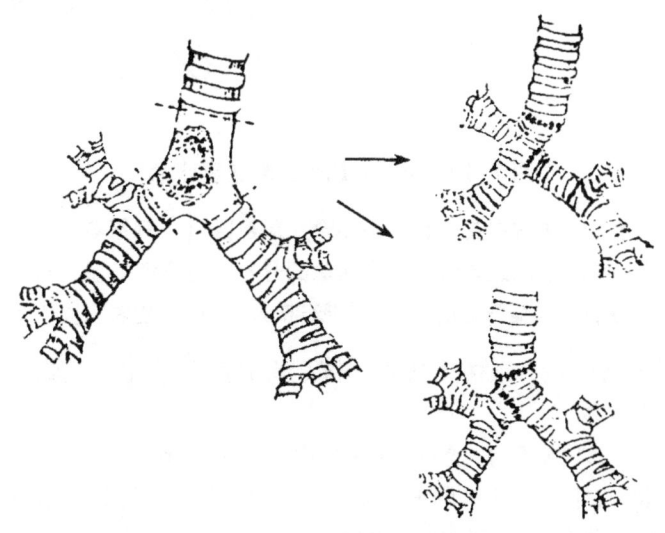

图 7-10 全隆嵴切除，气管与右主支气管端端吻合，左主支气管与右中间段支气管端侧吻合，或气管与左主支气管端端吻合，右主支气管与左主支气管端侧吻合

6）全隆嵴切除，气管与左主支气管端端吻合，右主支气管与气管端侧吻合，或气管与右主支气管端端吻合，左主支气管与气管端侧吻合（图 7-11）。

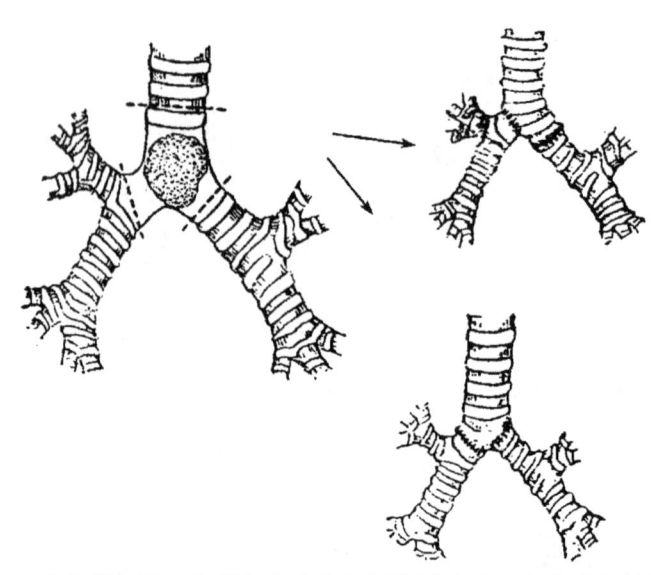

图 7-11 全隆嵴切除，气管与左主支气管端端吻合，右主支气管与气管端侧吻合，或气管与右主支气管端端吻合，左主支气管与气管端侧吻合

7）全隆嵴切除，两侧主支气管根部侧侧吻合，隆嵴重建术，切除其上端而成一个开口，与气管行端端吻合（图 7-12）。

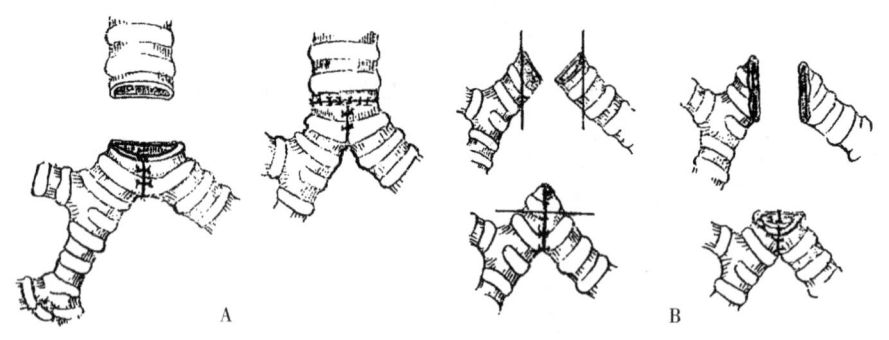

图 7-12 全隆嵴切除、隆嵴重建术

A. 隆嵴切除后，左右主支气管侧侧吻合，重建隆嵴，气管与重建的隆嵴端端吻合；B. 隆嵴重建的方法，可先切除部分左右主支气管壁，行左右主支气管的侧侧吻合，根据气管的直径，切除部分吻合后的左右主支气管

当肿瘤侵及隆嵴部或气管下段，或主支气管根部疑有黏膜下侵犯，但临床上考虑尚可保留肺叶或全肺者，可以行隆嵴切除重建术。

手术径路一般采用右胸后外侧切口，能较好地显露气管和两侧主支气管。左侧开胸因有主动脉弓阻挡，操作不便，除非切断结扎 3～4 对肋间动脉，将主动脉弓向前下方推开，才能显露出气管下段和隆径部。左胸径路只适用于左侧也有病变的病例。

右胸径路通过第 4 肋间或第 5 肋床进胸，切断奇静脉，纵行切开纵隔胸膜，呈露出气管和隆嵴部，将迷走神经向后推开，沿气管和左、右主支气管壁进行分离。注意保护左侧喉返神经，探查病变，明确切除范围和长度。为了精确定位，可以在膜状部纵行切开，探查肿瘤，在肿瘤下 0.5cm 横断气管和主支气管，并向远端插入事先准备好的消毒气管插管，进行单肺通气。气管切断时，最好将软骨环间的肌肉筋膜样组织修剪，这样能使吻合口对合整齐，减少吻合切缘的肉芽组织形成。吻合前要测量两端管腔口径。切除长度和切缘间的距离，吻合口对合时，使患者颈前屈，吻合原则上应是以右侧主支气管与气管吻合，因为右主支气管口径较大，走行较直，易于对合，而左主支气管口径较细，而且与气管纵轴成角较大，与气管吻合易使呼吸道变窄成角。根据气管和主支气管口径的差异，确定针距，使之按比例均匀地排列，进针、出针尽量穿过软骨，先缝暴露最差的一方，全部挂好缝线，呈放射状排列，拔出远端支气管插管，引入经口插管，接近或通过吻合口。从左方开始先对合结扎软骨部，再对合结扎膜状部。缝合过程中，麻醉师将气管插管上下移动避免刺破气囊或缝住插管。

气管和右主支气管对端吻合完毕后，在右主支气管的内侧面软骨环和膜状部连接处，选择与左主支气管自然接近的部位做一相应大小的切口，先缝合膜状部，再缝合软骨。一般端侧吻合口在端端吻合口的远端2cm以外。最后检查吻合口是否漏气，用带蒂的心包和周围胸膜覆盖吻合口。

（3）复杂性气管重建术：在极其复杂的病例，如气管广泛破坏或肿瘤侵犯较广、既往外科手术史所致的气管缺失，为了重建气管，必须从第一软骨环以下就切断颈部气管，并使其带着血运下放入纵隔。这种复杂的手术只能用在最棘手的情况下，即喉部松解失败。此类患者可一期行前胸双横切口，用带蒂皮瓣做皮管间置手术，皮肤管放置于功能喉和重建的气管之间，然后在胸骨后方行气管造口，皮肤管中放入塑料环，以备后期在颈部与呼吸道两端吻合时用，这一手术死亡率高，应当慎用。

次全切除后的气管重建问题现阶段尚未解决，如果肿瘤侵犯喉部不得不被切除时，仅行纵隔内气管造口就够了。在一些少见病例，虽然大部分气管被病变累及，但还能保留喉的功能，这些患者大约仅剩2～3cm长的相对正常的气管，其余部分由气管切开插管和其周围的瘢痕组织隧道构成。对一些腺样囊性癌和鳞癌患者，一般不用重建来解决，而采用多期皮管上部胸骨部分移动来解决，这一过程较烦琐，有可能引起出血和吻合口瘢痕形成。在少数肿瘤患者，临床上可应用气管替代物。

（4）全喉气管切除术：当肿瘤累及喉部同时累及大部上段气管时，临床上就需行气管的根治性切除。

（5）气管开窗肿瘤切除术：气管开窗肿瘤切除或称侧壁切除的方法对病变局限的、基底部宽的良性肿瘤，或低度恶性肿瘤比较适合。遗留的缺损，可将上下缘拉拢缝合。气管壁切除4cm以下时，一般均可直接缝合，张力不大，术后也不致狭窄，亦不会造成成角畸形。可使用丝线，单针间断或褥式外翻间断缝合，亦可使用带缝针的无创伤不吸收性合成材料缝线，以减少组织反应，减少肉芽肿形成。

如切除肿瘤后缺损为长形，不能上下拉拢缝合，而纵行缝合可能造成管腔狭时，则需使用气管替代物进行修补。气管替代物包括阔筋膜加心包，阔筋膜加胸膜，阔筋膜加皮肤，也有用带蒂的肋间肌加胸膜，还有使用Marlex-Mesh加带肂的心包。

（6）气管肿瘤局部刮除术：有些气管肿瘤由于临床上的延误诊断，使患者在就诊时表现为严重的呼吸道梗阻，呼吸困难，病情危重，因此，简单而有效地疏通呼吸道是外科手术的首要目的。局部刮除气管肿瘤，也不失为治疗气管肿瘤的一种有效的方法，尤其是对气管良性或某些低度恶性肿瘤更是如此。特别注意在局部刮除气管内肿瘤时，要强调电灼肿瘤基底部，这样能很好地止血，并杀伤其根部残余的瘤组织，操作时注意电灼不能过度，以免造成气管壁的穿孔、坏死。如果是气管低度恶性肿瘤，术后应辅以放疗，效果满意。

6. 术后处理

气管手术以后保持呼吸道通畅十分重要，室内空气应保持一定湿度，可用雾化吸入帮助患者排痰，如痰液黏稠阻塞支气管，可用纤维支气管镜冲洗吸痰。一般尽量不做气管切开，以免增加创伤和感染的机会，进食饮水要慢，以免误吸。术后患者采用颈前屈位，保持10～14天，以后逐渐活动，增加伸展程度，但应避免仰头，防止造成吻合口的张力，3个月后头部方可自如活动。

术后激素的应用，一般主张短期中剂量，有扩张支气管、减轻水肿、减少肉芽组织及瘢痕形成的作用。用法是地塞米松5～10mg，每日1～2次，或氢化可的松100mg，每天1～2次，静脉滴注，5～7天后逐渐减量，3周内停药。

术后远期如有反复刺激性咳嗽伴咯血，应考虑吻合口线头刺激或肉芽出血，可在纤维支气管镜直视下拔除线头或电灼肉芽肿止血。如果吻合口瘢痕形成造成吻合口狭窄，可在高频通气下，行球囊狭窄部扩张，或置放记忆合金气管支架。

(五)气管外科中的特殊问题

1. 气管切除的安全长度

气管节段切除对端吻合术是治疗气管肿瘤最理想的方法,但是气管可切除的长度有限,切除过长将导致吻合口张力过大而影响愈合。1961年,Michelson提出气管可以切除的长度为4~6cm,若充分游离下肺韧带和将左主支气管切断,可多切除2.5~5.0cm,使总的切除长度达6~10cm,此时将气管两端进行吻合,其吻合口需承受约0.45kg的张力,同时也注意到,年龄超过50岁的患者气管的活动度仅是30~50岁年龄组患者的1/2。1964年,Dignan等提出气管下半段的游离方法可分为三个步骤:①游离右肺门并切断下肺韧带,可增加切除气管长度约3cm。②心包内游离肺静脉的附着处,可增加0.9cm。③左主支气管切断并移植至右中间段支气管,可增加2.7cm。应用这些步骤,可使气管切除的总长度达6.6cm。1968年,Mulliken和Grillo在颈部屈曲15°~30°,经颈纵隔切口游离气管前后方,保留侧面包括血管的软组织,切除气管4.5cm,如果再开胸游离右肺门可多切1.4cm,切除气管的总长度达5.9cm。1969年,Fishman应用喉松解术,即将舌骨与甲状软骨间的甲状舌骨肌及其韧带切断,可使喉下降2.0cm,又增加了气管的可切长度。

气管长度随身长而异,临床上应用气管切除对端吻合术,在考虑所能切除的气管长度时,必须根据具体对象,制定手术方案。老年人气管弹性减退,可切除长度相应减少;而年轻人则可适当延长。颈部的位置亦十分重要,当颈部后仰,气管的隆嵴部可达胸骨柄和胸骨体的交界处,而颈部前屈时,气管几乎全部退入纵隔。

2. 继发性气管肿瘤的外科处理

喉癌可直接侵犯累及上部气管,治疗这类肿瘤可采取根治性切除肿瘤,同时在近气管隆嵴处行远侧气管切开。喉癌术后在气管切开处复发不太常见,多数复发由淋巴播散所致。

支气管源性肿瘤,特别是起自主支气管的肿瘤可以侵及气管,也可累及纵隔淋巴结,当支气管源性肿瘤侵及气管壁时,病变一般是不能用外科方法根治的。有些患者在接受了不恰当的手术方式来治疗主支气管类癌后,还需延期行隆嵴切除术。

食管癌可侵及气管壁,食管气管瘘往往由于食管癌直接侵蚀或坏死所致,而临床上更为常见的食管癌侵及气管壁后,采用放射治疗致使其发生坏死所致。食管癌切除同时行气管切除,术后辅以放射治疗在临床上较少采用。有一种情况可应用术后放疗,即食管病变能被完全切除,最后仅留一小块与气管粘连的部分,虽然这样可以控制局部病变,但远处转移和复发仍较常见。

气管外科所要治疗的最多一类继发性肿瘤是甲状腺恶性肿瘤,甲状腺滤泡样癌,甚至甲状腺乳头样癌均可侵及气管。如果甲状腺肿瘤引起气管梗阻或是在甲状腺切除术中发现肿瘤侵及气管,理想的治疗方式是在初次手术中或尽快行二次手术切除受累的气管节段。Grillo对大量的甲状腺癌侵及气管的患者进行了治疗,在初次手术中侵及气管的甲状腺肿瘤被剔除,术后复发,有些患者的手术切除完全是姑息性的,但还能维持很长时间,然而,在患者术后接受了针对残余肿瘤的高剂量放射治疗后,进一步手术切除气管就成为禁忌证,因为放疗不利于气管的愈合。

其他能侵及气管的肿瘤还包括头、颈部肿瘤的转移,侵及纵隔的乳腺癌和纵隔淋巴瘤,这些通常均不是行气管切除的指征。

(六)治疗结果

气管、支气管肿瘤的预后与组织病理形态有重要关系。鳞状上皮细胞癌发展较快,向周围浸润生长,影响呼吸和进食,预后较差;腺样囊性癌、类癌等发展较慢,恶性程度低,呈浸润生长且可转移,但带瘤生存时间长,预后尚好;气管乳头状瘤属良性,但有多发和复发的特点,临床上处理较复杂,需特别注意;神经纤维瘤属良性,预后好,但亦可局部复发;间质组织的肿瘤如软骨瘤、毛细血管瘤和错构瘤,预后好,局部切除即可治愈。

Grillo近期报道198例原发性气管肿瘤。在接受一期气管下段切除并行气管重建的气管鳞状上皮癌患者中,20%在术后2年内尚存活,但1例在切除后1.5年内复发,另1例在肺部和舌部出现两处鳞癌。在这组患者中,气管腺样囊性癌80例,其中50例接受了气管节段切除术和隆嵴成形术,其5年和10

年生存率分别为 66% 和 56%，这组患者的切除残端阳性率为 8%，故 Grillo 主张术后积极放疗。患原发性气管肿瘤的患者，除了鳞癌和腺样囊性癌，无论是良性肿瘤或低度恶性肿瘤，在接受切除之后的随访时间里均全部存活。

徐乐天等报告 50 例原发性气管支气管肿瘤，其中 3 例鳞状上皮细胞癌，均在探查性手术后 1、4、6 个月内死亡，在这一组中，腺样囊性癌患者均接受局部刮除术，电灼气管壁和肿瘤基底部，术后辅以放疗，其 5 年生存率为 75%，10 年生存率近 50%，其中有两例分别于术后 4 年半和 5 年复发，经再次手术刮除肿瘤，其中 1 例已在二次术后生存 9 年。

腺样囊性癌的病程长，故对此类患者的术后随访应当延长到 20 年的时间。

继发性气管肿瘤患者无明确的治愈期，然而，在甲状腺癌侵犯气管的患者其缓解期可延长至 6～8 年。

从以上这些结果可以得出以下结论：①切除气管的良性原发性病灶和低度恶性肿瘤可以得到相当满意的缓解和较高的治愈的可能。②如果一期切除并行气管重建，气管的鳞癌和腺样囊性癌可得到明显的缓解和最好的治疗机会，但常常要加用放疗。③继发性肿瘤累及气管，进行气管切除和重建，在认真选择的病例中可得到较好的缓解，其主要对象是低度恶性的甲状腺癌。

第二节　气管支架

支架是一种人工的移植物，目前已经成为介入治疗的重要工具，广泛应用于血管、食管、胆道以及呼吸道等管道系统的狭窄性疾病。气管腔内放置支架对于中央性气道阻塞的部分患者起到了解除症状、延长无症状生存期及改善生活质量的良好效果。有的患者短期内应用气管支架即可缓解症状，有的患者则需要永久性的留置支架才能维持气道通畅。对于气管良性狭窄不适合手术治疗，或手术及其他方法治疗又狭窄者，多采用短期内放置支架的方法。而气管或纵隔恶性肿瘤造成外压性狭窄不适合手术治疗，或采用过硬质支气管镜的机械去除、冷冻或激光治疗失败者，气管内置入支架可能是唯一的治疗选择。

一、气管支架的产生与发展

无论是良性疾病还是恶性肿瘤所致气道阻塞发展到严重狭窄时，将出现气短、喘憋，甚至呼吸衰竭等。患者常继发反复发作的阻塞性肺炎。为了抢救生命，早年人们就开始试用支架来维持气道通畅。

20 年代耳鼻喉科专家 Ivanov 首先应用红色橡胶 T 形管治疗喉和气管的瘢痕狭窄。1952 年 Harkins 首次在 1 例恶性肿瘤引起气道狭窄的气管内放置一个管形金属支架获得成功。1965 年 Montgomery 设计出硅酮胶 T 形管状支架，用于治疗声门下气管狭窄，并一度作为气管损伤、气管狭窄治疗的重要手段。

1982 年 Westoby 在硬支气管镜直视下将 Y 形硅胶支架置入支气管腔内，Y 形支架可以骑跨于隆突上，用于隆突及主支气管病变优于 T 形管。1989 年 Cooper 对 11 例气管恶性肿瘤置入硅酮胶管状支架解除梗阻，对 36 例气管、支气管良性疾病，术前、术后放置支架防治气道塌陷，使 T、Y 形管支架广泛用于临床。在 80 年代末期，法国 Dumon 医生对 T 形管的改进做了大量试验，终于在 1990 年公布了他的 Endoxane 支架（后来人们称之为 Dumon 支架）临床应用成果。该支架就是在直筒支架的外壁增加了规则排列的小钉状物，从而促使支架与气道黏膜结合，增加了支架在气管内的稳定性。另外，还发明了一种专用的支架引入系统，便于支架通过硬质支气镜置入。目前临床上应用最多的聚硅酮支架是 Dumon 支架。

气道金属支架是由血管支架衍生而来。20 世纪 80 年代早期血管自膨胀或球囊扩张支架在冠心病的治疗中取得了巨大成就，而后该型支架应用于食管及胆道的狭窄性疾病，又逐步改进应用于气道。但是气管不同于血管、食管、胆道，管壁主要由 C 形软骨部分和膜部构成，目前使用的管状支架，不能模仿出气道的自然结构。然而，气道中心阻塞病变已改变了气道的正常结构，支架置入后仍取得了戏剧性的肺功能改善。

二、气管支架的种类

气管支架主要分为三大类,即非金属支架、金属支架及两者兼有的混合性支架。

(一) 非金属支架

目前临床所应用的非金属支架几乎都是聚硅酮材料制成。聚硅酮橡胶是一种合成橡胶,出现于20世纪40年代,该材料具有胶质性、强韧性、高温稳定性及防水性等特征,是重要的工业原料,并且很适用于制造医用置入体,如移植物、支架等。非金属支架中Dumon支架在临床应用最为广泛,具有如下优点:①病变治愈后,支架容易取出。②支架可预先制成各种形态和口径。③直视下置入,可堵塞食管、支气管瘘。缺点是:需要在全麻下操作,易发生黏液堵塞。常用的聚硅酮支架有以下几种。

(1) Montomery T形管支架:20世纪60年代引入临床,需要气管切开将支架放置在气管内,用于缓解声门下及气管中部狭窄。T形支架有多种型号,外壁直径10~16mm,也备有儿童型支架,外径6~9mm。还有气道腔内支加长的T型支架,如果有必要,气道腔内支也可以截断使用。

(2) Hood支架:是一种较短直管式的不需要进行气管切开置入的支架。近端也有一个增粗部分,用于防止置入支架移位。这种支架型号很多,包括不同长度和外径型号的支架。厂家根据用户需求也生产气管、支气管的Y型支架。

(3) Dumon支架:是一种外壁规律分布着钉状突起物的管状支架。支架外壁的突起可紧紧嵌入气道黏膜,但又不至于引起气道壁出血、坏死、穿孔及感染等。另外,突起与气道间产生的间隙可以通气。支架可用一种专门设计的支架置入系统放置,操作很方便。有多种类型的支架,长度30~60mm,直径10~16mm。厂家根据客户需要可生产各种类型特殊支架,如锥形支架、分叉性支架、有侧孔的支架等。

(4) Reynders支架:是一种经过热成形合成制作的柱状支架,外壁上的螺旋线样结构可以保持支架置入后不易移位。该支架比其他类型的聚硅酮支架更坚硬,只有外径17mm一种规格,需用硬质支气管镜放置,临床应用经验尚不多。

(二) 金属类支架

早期金属支架由不锈钢或银等材料制成,目前多采用镍钛记忆合金。这种材料具有强度高、耐腐蚀、无毒性、组织相容性好,且有记忆效应,能在0~10℃时变软,可被塑形,在30~35℃时变形还原。金属支架有如下优点:①放置容易,不需要全身麻醉。②管腔较大,对气流影响小。③支架随气管扩张,很少发生移位。气管黏膜上皮可大部分覆盖支架管腔。但是,支架一旦置入很难再取出。网状支架置入后,肿瘤或肉芽组织可经支架壁的网眼长入发生再狭窄。支撑强度不及聚硅酮支架。

金属支架分为带膜支架和不带膜支架。带膜支架衬有被膜,可防止肿瘤或肉芽组织穿过网眼生长而发生再狭窄,但增加了管腔内分泌物滞留和感染的机会。目前临床应用的金属支架均具有一定的膨胀性。自膨胀性支架以镍钛合金支架的膨胀性能最好,植入体内后自膨胀恢复到原有设计状态。另外一种是球囊扩张性支架,支架放置在狭窄的气道部位后,用球囊扩张使其直径达到理想的标准。但由于管壁增厚、肿瘤及周围组织粘连等原因,实际扩张较难达到理想的直径。常用的金属支架有下列几种类型。

(1) Gianturco不锈钢膨胀支架:用不锈钢丝绕成锯齿状网管形支架。直径有15mm、20mm及30mm 3种。支架的近端和远端有外向型挂钩,使其固定于气管壁上。亦有不同型号的带膜支架可放置于气管或食管,用于治疗气管-食管瘘。

(2) Strecker支架:由钢丝编织而成的网管状气囊扩张支架。导丝很细,通过纤维支气管镜置入,可把支架置入到很细的狭窄处。膨胀前直径为6.0~7.4mm,膨胀后8~20mm,膨胀前后长度无明显变化,直径有20~80mm不同型号。该支架配有专用的递送导丝,经硬气管镜和纤维支气管镜放置。新产品有更小型号的支架和带膜支架。

(3) Wallstent支架:由单根镍钛合金丝交叉编织的网管状支架,柔韧性好,对气管的剪切力小,极少引起管壁破裂。膨胀后长度变化较小,置入后允许用球囊扩张支架与管壁。

(4) Ultraflex支架:镍钛合金网管状支架,与Wall支架编织方法不同,其柔韧性更好,能适应各种管腔，但对管壁支撑力不如 Wall 支架。膨胀前直径为 6～7.4mm，膨胀后直径为 8～20mm。该支架配有专用递送导丝。新产品有更小型号的支架，也有带膜的支架。

（5）Airway Wallstent 支架：带膜的 Wall 支架，带有聚氨酯包膜。膨胀性能良好。有不同型号，展开直径有 12、14、16、18mm 4 种，长度有 25、30、45、60mm 几种。有两种支架置入工具：一种可屈曲管状传送装置，可把支架压缩变长后安放在传送器上，可在透视下放置。另一种为硬质性传送器，由一种特殊的硬质支气管镜置入。用于封闭瘘口或较细的狭窄。

（6）国产镍钛记忆合金支架：具有多种规格，也有带膜产品。备有支架置入器，可在纤维支气管镜下放置，效果良好，价格便宜。是较适合我国国情的气道支架。

（三）混合型支架

（1）Novastent 支架：是硅酮支架的改进型，该支架由含有较小的镍钛合金环和硅酮薄片组成。支架两端外壁上有硅酮带，用以防止支架置入后移位。放置后可自行膨胀至所设计的直径。该设计弥补了 Dumon 支架抵御高强度压力不足的缺点。该支架需要在全身麻醉下借助硬支气管镜放置。

（2）Rush 支架：是 Y 型聚硅酮支架的气管前及侧壁有马蹄铁形钢质支撑架，支气管、隆突段为聚硅酮。支架相对柔软，形成类似气管的空气动力学作用，便于气管分泌物的排出。该支架需用特殊设置的硬镜下放置，价格较昂贵。

三、气管支架的适应证

放置气管支架的目的是维持气管一定的口径，保障通气，保持正常的肺功能。故对于各种造成气管口径缩小，不能维持正常通气功能的气管狭窄，采用其他方法不能治疗或不适合治疗时，均可采用支架治疗。恶性肿瘤不适合手术及其他方法治疗时，置入支架可以维持通气，延长生命。良性气管狭窄的治疗原则是，无论在什么时候，只要手术治疗可行，则予以手术治疗。相当一部分良性狭窄的患者对激光、扩张疗法反应良好。良性气管狭窄置入支架在解决气道通气的同时，更应关注置入后的远期疗效，多主张选用能取出的支架，特别是对于预计生存期较长的年轻患者。

（一）恶性疾病所致的气管狭窄

（1）气管恶性肿瘤、纵隔内转移淋巴结或纵隔肿瘤造成气管外压性狭窄，而又不适合于手术治疗者。由于气管黏膜正常，受压部分气管置入支架膨胀后，仍能发挥正常作用，疗效较好，而且支架造成的并发症不多。

（2）恶性肿瘤浸润气管壁，向腔内生长造成狭窄，而不适合手术者。对于肿瘤病变可先采用激光、冷冻、放射治疗，而后在原阻塞部位放置支架，维持气道的连续和通畅。放入支架后应继续接受气道内、外放射治疗，以维持疗效。

（3）气管肿瘤或食管肿瘤并发气管-食管瘘，不适合手术治疗者，采用带膜支架置入可封堵瘘口。

（二）良性疾病所致的气管狭窄

（1）结核：气管内膜结核造成的狭窄是良性狭窄的常见原因，但发生率远低于支气管部位。患者多有结核病史并经过系统的抗结核药物治疗，在治疗后期或给药后逐渐出现呼吸困难，纤维支气管镜检查发现气管狭窄，狭窄可通过手术或置入支架获得良好的治疗效果。

（2）气管插管或切开：主要是由于气管导管对气道壁的长时间压迫造成气管壁缺血、溃疡、软骨损伤，或急诊情况下插管造成创伤，愈合过程中肉芽组织增生或瘢痕形成导致狭窄。

（3）创伤：复杂的气道撕裂伤在愈合过程中形成瘢痕狭窄。气道热灼伤、化学试剂腐蚀、放射性损伤等造成气管狭窄。

（4）气管软骨软化：多见于手术中发现的局部气管软骨软化，如巨大甲状腺长期压迫，这种情况应在术中切开气管放置支架。少见的疾病有气管淀粉沉积症、多发性气管软骨炎、气管囊性纤维性骨炎等。

（5）气管-食管瘘：导致气管-食管瘘的良性疾病见于食管憩室炎、食管化学烧伤、食管结核等。

（6）其他：少见的气管狭窄原因有气管炎性肉芽肿、韦格纳肉芽肿、纵隔纤维化和肺移植后的气管吻合口狭窄等。亦有报道由于不同原因的肺动脉高压造成气管外压性狭窄。

（三）气管狭窄的预防性治疗

（1）术中出现气管管壁大块缺损者，可采用气管周围组织修补，为防止成形部位塌陷、狭窄，气管腔内可短期内留置支架。

（2）自体组织再造气管手术为适应气管内压差变化，防止再造气管塌陷，常在腔内暂留置支架。

（3）气管袖状切除术后吻合口部分裂开，因局部张力强，往往不适合再手术吻合。放置支架既能够封堵吻合口瘘，又具有防止肉芽组织向腔内生长造成狭窄的作用。

四、气管支架的放置方法

置入支架前首先通过胸部X线片、CT、MRI及纤维支气管镜测量患者气管的长度、口径，确定病变的部位、范围，病变下缘到隆突和支气管开口处的距离，病变上缘到声门的距离，以选择合适的支架。在支气管镜检查时要了解狭窄状况，将纤维支气管镜小心地通过狭窄处，或在局部轻轻扩张后进入。

采取的麻醉方法主要是全身麻醉和咽部喷雾麻醉。用硬质支气管镜置入支架时应采取全身麻醉；在纤维支气管镜下操作可采用咽部喷雾麻醉。由于在支架置入过程中会出现气道完全阻塞失去通气作用，患者表现为通气功能暂停。所以为防止意外，操作时必须采取适当的措施，保证通气和氧合，同时应由训练有素的护士及技师协助。对声门下重度狭窄者，应备好气管切开包。置入支架开始前应加深麻醉，并吸入高浓度氧气以提高血氧饱和度。

气管支架置入主要采取3种放置方法：借助硬质支气管镜、纤维支气管镜和手术放置。

（一）用硬质支气管镜放置支架

（1）聚硅酮支架：适用于多种类型的支架。放置支架前先用纤维支气管镜吸出气道内的分泌物及坏死组织，然后用一种特别设计的支架置入工具放置支架；也可以用气管插管或引流导管做推进杆来完成；或把支架套在硬质支气管镜的斜面末端，把硬质望远镜置于气管管腔内，达到适宜位置后，再推动望远镜把支架放置在狭窄部位。放置支架的两端应超出狭窄边缘1cm左右，以防止肿瘤或肉芽组织过度增生造成再狭窄。支架放置后注意纠正位置，勿偏斜。如果支架扩展不全，则可用较小口径的硬质支气管镜或气囊导管进行扩张。有时支架处于不全扩张状态，在24~48小时后可逐渐展开。最好选择能置入的最大直径支架，这样可减少支架移位，如发现置入支架过小，不能很好固定在狭窄处，应及时更换。支架置入完成后，再进行一次纤维支气管镜检查，明确气道是否完全通畅、开放，有无出血，检测患者血流动力学稳定后，拔除硬支气管镜，术后近期内给予糖皮质激素、抗生素治疗。

（2）金属支架：球囊扩张支架通常在硬质支气管镜下放置。插入硬质支气管镜后接呼吸机机械通气，通过硬质镜置入纤维支气管镜至狭窄部位，经纤维支气管镜送入金属导丝。借助导丝导入带球囊的支架至狭窄部位，定位准确后扩张球囊、膨胀支架。支架膨胀的全过程可在纤维支气管镜直视下进行。支架膨胀满意后，球囊减压、去除。再用纤维支气管镜观察，管腔畅通则完成操作，如远端仍有狭窄可再补加支架使管腔通畅。

（二）用纤维支气管镜放置支架

（1）聚硅酮支架：对不适合采取全身麻醉时可采用此方法。仅适用于直管式支架。放置支架前应先对气管狭窄进行扩张。先把气管插管或引流管作为支架推进器套在纤维支气管镜上，再套入支架，用一根丝线系在支架远端，用于调整支架位置，该丝线附在支气管镜上。经口腔插入支气管镜，进镜到合适位置时，把支架推入到狭窄处。支架位置稳定后，再用支气管镜检查，明确支架位置是否妥当，支架过浅或过深均可用推进器和丝线再调整。支架位置合适后，退出纤维支气管镜、推进器和丝线。

（2）自膨胀金属支架：多经鼻腔插入纤维支气管镜，在X线监视下根据纤维支气管镜进入深度进行气管狭窄部位近端和远端体表定位。自镜内进入导丝越过狭窄部位。将镍钛支架放于0℃冰水中使其变软，沿导丝在X线监视下送至狭窄部位。支架遇热膨胀后，再用纤维支气管镜观察支架是否膨胀良好。

该方法简单、费用低，但对患者刺激较大，部分患者咳嗽反射强烈，易导致定位不准确，有一定危险，需引起高度重视。

（三）手术切开气管放置支架

（1）颈部气管切开放置支架：适用于聚硅酮T或Y形支架。因T形支架的一侧支需要经颈部气管切开处引出。多在局部麻醉下切开气管置入T形支架，可用止血钳先送入较长的一支，再折曲另一支置入（图7-13）。

（2）经颈纵隔或右侧剖胸气管切开放置支架：对于气管下段、隆突部肿瘤向腔内生长造成严重梗阻的患者，放置支架特别是采用不能回缩的聚硅酮支架，有出血和造成窒息的危险，如不能采用硬质支气管镜放置，可进行手术切开气管放置支架。该方法最大的优点是，直视下在切除肿瘤的同时放置支架，部位可靠，安全性好。对于手术中证实不能切除的气管肿瘤，可在切除气管腔内肿瘤部分后，留置支架，减慢发生再狭窄的进程。

支架置入后注意临床观察，定期进行胸部X线及纤维支气管镜检查，以便及时发现支架移位、肺不张或阻塞性肺炎。对痰液阻塞、肉芽组织过度生长、肿瘤长入等情况早期进行处理。支架置入后，嘱咐患者每天用生理盐水雾化吸入湿化气道，采用超声雾化方法更好，以减少气道分泌物阻塞，并能够增强呼吸道黏膜清除痰液的能力。

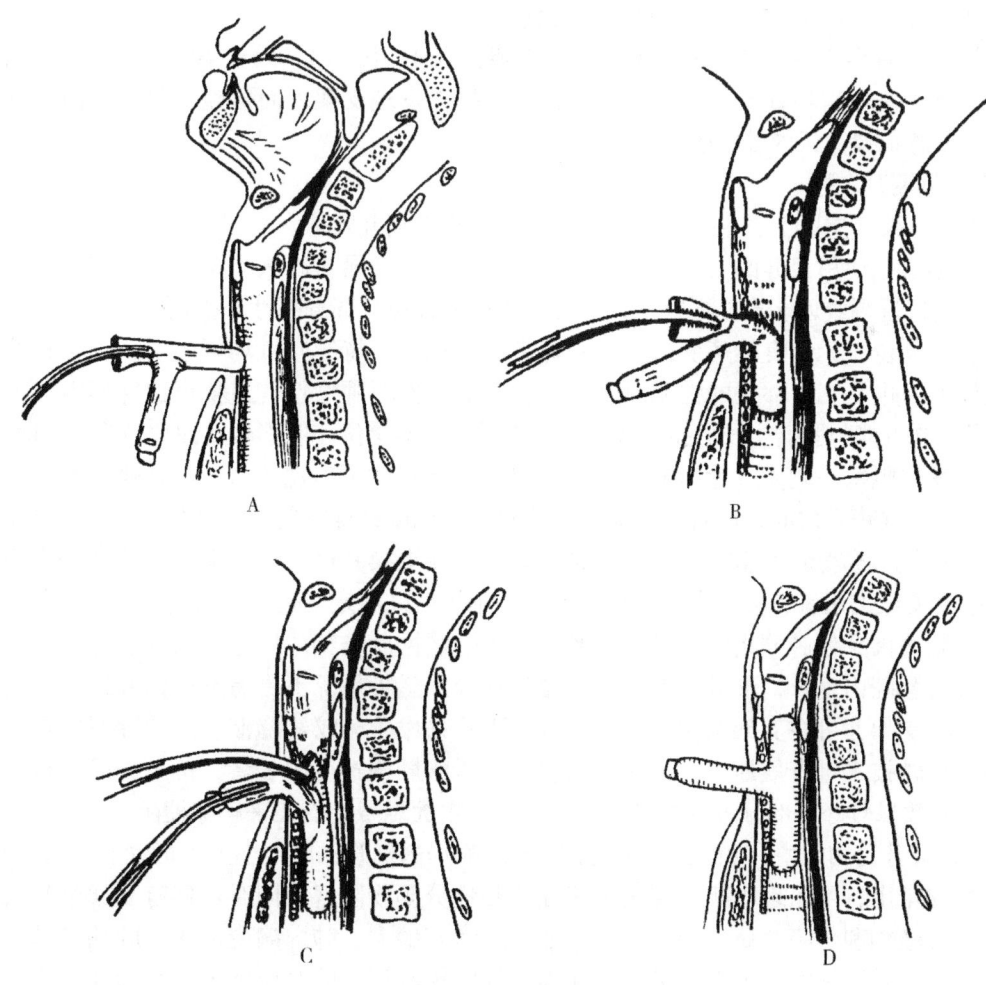

图7-13 T形管置入法
依A～D的顺序置入

五、气管支架的并发症及处理

气管支架置入的并发症，文献报道在 10%～20%，少有死亡的报道。

（一）术后近期并发症

（1）咯血：置入支架后患者会因为支架处气管黏膜撕裂，出现咳痰带血或小量咯血。咯血多在 1 周内消失，如发生反复性多量咯血，应进行纤维支气管镜检查，并采取止血措施。

（2）气胸或纵隔气肿：置入支架后患者喘憋症状很快好转，如果患者出现呼吸困难再加重，应考虑到发生气胸的可能。进行胸部 X 线检查可发现胸膜腔内积气，一般积气量较少。积气量较多或患者呼吸困难明显时应进行胸膜腔穿刺或闭式引流。纵隔气肿的发生率要高于气胸，因气管撕裂处的纵隔胸膜多保留完整，表现为胸骨上窝、锁骨上区皮下气肿，气体可在几天后自行吸收。严重的纵隔气肿，患者呼吸困难，颈、颜面部甚至胸、腹部皮下多量积气，急救的方法是在胸骨上窝、锁骨上区皮下切开减压，同时吸氧，应用抗生素。预防的方法是对于较严重的浸润气管壁的肿瘤，宜选择直径较小的支架。

（3）支架移位：与选择支架过小、长度不足、未超出狭窄部位两端等因素有关。病情允许应在纤维支气管镜下观察，进行支架位置调整或补加支架。

（4）心力衰竭：与长期气道狭窄，置入支架时引起缺氧时间过长，全身麻醉后心脏负荷增加有关。术后维持机械通气、抗心力衰竭治疗多数能够治愈。

（5）支架置入后再狭窄：多见于肿瘤患者，支架置入 48 小时内，因支架膨胀后压迫肿瘤组织，造成坏死，局部分泌物滞留堵塞支架。纤维支气管镜下检查发现支架表面覆盖一层厚的白膜状坏死组织堵塞管腔，应紧急疏通支架内腔，改善通气。

（二）术后远期并发症

一般指置入支架 2 周以上发生的并发症，发生率高于近期并发症。

（1）支架移位：使用聚硅酮支架其移位发生率明显高于金属自膨胀支架。原因有：气管肿瘤病变的发展，造成支架近端或远端形成再狭窄，挤压支架造成移位。部分恶性肿瘤化疗或放疗后体积缩小，支架也可以发生移位。无论良性病变或恶性肿瘤患者，剧烈、持续咳嗽均可以引起支架移位。另外，支架型号选择不对也是支架移位的常见原因之一。一般良性非肿瘤性气道狭窄比肿瘤性气道狭窄更易发生支架移位，这可能与肿瘤生长的挤压固定作用有关。支架移位一般不会立即危及生命。向远端移位，可造成狭窄复发或阻塞一侧支气管影响通气；支架向近端移位可出现咳嗽、声音嘶哑及失音等。有时支架被咳出，或卡在声带之间，此时应立即用硬质支气管镜或纤维支气管镜进行处理。发现支架移位，可进行复位，复位不成功时取出支架，需要时再置入，或更换其他类型支架。对于部分声门下狭窄，需要放置聚硅酮支架的患者，因为支架不易固定，采用缝线外固定，是一种防止支架移位的理想方法。

（2）支架腔内肉芽或肿瘤组织生长：主要发生于金属网状支架。增生的肉芽、肿瘤组织可通过支架壁上的网眼向管腔内生长，形成新的狭窄，尤其在继发感染情况下更易形成肉芽组织。使用金属带膜支架或聚硅酮支架亦可在支架两端形成肉芽肿，而且易发生分泌物潴留。当肉芽组织形成后，应用激光、电灼等消融技术可有效地去除这些多余组织。对于肿瘤过度生长者，镜下去除肿瘤，再配合管腔内放射治疗，效果较好。部分患者可采取再置入一个更大型号的支架来解除梗阻。

（3）支架远端分泌物阻塞：气管腔内置入的支架影响局部气管黏膜纤毛上皮运动和气道的舒缩功能，不利于分泌物的排出，可出现支架管腔被黏液性或脓性分泌物阻塞，同时可伴有支架远端气道、肺内炎症。其中以聚硅酮和带膜金属支架为多见。如果患者年龄大、肺内病变严重、肺功能差，则分泌物更难排出。因此，对于排痰无力者，尽早用纤维支气管镜吸痰，同时应用抗生素治疗。为了预防分泌物引起气道阻塞，应鼓励患者咳嗽，经常雾化吸入湿化气道。

（4）出血：支架的两端与气管黏膜摩擦，可引起咯血，一般量较小。而支架压迫周围大血管造成侵蚀、糜烂，可发生大出血，十分凶险。其中以金属支架发生率高，与选择的支架型号过大有关。该并发症死亡率极高，临床上只能预防，放置金属支架时宜选用型号相对小的金属支架，以减少支架过度膨胀造成对气管壁的损害。

（5）瘘管形成：与支架本身压力、感染、病变发展等有关，多见于金属网状支架。对瘘管多采用局部搔刮、瘘管切除等治疗措施，但有些患者因支架作为一个感染源存在，长时间不能治愈。

六、总结

用支架治疗中心性气道狭窄已经是一个比较成熟的技术，是较为安全、简便、有效的治疗手段。但是，术后并发症发生率仍较高，有些并发症很难预防和处理。作为一种介入治疗技术，操作技术娴熟，适应证及支架选择合适，将会减少并发症的发生。支架对于造成气道狭窄的良性与恶性疾病的治疗目标有所不同，疗效差异较大。气管良性疾病所致气管狭窄不适宜手术治疗，或采用支架置入治疗能够达到满意效果者，放置支架不仅要改变气道狭窄，而且应考虑到远期疗效和并发症等。需要短期内放置者，应使用易取出的聚硅酮支架或带膜金属支架。恶性疾病所致的气管狭窄，放置支架的目的是挽救生命，提高生存质量。放置支架后配合腔内照射治疗，可获得较满意的效果。另外，对于恶性肿瘤所致的气管狭窄，也有成功使用具有放射功能金属支架的报道。今后随着临床应用气管支架病例的增多，不断积累经验，以及新材料和新工艺的不断问世，相信将会有更多类型、适合于不同气道疾病的支架出现，以满足临床的需要。

肺外科

第一节 肺囊肿、肺大疱

广义上来讲，肺囊肿指的是位于正常肺组织内的异常囊腔，含气或不含气。可为先天性或者后天获得性。本节所讨论的肺囊肿是指由于先天原因所导致的，位于肺组织内的异常囊腔。

由于先天原因导致的，发生于肺部的囊肿，根据胚胎发生的不同又可分为两类，一是属于"肺芽畸形"的先天性肺囊肿，是一种局部肺实质发育异常。它有许多临床和病理学表现，学术界对这一组畸形了解得还不多，对不同囊肿的胚胎学、病理学、病因学以及命名仍有争议。主要指先天性支气管肺囊肿，囊壁结构为支气管组织，根据囊肿数目可分单发和多发两种，根据部位可分为中央型和周围型。二是属于"支气管肺前肠畸形"的支气管囊肿。

一、先天性肺囊肿

（一）流行病学

先天性肺囊肿发病率极低，仅 0.03% 左右。

（二）病因和发病机制

先天性肺囊肿的形成与肺芽发育障碍有关，是由于部分肺芽在发育过程中发育停滞。胚胎时期，由原肠发出肺芽，在胚胎第四周开始分枝，左侧 2 枝，右侧 3 枝，成为肺叶的基础。各枝再继续多次分叉，发展成气管树，其远端变大形成肺泡。肺芽在开始是索条状组织，逐渐演变成管状。如果胚胎发育发生障碍，索条状结构不能演变为管状，远端的原始支气管组织与近端组织脱离，渐渐形成盲管，管腔内的分泌物不能排出，而积聚膨胀形成内含黏液的囊肿。根据肺发育障碍的时间和部位的不同，形成单发或多发的囊肿。如果肺芽索条状结构在未分枝之前形成囊肿，即成为单发、孤立的肺囊肿；在分枝之后形成囊肿，则形成多发形肺囊肿。有的在一个肺叶或多个肺叶形成蜂窝状的多囊肺。

发生在气管或大支气管分支阶段的囊肿、多半位于纵隔内；发生在较小支气管者，则位于肺组织内。囊肿形成后未与支气管相通者，囊腔内充满黏液，称为液囊肿或闭合囊肿；如与支气管相通，通道较细，囊内黏液一部分排出，同时气体进入囊腔者，液体和气体同时存于囊内，称为气液囊肿。如黏液全部排出、囊内完全被气体充盈者，则称为气囊肿或开放囊肿。

先天性肺囊肿的囊壁厚薄不一，内层由柱状或假复层纤毛上皮细胞组成。囊肿起源的部位决定了囊壁的组成成分：起源于肺泡管近端支气管结构的囊肿含有支气管腺、平滑肌，偶尔有软骨，内覆立方状或纤毛柱状上皮；起源于肺泡管远端的囊肿为薄壁肺泡囊肿或气囊样囊肿。如发生继发感染，则可为扁平上皮所覆盖，部分可为炎性肉芽组织；外层为结缔组织。有的找不到黏液及软骨，但有明确的柱状及假层纤毛上皮细胞等组织结构，这是因为囊肿发生在接近肺泡的末梢支气管的缘故，故仍诊断为先天性支气管肺囊肿。由于肺囊肿没有呼吸功能，囊壁组织中没有炭末色素沉着，这也是先天性肺囊肿的一个特点。但此特点并无特异性，并不能绝对排除其他疾病所致的继发性囊性病变，如慢性肺脓肿可以只留下内衬面光滑的单房性大囊肿。

（三）临床表现

根据肺囊肿的大小、数目、对邻近脏器的影响程度，有无感染及破裂等并发症的存在，而表现不同的症状。较小的闭合性囊肿，无继发感染者，常无症状，多在X线检查时偶尔发现；较大囊肿可压迫周围组织，引起胸痛、咳嗽、呼吸困难。有的小儿患巨大肺囊肿，占满整个一侧胸腔，或因患儿猛烈啼哭，或成人因外伤使囊肿破裂，形成张力性气胸，则发生严重呼吸困难、发绀。如囊肿继发感染，则出现高热、咳嗽、咳脓痰、咯血等，类似支气管扩张、肺脓肿的症状。查体时，较大含液囊肿，局部叩诊为实音，含气囊肿则为鼓音，听诊呼吸音减弱或消失。

巨大的囊肿与相通的支气管有活瓣作用，形成张力性囊肿时，是肺囊肿的一种并发症，常发生于婴儿期和较早儿童期，症状突然发作，出现喘息、呼吸困难和发绀。张力囊肿与气胸不易鉴别，在引流时肺囊肿不塌陷。

（四）实验室检查和特殊检查

实验室检查常无特异性结果，若合并感染可有白细胞升高。

X线检查：不同类型有不同的X线特征。单发和多发肺囊肿为网形或卵圆形密度均匀的致密阴影。根据与支气管相通的情况，囊内有气液面或薄壁气囊阴影，边缘光滑锐利，周围肺组织无浸润现象，深呼吸变换体位时，囊肿的形态及大小可能改变。张力性囊肿，不仅挤压周围肺组织，且压迫纵隔向对侧移位。

（五）诊断和鉴别诊断

诊断主要由病史和影像学检查得出。需鉴别诊断的疾病如下。

（1）肺气疱：婴幼儿在金黄色葡萄球菌所致的肺炎中，因肺的支架结构断裂及支气末端梗阻，出现活瓣作用而在肺内形成透亮囊性阴影时，应考虑为肺气疱。肺气疱的大小及位置可发生变动。肺气疱的囊壁菲薄，边缘稍现模糊，多为单发。疱内极少有液平面，多位于肺的深部，肺炎痊愈后可自行消退。

（2）先天性膈疝：先天性肺囊肿可误诊为肺膈疝，而错误地做开腹探查术，应仔细阅读X片进行鉴别。膈疝在胸片的透亮像，从腹腔到胸腔有连续性；反之，肺囊肿有膈肌相隔，并不相连。胸腹膜裂孔疝，有时在胸内形成局限性的透亮像，须特别注意鉴别。

（3）结核性净化空洞：可为薄壁空洞，形似囊肿。结核空洞多在上叶肺内，空洞周围有结核浸润阴影，邻近常有卫星病灶。

（4）肺脓肿净化空洞：多为不整形，壁较厚，周围有浸润阴影，多发者少，好发于下叶肺。支气管造影，可见支气管有扩张屈曲狭窄，临床上有发热、咳脓痰、咯血等病史。

（5）隔离肺：多在下叶肺后基底段内，为单个或多个圆形或卵圆形囊肿，与支气管相通时可见液平面，X线表现与肺囊肿基本一致，但其动脉支是来自降主动脉，做降主动脉造影可明确诊断。

在此须提及的是多发性肺囊肿也可见于发育代谢性疾病如肺囊性纤维化，患者肺部有黏稠的分泌物阻塞支气管引起灶性肺不张、阻塞性肺气肿，以及反复的肺部感染并发支气管扩张，从而可导致肺组织发生病理性囊性改变和纤维化。

（六）治疗

肺囊肿易并发感染、出血、肺炎、张力性气胸、胸膜炎等。明确诊断后，不论囊肿大小，都应积极采取外科治疗。有感染者应在控制感染后手术。

肺切除是手术方式之一，亦可行囊肿切除术，应尽可能保留正常肺组织。较小的单发肺囊肿，可做肺段切除术，靠近肺边缘者，可采用囊肿切除术或楔形切除术。囊肿较大者或多发性囊肿，做肺叶切除术，多发性囊肿累及全肺时，做全肺切除术。

（七）预后

手术切除是治疗肺囊肿的唯一办法，预后较好，但对囊肿巨大的患者术后肺功能的恢复可能需要一段时间。

二、支气管囊肿

(一)流行病学

先天性支气管囊肿在临床上少见,常无临床症状。

(二)病因和发病机制

属于支气管肺前肠畸形的范畴,囊肿形成来源于原始前肠的异常发芽,或当其从前肠以憩室状发出后脱离了气管支气管树。支气管囊肿发生在支气管形成之前,故可以生长在纵隔或肺内。支气管囊肿的部位:大部分局限于纵隔内(65%)。余下的局限于以下部位:肺实质27%、下肺韧带8%。发生在纵隔者可能很接近隆突、主支气管、气管、食管或心包。如果阻塞了隆突部位将产生严重症状,而定位常常很困难,直至切开纵隔胸膜并向前牵开才能显露支气管囊肿。支气管囊肿占全部纵隔肿物的10%~15%,其发病率为1:40 000到1:600。

支气管囊肿准确的胚胎学发生尚未明确,但由肺的生长发育中我们可以知道,呼吸系统是由原肠的一个憩室发展而来的。有些有关支气管囊肿的假设认为其产生机制是憩室发育不全和原始肺芽从原肠上脱落。因为起源于原肠,所以支气管囊肿可以被覆纤毛柱状(呼吸)上皮或鳞状上皮组织。这两种上皮均具有可分泌黏液的支气管腺体,这可使囊肿内充满高压黏液,故可以压迫组织周围、特别是气管的膜部或支气管,可以引起严重的呼吸道梗阻。支气管囊肿壁内还可能包括局灶性透明软骨和平滑肌等,多位于纵隔中部隆突附近。如果囊肿形成于妊娠早期,那么它往往是由异常肺芽形成的中央型囊肿;而形成于妊娠晚期者,则可能形成周围肺实质内的囊肿,并且往往经支气管与外界相交通。

(三)临床表现

从婴幼儿到成人都可以发生支气管囊肿,各家报道的症状不同。大多数患病新生儿表现为威胁生命的呼吸道梗阻,必须紧急手术治疗以挽救生命。稍大的儿童和成人症状较轻,他们往往通过影像学检查偶然发现纵隔肿物成支气管阻塞征象而得以诊断。

发生于纵隔的支气管囊肿最常见的主诉是胸痛、咳嗽导致呼吸困难、发热、脓痰、食欲减退和吞咽困难,而病变在纵隔的患者症状更严重些;肺内囊肿的患者中症状常见为咳嗽、发热、呼吸困难和脓痰。两组中咯血均不常见。

支气管囊肿引起的呼吸道梗阻多发生在颈部,这种梗阻易发于婴幼儿且多伴有急性呼吸性症状。横跨膈肌的支气管囊肿或表现为锁骨上肿物的支气管囊肿亦有文献报告。

总之,支气管囊肿好发于1岁以下的幼儿,特别是新生儿,通常引起严重的气道梗阻造成呼吸困难、呼吸急促、三凹征、鼻翼扇动和末梢肺气肿。在这个年龄组,病变几乎全部发生在纵隔。如果支气管囊肿直到儿童较大或成人期才得以诊断,往往是因为没有严重的呼吸道压迫,而胸痛、咳嗽、发热和脓痰是最常见的症状。约33%年龄较大的患者可以完全无症状。

(四)实验室检查和特殊检查

实验室检查无特殊。

影像学检查:支气管囊肿最常表现为密度均匀的水密度阴影。胸片的确诊率大约为80%~90%,作为首选检查效果很好。目前CT检查是最佳确诊方法,诊断的准确率几乎达100%。CT主要表现为界限清楚的单房或多房性肿块,密度从水0~20Hu到91Hu。偶尔囊肿内充满气体,提示与支气管有交通。

支气管镜也是支气管囊肿的有效检查手段之一,它可以发现支气管的受压。有时发现囊肿与支气管树以瘘管相交通的证据,可以直接发现瘘管或仅看到引流到支气管中的脓性黏液。

如果临床发现怀疑支气管囊肿时应先行胸片检查,之后行胸部CT检查。这些检查几乎可以100%发现病变并显示准确的解剖位置。支气管镜虽不是常规检查,但近1/3的患者可以发现支气管受压或囊肿－支气管瘘。

（五）诊断和鉴别诊断

诊断主要依靠影像学检查。先天性支气管囊肿误诊率高，易误诊为肺大疱或气胸，国内文献报道为36.6%～91.2%，平均误诊率为47.7%，多为手术切除后才确诊，经病理学检查证实。

（六）治疗

支气管囊肿的治疗一般是开胸手术切除囊肿，胸部CT可以准确定位。开胸手术一般采用后外侧切口，隆突下病变一般取右侧开胸切口。通过双腔气管内插管使得患侧肺萎陷，手术暴露更清楚。手术的目的就是尽可能将囊肿彻底切除。但如果囊肿与气管或主支气管膜部严重粘连，或囊肿炎症严重，都可能使手术无法进行或风险增高。在这些情况下，可以打开囊肿切除分泌黏液的内层。因为这样可以使囊肿内部不再因为分泌黏液而膨胀扩张，解决了气道受压的问题。当然如果可能最好是完整切除囊肿，因为曾有个别报告囊肿会发生恶变。

成人的支气管囊肿可以完全无症状或仅有轻微不适。对成年人较小的无症状支气管囊肿只需定期复查胸片，只有较大的或不断增大的囊肿才手术治疗。很多学者也建议可采取囊肿抽吸、囊壁活检、纵隔镜切除或注入引导下硬化剂（如四环素）。有学者报告了成年人的纵隔支气管囊肿利用胸腔镜实施了囊肿引流及囊壁切除手术，完全切除要优于单纯囊肿引流，这样可以避免恶变的可能。

（七）预后

外科手术为治疗支气管囊肿的唯一方法。预后较好。

三、肺大疱

大疱是由肺泡组织破坏引起的肺实质内充满气体的空腔。

（一）病因和发病机制

1. 概念

（1）气囊（cyst）：气囊是指正常肺组织内的异常含气囊腔。包括先天性和获得性。前者是指先天性细支气管囊肿，由立方呼吸上皮覆盖，而肺部后天性囊肿是薄壁空腔，是肺部破坏后形成的。它们是由小的细支气管活瓣阻塞造成肺部远端扩张，形成一融合腔隙，或者由于支气管壁的炎性坏死，导致相邻肺实质受压，形成一个大的空腔。

（2）小疱（blebs）：是位于脏胸膜与肺实质之间的肺泡外气腔。小疱在脏层胸膜下，由于肺泡破裂引起的胸膜下气体聚集，包裹在脏层胸膜中。气体通过间质进入到脏层胸膜薄弱的纤维层中，逐渐扩大形成一个小疱，也可以发生气胸。

典型的小疱发生在肺尖部，小疱可以融合形成大疱。也可以是多发的或散在的，弥漫地分布在上肺的表面。

（3）大疱（bullae）：1959年CIBA专题会对bullae的定义为：肺异常增大的气腔超过1cm直径，胸片上不一定有弧形线与周围肺组织清楚分界。大疱是由肺泡组织破坏引起的肺实质内充满气体的空腔。大疱有纤维壁和由残余的肺泡间隔构成的分隔。随着大疱的发展，囊肿样空腔局限在肺边缘脏层胸膜下。如果打开大疱表面的脏层胸膜，胸膜下的空腔覆盖的不是鳞状细胞，而是破坏的肺实质覆盖，构成大疱的壁和底；由基底部肺实质来的细小血管完全裸露穿过空腔，索条状结缔组织和裸露的细支气管在大疱内交织在一起，有许多明显的与相邻支气管的细小交通。大疱几乎都是多发，但多局限在一个肺段或肺叶，上叶最常受累。实质内肺大疱可继发于任何类型的肺气肿。

2. 分型

（1）Ⅰ型（大疱的基底肺实质基本正常型）：约占所有肺大疱的20%，特点是分界清楚，常位于肺尖。大疱较大时会压迫周围肺组织，但患者症状相对较少，肺功能接近正常，巨大肺大疱可填充一侧胸腔。

（2）Ⅱ型（大疱伴弥漫性肺气肿或毁损肺）：占80%，是基于弥漫性全肺泡型肺气肿局部加重，大疱常为多发，双侧，有宽的植入肺内的基底，且大小明显不同。其症状不仅与大疱的大小有关，而且与其周围的肺气肿的严重程度有关。

综上所述,囊气或肺大疱是用来描述一种气腔性损害,有光滑的薄壁,大小在 1cm³ 到占据一侧全部胸腔。如果其腔壁厚度超过 3mm,则被称为空洞。

3. 病理生理

肺大疱一经形成,则不断扩张,压迫周围肺组织,造成余肺膨胀不良。巨大的肺大疱可占据一个肺叶甚至一侧胸腔,严重影响肺功能。往往由于剧烈咳嗽或运动,肺内压力升高,肺大泡突然破裂,则形成自发性气胸。肺大疱多是逐渐膨胀发展,若为数不多,体积不大,可无任何症状。若在肺气肿基础上,短时间形成巨大肺大疱或多发性肺大疱,则会出现胸闷、咳嗽、气短、呼吸困难等症状,也可诱发或加重肺心病。由于肺大疱的存在导致通气血流比例失调,增加了通气无效腔,随着时间增长,弹性回缩力使大疱周围肺组织进一步收缩而大疱则进一步增大。因此手术切除肺大疱的疗效是使被压迫的肺组织恢复结构及弹性,而并不是仅仅消除病变所占的空间。

(二)临床表现

较小的单发肺大疱可无任何症状,仅能靠 X 线检查发现。体积较大或多发的肺大疱,有胸闷、气短、呼吸困难等症状。若肺大疱患者突然气急、咳嗽、呼吸困难、发绀、气管向健侧移位,患侧叩诊鼓音,呼吸音降低或消失,多为因肺大疱破裂发生的自发性气胸;肺尖部的大疱或大疱所在的肺组织可与胸顶粘连及粘连撕裂而活动性出血;有时粘连带中有小动脉出血,血管起源于体循环,压力较高,同时由于胸膜腔内为负压,故出血很难自止。出血主要来自粘连带中的血管,并非疱壁破裂所致。如粘连带撕破胸内大血管,则出血情况更为严重,出血量一般在 1 500 ~ 3 000mL 左右。曾有报道肺大疱粘连带破裂累及上腔静脉,在短时间内濒于死亡,经紧急开胸处理才获救。此种病例往往是在咳嗽、深呼吸或过度用力之后出现一侧胸痛,继而出现进行性加重的呼吸困难和失血的一系列表现。

(三)实验室检查和特殊检查

实验室检查常无特殊。

肺功能检查:单纯肺大疱如与支气管不相通,肺量计测定肺容量在正常范围以内。第 1 秒用力呼出量(FEV_1)、第 1 秒用力呼出量/用力肺活量(FEV_1/FVC)、最大自主通气量(MVV)和弥散功能(DL_{co})均在正常范围内。

胸部 X 线检查是发现肺大疱最有效的方法,表现为病变区透亮度增高,呈圆形或类圆形,疱内不见肺纹理,肺疱壁常表现为纤细的发丝样阴影,系被压缩的肺结缔组织间隔或胸膜所形成。在胸片上常仅见部分肺疱壁。大疱可单发或多发,大小可改变。除大疱外,肺的其他部分可无异常发现,但也可有全小叶性肺气肿或其他表现,如尘肺等。肺大疱有感染时,可出现液平面。

(四)诊断和鉴别诊断

诊断肺大疱,除上述症状、体征外,主要依靠 X 线检查。其特点是肺透光度增强,见大小不等、数目不一的薄壁空腔,内无肺纹理或有细索条状影。空腔大时可占据一个肺叶或一侧胸腔。占据一侧胸腔者,不易与气胸鉴别。同时有肺气肿者,还具备肺气肿的 X 线表现。应与气胸和支气管囊肿相鉴别。

(五)治疗

外科手术是肺大疱唯一有效的治疗方法。可行肺大疱切除术或肺切除术。合并肺气肿者经选择可行肺减容术(LVRS)。

1. 手术指征

(1)肺大疱存在已久,压迫周围健康肺组织,引起呼吸困难、咳嗽等临床症状者,或发生自发性气胸需行手术治疗者,及粘连带破裂出血,保守治疗无效者。由于粘连带破裂所导致的出血不易自止,所以一旦诊断确立而保守治疗效果甚微,应尽早剖胸手术。

(2)在肺气肿基础上形成的肺大疱,不可能自行愈合,以后还可能发生自发性气胸,影响心肺功能;或屡发气胸,都应积极考虑手术治疗。

2. 手术方法

手术要点是切除肺大疱,解除对肺组织的压迫,尽量保留健康肺组织。

（六）预后

单纯肺大疱，无肺气肿者手术治疗预后较好，手术可收到满意效果。若为肺气肿基础上形成的肺大疱，施行手术实际为肺减容术（LVRS）。

第二节 肺脓肿

一、概述

细菌引起肺实质局限性感染和坏死并有脓腔形成即为肺脓肿。广义上讲，它包括了结核性、真菌性、寄生虫性和细菌性脓腔，感染性肺大疱、肺囊肿和支气管扩张，肺梗死后肺脓肿，以及肺部肿瘤内坏死脓腔和肿瘤阻塞支气管远端发生的肺脓肿。狭义上讲，肺脓肿主要是指源于肺内化脓性感染而产生的肺脓肿。感染细菌的来源可经呼吸道，如误吸，也可能是全身他处感染继发引起的肺感染，如脓毒血症或败血症所致肺部感染。

早在1936年抗生素问世以前，Neuhoff等人报告了他们外科引流治疗肺脓肿的个人经验，得出结论大多数严重的肺脓肿病例都需要外科手术处理。他们还强调拖延治疗至并发症威胁患者生命时，急性肺脓肿的严重性才被认识。支持治疗包括维持营养和体位引流等在今天虽然很重要，但是抗生素的问世彻底改变了我们治疗肺脓肿的思路。

自从第二次世界大战以来，有效的抗生素出现了，它明显地改变了肺脓肿的自然病程，也显著地降低了外科引流的治疗作用。第二次世界大战前，肺脓肿是一种致死的疾病，患者常常是到了病程晚期，中毒症状很重呈现极度衰竭时，才来找胸外科医师进行引流，可想当时外科治疗会有什么样的结果。肺脓肿早期外科就参与治疗其结果显然不同。1942年，一组122例肺脓肿早期施行开放引流，仅有4例死亡。20世纪40年代后期临床上开始使用青霉素，许多肺炎经抗生素治疗得到有效控制，肺部感染很少会发展到肺脓肿阶段，结果需要外科手术处理的肺脓肿病例很少，即便有也是选择性的肺叶切除，很少施行肺脓肿外引流。随着抗生素、抗代谢药、激素和免疫抑制剂的应用，改变了周围细菌的生态学，无论是非特异性肺脓肿还是原发性肺脓肿，发生率均明显降低。另一方面，高龄、机体抗感染能力减低情况下，机会性感染所致的肺脓肿发生率增加了，机会性肺脓肿的治疗更为困难。

二、病因和病理

化脓菌引起的肺脓肿多数因咽喉部感染性物质误吸而致，如牙龈感染或咽喉部感染时，老年患者咳嗽反应受到抑制，感染性分泌物容易被误吸，早年牙科和扁桃体手术后肺脓肿发生率较高。另外，患者在失去知觉的情况下，像酗酒者或全身麻醉状态下以及昏厥、脑血管意外，患者常处于卧位，特别是仰卧位，感染性分泌物因重力关系可直接流入右主支气管，然后进入到上叶后段和下叶背段，临床上这两个部位均是原发性肺脓肿最常见之处。最常见的致病菌是厌氧菌，还有甲型和乙型溶血性链球菌、葡萄球菌、非溶血性链球菌、假孢子菌属和大肠杆菌。实际工作中多是未等细菌培养结果出来，就已经开始应用抗生素，因此细菌培养多不能获得阳性致病菌。一旦液化坏死物经引流支气管排出，含有脓液和空气的脓腔——肺脓肿便形成了。

肺脓肿的形成需要三个因素：细菌感染、支气管堵塞、机体抗感染能力低下。其病理过程是化脓菌造成肺实质破坏。开始细菌引起肺部感染，支气管阻塞后致使远端肺段发生肺不张和炎变，感染未能得到有效控制，支气管堵塞未能有效解除，引起肺段血管栓塞和破坏，继之产生大面积的肺组织坏死和液化，周围的胸膜肺组织也呈现炎性改变，终于形成脓肿。急性肺脓肿的内壁衬纤维脓性物质，它与周围实变的肺组织混为一体。当病变经过急性阶段后，支气管阻塞未能及时完全解除，引流不畅，感染未彻底控制，肺脓肿可进入慢性阶段。慢性阶段的肺脓肿，其内壁逐渐变成纤维肉芽组织，显微镜下的特点是存在富含脂质的巨噬细胞。以后的病理过程为脓腔内壁衬有低柱状上皮甚至假复层纤毛柱状上皮细胞。到了此阶段，脓肿周围的肺组织产生瘢痕，瘢痕组织收缩并逐渐堵塞脓腔。慢性肺脓肿期间感染反复发作，既有受累肺组织病变又有支气管病变，既有组织破坏又有组织修复，又有急性炎症又有慢性炎症。结果表现为肺组织中一界限分明的脓腔，周围肺组织有不同程度的炎变和纤维化。慢性肺脓肿具有明确的特点：肺脓肿最初发生在肺组织的表浅部位；肺脓肿与一个或多个小的支气管相通；脓肿不断向周围蔓延发展，晚期不受肺段和肺叶的限制，可跨段、跨叶形成多个互相沟通的脓腔。

急性期肺脓肿可侵犯周围胸膜表面，引起胸膜炎、胸腔积液或者脓胸。若脓肿穿透胸膜腔，则出现张力性脓气胸。晚期或忽略了的肺脓肿，可破入纵隔、心包或膈下，分别引起化脓性纵隔炎、化脓性心包炎以及膈下感染。

1. 吸入性肺脓肿

误吸是最常见的肺脓肿原因，因酗酒或药物所致意识丧失时，呕吐最常造成误吸。头部外伤、精神病发作、全身麻醉均是加重误吸发生的因素。某些引起食管梗阻的病变，如贲门失弛缓症、食管狭窄、食管癌或胃食管反流，是产生肺脓肿的次要原因。肺脓肿还可因头部和颈部感染蔓延而致。儿童期的肺脓肿应当考虑有无异物存留造成支气管内梗阻。有人强调体位可引起某些肺段发生肺脓肿，特别是上叶后段和下叶的背段，误吸后最容易发生肺脓肿。

2. 肺梗死后脓肿

过去一直认为肺梗死是肺脓肿的最常见原因，现在这种观点已经改变了。似乎上述误吸造成肺脓肿的理论更有道理，因为它基于解剖学和临床观察而得出的。毫无疑问脓性栓子可产生肺脓肿，栓子可来自不洁流产或前列腺炎，可致盆腔静脉血栓；来自周围化脓性血栓性静脉炎；肝脓肿、化脓性胰腺炎或化脓性腹膜炎后躯体静脉含有感染性的栓子，它们均可产生肺脓肿。抗生素已经明显地减少了上述的各种感染源，结果脓性栓子引起肺脓肿的发生率也较过去显著降低。

3. 创伤后肺脓肿

胸部穿透伤或钝性伤偶可发生肺脓肿。创伤后肺内血肿，可因血源性细菌、误吸或肺内异物而发生感染。并非所有存在于肺内的异物都需要摘除，但是肺内异物引起肺脓肿时，不摘除异物肺脓肿就不可能痊愈。非胸部创伤患者长期住院、昏迷、卧床或败血症常常引起肺部并发症，像肺不张、肺炎，有时发生肺脓肿。这种肺脓肿多是医院内获得性细菌感染，治疗起来相当困难，对此重要的是应有充分的认识而积极预防。

4. 纵隔或腹腔感染扩散肺脓肿

膈下或纵隔感染引起最常见的肺胸膜腔并发症是脓胸，但是如果胸膜腔有粘连，肺又紧密粘连于邻近的壁胸膜上，膈下感染或纵隔感染可能直接穿透肺组织，形成肺脓肿。此种肺脓肿可继发于阿米巴或化脓性肝脓肿，以及任何原因所致的膈下脓肿。肺脓肿也可继发于纵隔炎，最常见于食管穿孔或破裂。治疗这种类型的肺脓肿，成功的关键在于有效地处理原发疾病。

5. 支气管梗阻肺脓肿

支气管梗阻最多因肿瘤和异物而致，少见的原因有支气管内结石、炎性支气管狭窄，这些器质性梗阻造成远侧肺段或叶支气管分泌物引流不畅，继发肺部感染，加重肺不张，可发展成肺脓肿。因为支气管梗阻可能导致肺脓肿，经积极抗生素和支持疗法，肺部局限性反复感染无明显改变，应行纤维支气管镜检查，除外支气管梗阻。

6. 坏死性肺炎后肺脓肿

金黄色葡萄球菌、Ⅲ型肺炎球菌、铜绿假单胞菌、克雷白杆菌感染都容易造成肺实质坏死形成肺脓肿。金黄色葡萄球菌感染多为原发性感染灶，特别是在儿童期。肺炎球菌容易致老年患者产生肺脓肿。院内获得性感染，特别是革兰阴性菌常发生在严重创伤患者、经历大手术患者，即主要发生在免疫力明显抑制的患者。免疫机制严重抑制及营养状态极差的患者，发生肺炎或肺脓肿后，常很快导致败血症和死亡。

7. 原有肺病变的肺脓肿

原有肺内支气管囊肿或后天性肺大疱，发生继发性感染后，X线片上也会产生类似"肺脓肿"样改变。若感染前已知原有肺囊肿或肺大疱和（或）胸片上有一界限清楚的气液平，周围没有明显肺浸润表现，那么应当高度怀疑肺囊肿感染或感染性肺大疱的可能。对此鉴别可在纤维支气管镜下用带有导丝的塑料管进行抽吸，抽出液检查可给诊断带来很大的帮助，同时也作为治疗的一部分。少见的情况是肺隔离症继发感染后产生肺脓肿，肺隔离症形成的肺脓肿对单纯非手术治疗反应很差。怀疑此类肺脓肿时，应行主动脉造影显示畸形血管，也可防止术中发生意外大出血。

8. 癌性肺脓肿

空洞型肺癌是中年吸烟男性患者最常见的肺脓肿原因，对这种患者应尽早行纤维支气管镜检查，明确诊断后及时手术切除可获得长期存活。

9. 机会性肺脓肿

由于有效的广谱抗生素应用，在化脓性肺炎的阶段即得以控制，因之原发性或称非特异性肺脓肿很少能形成，目前这种类型肺脓肿的发生率明显降低了。机会性感染而致的肺脓肿则表现为更为突出的问题。机会性肺脓肿多发生在年轻患者或年迈患者，机体对于感染缺乏有效防御能力，身体其他系统有严重疾病，肺脓肿仅是系统疾病的一种并发症。早产儿、支气管肺炎、先天性发育畸形、手术后、恶病质、存在其他感染或系统性疾病，这些对于早期婴儿来说，都是发生机会性肺脓肿的重要因素。对于老年患者来讲，全身系统性疾病、恶性肿瘤（特别是肺部或口咽部的恶性肿瘤）、长期应用激素或免疫抑制剂治疗、放射治疗以及围术期，均构成老年患者机会性肺脓肿的基础条件。机会性肺感染呈多发而非单一的肺脓肿，其中绝大多数为医院内的获得性感染。从细菌学上讲，致病菌也不同于典型的吸入性肺炎后的肺脓肿，金黄色葡萄球菌仍是最主要的致病菌，其他还有甲型溶血性链球菌、卡他奈瑟菌、肺炎球菌、变形杆菌、大肠杆菌和克雷白杆菌。偶尔长期应用抗生素，从痰中可培养出罕见细菌。机会性肺脓肿发生部位无明显区别，脓肿可出现在肺的任何部位，临床发现右侧肺脓肿多于左侧。

三、临床表现

由于产生肺脓肿的原因不同，因之临床症状的严重程度均不一致。有的肺炎发作后随即出现发热和咳痰，也有误吸后间隔数天或数周后，临床才出现发热和咳痰。肺脓肿患者的痰多呈脓性混有血液，痰量很多且有恶臭味。若将痰液存于容器内静置，可发现痰液分层，最底层为黄绿色沉淀，中间层为黏液，最表层为泡沫。部分肺脓肿患者可有胸痛，呈持续性胸膜疼痛。在症状的复杂性方面，肺脓肿与其他肺化脓性疾病或感染性空洞性肺病变，没有更多的区别。典型的患者常有上呼吸道感染的病史，并有发热及感染中毒症状，不多有胸痛，咯血少，常见咳脓性痰，有时为腐败性脓痰。痰量可能很多也可很少，颜色可有绿色、棕色、灰色或黄色，酱油色痰提示可能是阿米巴性肺脓肿。婴儿期甚至儿童期葡萄球菌性肺炎，常因毒血症、呼吸困难、发绀和感染中毒性休克而掩盖了肺脓肿的症状和体征。这些可突然发作，也可能因为胸膜下脓肿破裂造成脓气胸，加重了肺脓肿的症状。儿童最常见发热、厌食、衰弱等症状。

急性肺脓肿患者，常呈重病容，体温高，心动过速，呼吸增快。呼吸有臭味，受累肺部表面胸壁触诊可能有压痛。叩诊常发现浊音，呼吸音减低，不一定听到啰音。当肺脓肿与支气管相通时，可闻及管性呼吸音，此时还会听到干性及湿性啰音。胸部体征随着脓肿与支气管的状态，经常发生着变化，日日不同，因之需要仔细反复地进行胸部体检。杵状指是许多慢性缺氧性肺部疾病经常存在的体征，肺脓肿患者很明显，在肺脓肿发作后2周就可能出现杵状指，随着治疗肺脓肿痊愈，杵状指也逐渐消退。一些患者可以在胸壁听到血管性杂音。

四、放射学检查

病初胸部X线表现缺乏肺脓肿的特征和气液平,表现为某部分肺浸润,有或无肺不张。病变可累及一个肺段或多个肺段甚至整个肺叶。一旦肺脓肿与支气管相通,直立位或侧卧位胸像可发现气液平面,这是放射学上肺脓肿的特征性表现。仰卧位或俯卧位,包括断层像,均不能显示气液平的存在,因此,检查者常常忽视体位对显示病变的影响,未能及时发现病变。肺脓肿的特征为病变周围有肺实质浸润带。薄壁脓肿并有气液平,提示化脓性肺囊肿或肺大疱合并感染,常伴有胸腔积液、脓胸和脓气胸。腔壁增厚呈结节状提示癌性空洞的可能。此外,肺门或纵隔淋巴结明显增大提示肺癌。偶尔肺脓肿与合并有支气管胸膜瘘的脓胸鉴别有一定困难,此时可应用超声波检查或CT以帮助鉴别。上消化道造影检查有时用于肺脓肿或反复发作肺炎的患者,上消化道吞钡造影可显示胃食管反流、肿瘤引起的食管梗阻、食管狭窄或贲门失弛缓症,这些疾病均可产生消化道内容物误吸到呼吸道,导致肺炎和肺脓肿,这种情况对于儿童病例尤为重要。

五、鉴别诊断

需要与化脓性肺脓肿相鉴别的有癌性空洞、肺结核空洞、合并支气管胸膜瘘的脓胸、肺囊肿感染、空洞性真菌感染、肺大疱合并感染。由于肺癌的发生率逐年增高,首先要鉴别的是肺癌,特别是中年男性吸烟者。

六、治疗

多年以前,公众一致的意见是全身支持疗法,包括营养维持、胸部呼吸物理治疗及各种体位引流,这些都是肺脓肿重要而有效治疗方法。适当的抗生素治疗不仅降低了肺脓肿的发病率,而且改变了肺脓肿的治疗方式和治疗结果。在抗生素问世之前,治疗肺脓肿均采用保守性方法,如前所述的支持疗法和支气管镜方法。保守疗法无效的肺脓肿患者;需要进行一期或二期手术治疗,结果并发症和死亡率很高,长期随诊表明结果均不满意。今天积极肺部灌洗,适当的营养支持,输血补液,注意引起肺脓肿的原因,如口腔卫生、误吸和酒精中毒等尽管都非常重要,但是抗生素的应用明显地改变了肺脓肿的临床治疗效果,现在肺脓肿很少需要行外引流或肺切除手术。正如Le Roux所总结肺脓肿的治疗主要包括:适当的抗生素;引流脓液;肺组织发生不可逆损害并持续有症状,或出现威胁生命的大出血,施行肺切除。外科的治疗作用保留到某种特殊情况,包括:内科治疗失败;怀疑存在肺癌;严重咯血;慢性肺脓肿以及肺脓肿的并发症,如脓胸或支气管胸膜瘘。根据Rubin的结果,在一般临床工作中,需要外科处理的肺脓肿占不到15%,但是忽略了或不适当治疗的病例,外科治疗的比例会更高些。成功的内科治疗意味着,经4~5周积极抗生素治疗后症状明显减轻,胸片上不留残腔,或仅有直径2cm以下薄壁囊腔。如果经5周治疗后仍遗有固定大小的残腔,特别是直径大于2cm的薄壁残腔,症状持续存在,则需行外科手术切除。否则患者将持续有咯血或复发感染,长期预后很差。经适当抗生素治疗后,虽遗有小的薄壁残腔患者却无明显症状,经数周或数月观察也可能完全愈合不一定需要外科处理。

诊断慢性肺脓肿时,应进行痰培养和涂片检查以鉴定致病菌,包括需氧菌和厌氧菌。这些可能需要经支气管穿刺抽吸或支气管镜获得确切的致病细菌,以排除口腔细菌污染标本。痰检查还应当包括真菌、抗酸菌和瘤细胞检查。一旦诊断肺脓肿则立即施以广谱抗生素,以后再依细菌培养和药物敏感度结果,调整抗生素。一般来讲,抗生素应用后几天至1周,临床症状就有明显改善。某些病例可能需要数周甚至月余的抗生素治疗,直到胸部X线上脓肿完全吸收征象出现为止。需要提及的是临床症状改善比X线的表现早出现数日或数周。如果患者临床症状改善,尽管有气液平存在,有或无周围肺组织浸润,则不需要外科处理。

差不多所有肺脓肿患者都需要进行支气管镜检查,支气管镜检查的目的:为细菌培养提供最确切的材料;早期排除支气管梗阻的原因如异物、肉芽肿或肿瘤;可经支气管镜直接抽吸脓液;刺激肺脓肿的支气管内引流。支气管镜检查应用硬管和软管(纤维支气管镜),并要有一定的技巧,避免操作时脓液大量溢入支气管内,突然发生窒息。当患者经治疗后症状无明显改善或放射学上脓肿无吸收的证据,可能需要多次支气管镜检查。已有报告,在X线透视下经支气管导管进行脓腔引流。纤维支气管镜用于肺脓肿的治疗,有逐渐代替外科的趋向,一组26例肺脓肿的治疗中,无一例需要外科处理。

经抗生素和支持疗法,一般人群急性肺脓肿的死亡率明显下降,绝大多数患者可获得治愈。80%~90%的肺脓肿患者不需要外科处理即可治愈。

Barnet等认为,内科成功治疗的决定因素在于开始治疗前症状持续的时间和脓腔的大小。根据他们的意见,若开始治疗前症状已出现12周,最初脓腔直径超过4cm,单纯内科治疗多不会成功。

外科引流包括内引流和外引流。若患者持续发热超过10~14d,治疗6~8周胸片上仍无改善的征象,或出现某些并发症,如咯血、脓胸或支气管胸膜瘘,则都需要进行外科引流处理。介入性治疗的进展使得放射科医师在透视下,经皮肤将引流管置入肺脓腔内,获得成功的治疗。临床经验显示经皮穿刺引流一般不会造成脓胸,即使在正压通气辅助呼吸的情况下,也可成功地进行经皮穿刺引流而无并发症。在某些病例的治疗过程中,应考虑早期行经皮穿刺引流,7岁以下的儿童患者对于保守治疗反应很差,经皮引流应早期进行。同样,巨大肺脓肿也应早期引流。有人观察所有的肺脓肿迟早都接近胸壁,只要选择合适的投照位置,经皮穿刺进行肺脓肿的外引流都会获得成功。

外科胸腔造口,直接进行肺脓肿引流,是治疗急性肺脓肿的有效方法。在操作过程中有两点需要注意:一是确切定位,可摄正侧位甚至斜位胸像,预先计算好肋骨切口,有疑问时可在皮肤上做出标记;二是,术者进行胸腔造口时必须肯定脓肿处的肺组织与其壁层胸膜已经发生粘连,否则可能会发生脓腔的脓液散布于游离的胸膜腔内。一般采取气管内双腔插管全身麻醉,切除5~6cm长的肋骨,已经发生粘连的胸膜呈灰色增厚不透明,先用注射针进行穿刺抽得脓液确定脓肿的深度和位置,抽得标本送细菌学和病理学检查。电刀切开脓肿表面的肺组织进入脓腔,抽吸和刮除清创,最后置入粗口径的引流管或蘑菇头引流管,连接水封瓶或负压吸引。胸腔引流后,患者的临床症状可有明显迅速改善,痰量减少,发热减退,引流量逐渐减少。术后肺漏气是经常见到的,随着愈合过程,漏气于数天至2周停止。当患者情况逐渐改善,引流量减少,漏气停止,可停掉负压抽吸,剪短胸管,用敷料包盖,患者可下床活动。胸管可能留置数周,患者可带管出院,出院后还应进行随诊,因为肺脓肿与支气管相通,一般不主张进行胸管灌洗。当患者情况完全改善,胸片表明肺脓肿吸收愈合,可拔除引流管。引流口随时间将逐渐闭合。胸管引流术并非完全没有问题,继发性出血、脓气胸或脑脓肿均可因肺脓肿本身或胸管引流操作所诱发。但是胸管引流对某些危重患者、大的脓肿可能是救命的,经胸管引流的患者晚期发生支气管胸膜瘘病例罕见。

经抗生素治疗,引流或不行引流,大多数急性肺脓肿病例均可获满意的治疗效果。偶尔急性肺脓肿可进入到慢性肺脓肿,脓腔壁增厚,周围的肺组织发生不可逆的病变,临床上患者出现持续发热、咳嗽和咳痰的症状。导致发生慢性肺脓肿的因素有脓腔引流不畅,支气管梗阻和脓肿穿破到胸膜腔产生脓胸。在这种情况下需要进行肺切除,多数是肺叶切除即获痊愈。其他肺切除的指征有大咯血和反复发生的严重咯血。慢性肺脓肿行肺的楔形切除或肺段切除常产生并发症,因为切除边缘的肺实质常含有病变,术后肺持续漏气和脓胸的发生率较肺叶切除高,临床胸外科医师多不采用。在大多数情况下,肺通气灌注扫描常能确定病变范围,若显示一叶肺完全无功能,则需行肺切除。一手术时需要注意的是采取双腔插管麻醉,以防止脓液在手术操作过程中流入对侧或同侧健康的肺叶,有可能的话尽早钳闭患侧支气管。手术中可能发现胸膜增厚并布满增生的血管;肺门处严重粘连,先行抽吸减压可使手术操作更为安全进行。长期慢性炎症使得支气管血管屈曲、增粗,淋巴结肿大致密粘连,不仅粘连到支气管,也粘连至肺动脉及其分支。解剖肺门时尤应慎重以免发生大出血。术毕严密止血是另一值得注意的问题,手术出血多是从淋巴结的渗血和小的出血,或是来自粘连面上小的系统动脉出血,而不是肺动脉出血。系统动脉压力高,出血多不容易自行止住。术后胸膜腔引流应充分,至少应放置2根粗口径的引流管,以利余肺的迅速膨胀，阻止肺漏气，确切避免术后脓胸的发生。慢性肺脓肿切除不仅改善患者慢性症状，移除肺部病灶也有助于防止肺脓肿的复发。

某些肺脓肿对适当治疗无明显反应，也可能原发病实际上是支气管肺癌，肿瘤阻塞了支气管，以致远端发生肺脓肿，或大的肿瘤本身发生缺血性坏死形成癌性空洞。放射学上提示癌性空洞的线索有脓肿壁厚且不规则，脓腔内壁可见到壁内结节。支气管镜检查和毛刷细胞学可明确诊断。若经 3～4 周抗生素治疗，脓肿无明显反应，支气管镜检查未能获得肯定的诊断结果，则需行开胸探查。

七、小结

现今原发性吸入性肺脓肿的死亡率与早年结果明显不同，也不同于严重疾病获得性肺脓肿，经有效抗生素治疗后，非特异性肺脓肿的死亡率从 10～15 年前的 25% 左右降低到目前的 5%。与此相反的是机会性肺脓肿（即继发于系统性疾病的肺脓肿），75%～90% 的患者可能死亡，说明机会性肺脓肿死亡率一直很高，反映伴随疾病的重要性以及并发症对于预后的影响作用。很清楚，及时迅速辨识肺脓肿的存在，尽快地应用有效的抗生素，某些病例选择性施行肺切除手术，在某种程度上可能会改变肺脓肿不尽如人意的治疗结果。

此处不讨论血源性播散性肺脓肿，它们是菌血症或败血症引起的，通常都是多发性肺脓肿，很少需要外科手术处理。但是 Mc Millan 于 1978 年报告了 12 例血源性肺脓肿，他们中的大多数是海洛因成瘾者，开胸手术仅有 1 例死亡。

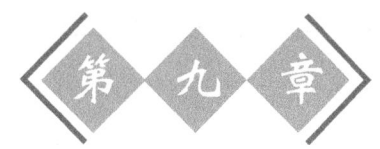

食管外科

第一节 食管癌

食管癌是最常见的恶性肿瘤之一，其在世界范围内的发病率排在所有恶性疾病中的第九位。中国是食管癌的高发区，每年新发食管癌病例占全世界新发病例的一半以上。1974—1976 年我国恶性肿瘤死亡回顾调查显示，其死亡率为 16.70/10 万（中国人口调整死亡率为 14.57/10 万，世界人口调整死亡率为 23.45/10 万）。食管癌死亡占全国肿瘤死亡率的 21.8%，仅次于胃癌占第二位。1990—1992 年的普查显示，食管癌的死亡率降到占恶性肿瘤死亡的第 4 位，与 20 世纪 70 年代相比，死亡率虽略有下降，但无统计学意义，死亡率排位退后的原因主要是由于肺癌和肝癌死亡率的大幅上升。

一、流行病学

1. 区域性分布

食管癌的发病情况差异很大，具有很强的地域性，不同的国家，不同的地区发病率极其不同。世界最高发病率在南非特兰斯开（Transkei），其发病率高达 357/10 万人，在伊朗的里海沿岸亦高达 260/10 万人，而尼日利亚的伊巴丹则仅为 2.6/10 万人，高发区和低发区的发病率相差可达 100 倍以上，这个特点是很多其他实体瘤所不具备的。发病率很高的"食管癌带"从中国北部一直延伸到中东地区，包括中国北部、日本、俄罗斯南部、苏联的许多国家，伊朗的北部、里海地区、巴基斯坦、印度、中东、新加坡等，在世界很多地区尤其是在一些发展中国家，食管癌是一种地方性疾病。

我国食管癌高发区分布在太行山区、四川盆地、川西北、闽粤地区及鄂、鲁、苏、陕、甘、内蒙古、新疆等省、市自治区的部分地区，其中发病最高的河南省食管癌死亡占全省肿瘤死亡的 40% 以上，调整死亡率达 32.22/10 万人，而最低的云南省仅为 1.05/10 万人，低于河南省 31 倍。如以高发区为圆心做同心圆，可发现圆弧向外扩展的同时食管癌的发病率也逐渐降低。

2. 类型比差别

在食管癌高发区，食管癌的病理类型以鳞癌为主，占 95% 以上，但腺癌在某些低发区如北美和许多欧洲国家发病率正在升高，欧美地区食管癌发病率为（3～10）/10 万，仅占所有浸润性恶性疾病的 1.5%，占因恶性疾病死亡的 2%，但食管腺癌及贲门癌的发病率近年来提高很快，已接近甚至超过鳞癌。如在 20 世纪 70 年代的美国，腺癌占白人男性患者的 16%，80 年代中期腺癌已占到近 1/3，90 年代后期则升到 55% 以上，腺癌发病率达 2.5/10 万而鳞癌发病率无明显改变。

3. 年龄构成

食管鳞癌和腺癌均与年龄有关，发病率随年龄的增加而增高。35 岁以前构成比很小，35 岁以后构成比逐渐增高，80% 在 50 岁以上发病，以 60～64 岁组最高（17.95%），其次为 65～69 岁组，70 岁以后发病逐渐降低。50～69 岁者占全部食管癌死亡者的 60% 以上，食管癌高发地区的发病年龄和死亡年龄均较低发区提前10年左右。

4. 性别差异

食管癌男女发病率国外报道相差悬殊，总体来说男多于女，男女之比为（1.1～17）：1，但个别地区女性多于男性，在我国，比例总体约为2.0：1，食管癌高发区性别比率差别小，低发区差别大。

5. 种族差别

国内外资料均显示，不同民族食管癌发病率差别很大，在欧美，白人发病率低，且腺癌多见，而有色人种发病率明显高于白种人，且以鳞癌多见。如美国的白人发病率为5.8/10万，明显低于有色人种的20.5/10万，在我国，新疆哈萨克族人比其他民族食管癌死亡率高2～31倍，比全国平均死亡率高2.3倍，其食管癌调整死亡率达39.27/10万，而最低的苗族仅为1.09/10万。

6. 家族遗传倾向

我国高发区食管癌患者有家族史者可高达60%，一些家族的直系亲属中，亦常见同样罹患食管癌的情况。居民从食管癌高发区迁移到低发区，其发病率仍保持在较高水平。如移居到美国的中国人，食管癌死亡率第一代为美国白种人的2.94倍，第二代为1.91倍，而新加坡的发病率较高，则与我国高发区移民的发病率比当地人高很多有密切关系。

二、病因和发病机制

食管癌的病因和发病机制目前尚不十分清楚，和其他实体瘤一样，食管癌的发病应是一个多步骤过程，与环境因素和基因等均有关，经过多年来许多深入的流行病学调查和相关实验室研究，显示其可能与下列多种因素有关。

1. 亚硝胺类化合物

国内外对亚硝胺类化合物与肿瘤的关系进行了大量的研究，已肯定这类化合物具有很强的致癌性，证明其是食管癌发病的诱因之一，近年来更证实亚硝胺是所有食管癌致癌因素中最强、最稳定的成分，在动物实验中，只需小剂量即可诱发食管癌，目前已发现能诱发食管癌的亚硝胺类化合物20多种，它主要存在于腌制的蔬菜和肉、鱼中，真菌污染这些食物后会增加亚硝胺类化合物的合成，在我国食管癌高发区，居民的食物和水源中常含有亚硝胺类化合物及其前体，人体可在体外或体内获得这类化合物，故体内的解毒机制尤为重要。

2. 饮食习惯和营养失衡

在食管癌的发病中可能是最重要的因素之一，习惯于吃粗、硬、烫的食物，可反复刺激食管，引起慢性炎症，最后发生癌变。吃酸菜、咀嚼那斯、槟榔等亦可能与食管癌的发生有关。此外，食管癌高发区多在贫困不发达地区，人群中往往有特殊的营养不良情况，或饮食中含有致癌物。研究显示，富含碳水化合物而缺乏蛋白、绿色蔬菜和水果的饮食结构和食管癌发病有关。缺乏维生素（维生素A或其前体β胡萝卜素，维生素C、维生素E、维生素B、维生素B_{12}及叶酸等）和某些微量元素（锌、硒、钼）等也是危险因素，根据已有的研究，缺乏钼、锌、铁、氟等对动物的生长、发育、组织的创伤修复有一定影响，也可能使植物中硝酸盐聚集，为合成亚硝胺提供前体，钼缺乏时，粮食易被真菌污染。我国食管癌高发区环境中钼、铜、铁、锌、镍等偏低，南非特斯兰开的土壤、饮水、粮食和患者血清中均有缺钼现象，这些都可能直接或间接与食管癌的高发有关。

3. 饮酒和吸烟

临床和流行病学方面的研究均显示大量饮酒是食管鳞癌的诱发因素，但新近的研究显示大量饮酒可能和食管腺癌的发病无显著相关。在我国食管癌高发地区，吸烟和种植烟草比较常见，但其与食管癌发病是否有关尚不清楚。有研究显示，吸烟者罹患食管鳞癌的风险较不吸烟者高5～6倍，吸雪茄和烟斗的患病风险似乎更高。吸烟和食管腺癌发病是否有关尚不清楚。饮酒会增加嗜烟者的高危性，因乙醇是一种高效溶剂，可促进烟草中有害物质侵入食管上皮，并可抑制细胞代谢活动及癌基因的解毒，促进细胞的氧化作用，从而增加了DNA的损伤及形成肿瘤的危险。如同时具备烟酒两种嗜好，则食管癌的患病风险大大增加（>100倍），但每种因素各自起多大作用却无法确定。相反，不嗜烟酒者发病率明显降低，戒烟10年后发病率可降到非嗜烟者水平。

4. 生物因素

真菌引起的食管炎及食物污染，可能是诱发食管癌的主要途径之一，真菌广泛地存在于霉变的食品中，调查亦表明，我国食管癌高发区居民比低发区居民食用更多的发酵或霉变的食物。动物实验中，用霉变的食物可诱发大鼠或小鼠的癌前病变或鳞癌，从中分离出的白地霉菌、黄曲霉菌、根霉菌、芽枝霉菌等均能诱发肿瘤，有些还可与亚硝胺类协同，增强其致癌性。此外，病毒与食管癌的发病是否有关尚无定论，过去认为人类乳头状瘤病毒（HPV）与食管癌无关，但随着检测手段的发展，已发现15%的食管癌患者中含有HPV-16或HPV-18病毒，10%的瘤体中含有异常HPV基因型，亦有关于EB病毒诱发食管癌的报告。

5. 食管原有疾病发生癌变

食管本身存在的某些疾病最后可能演变成食管癌，在腐蚀性食管灼伤和狭窄、贲门失弛症、食管裂孔疝、食管憩室和反流性食管炎患者中，食管癌的发病率较一般人群为高，这可能与食管内食物等滞留致慢性炎症长期存在，形成溃疡或慢性刺激，食管反复修复，过度增生，最后导致癌变有关。食管鳞状上皮的不典型增生也可能发展为食管癌。50%的重度不典型增生者在30年内死于食管癌。Barrett食管为胃食管连接处以上至少3cm长一段食管鳞状上皮被化生的柱状上皮所代替。研究表明，Barrett食管发生腺癌的比例最终在10%~15%，此外掌角化症患者食管癌发病率较高，估计65岁以上者100%会发生食管癌，而Plummer-Vinsion综合征患者也易发颈段食管癌和下咽癌。

6. 食管癌基因的研究

随着分子生物学技术的广泛应用，人们发现大量的基因分子方面的改变与食管肿瘤和癌前病变有关。

（1）生长因子受体和原癌基因：对食管癌组织和癌旁组织的DNA进行分析发现，很多生长因子及其受体在食管均有不正常表达和扩增，其中一些似乎与癌的生物学及临床行为有关，主要包括表皮生长因子受体（EGFR）erbB$_2$基因、CyclinD$_1$、HER-1等。

（2）抑瘤基因：这是一类抑制细胞过度生长、繁殖从而遏制肿瘤形成的基因，当这种基因缺失或变异时，抑瘤功能丧失，导致肿瘤形成。目前发现的与食管癌发生有关的抑瘤基因主要有Fragile Histidine Triad基因、成视网膜细胞瘤基因、p16基因、p14基因、p53基因等。

三、临床表现

1. 症状

食管癌的症状很复杂，可以有多种表现，主要取决于疾病的进展程度。症状的持续时间不一定与肿瘤的分期和可治愈性完全相关。

（1）早期症状：早期患者大都无任何症状或仅有轻微症状，癌肿常常是在常规体检或因其他疾病就诊时检查发现。近30%的黏膜内病变和60%黏膜下病变患者有早期症状，一般认为肿瘤侵犯小于1/3食管周径时可进普食，这类患者常见的主诉是轻微胸骨后疼痛、不适以及进食时轻微的食物滞留感和异物感。以上症状并非特异性的，常间断出现，有些可持续较长时间，亦可缓慢地进行性加重。在本病的高发地区，因对食管癌的警惕性较高，可能有较多的患者自觉有症状，不能确诊时，应密切随诊，对轻微的症状也应进行彻底的检查。

（2）进展期症状：当肿瘤增大超过食管周径的2/3时出现一系列症状，其程度与受累范围成正比。除上述早期症状明显加重外，最常见的是进行性吞咽困难（80%~95%），该症状一般首先在进食固体食物时出现，然后日渐加重，很多患者会借饮水来帮助强行咽下食物，最后当食管完全阻塞时，连饮水亦感困难。很多患者都拖延至吞咽困难已经很严重并已出现体重下降时才引起注意而去就诊。需要注意的是，吞咽困难可以因肿瘤的坏死脱落而暂时缓解，亦可因干硬食物的阻塞而很快加重，临床上可能造成假象。呕吐和食物反流也很常见，食管梗阻严重时，患者常在进食后发生呕吐，由于食管内潴留和刺激口腔分泌物增加，可有呕吐大量黏液样液体史，食管反流在患者夜间平卧时危害较甚。液体反流可造成阵发性咳嗽、误吸甚至肺部感染。严重的误吸常发生在严重梗阻和高位食管癌患者。因进食困难、营养障碍和精神因素，约70%的患者体重明显下降。

（3）晚期症状：背部肩胛间区持续性疼痛提示有食管外侵犯或压迫胸壁的肋间神经，预后不良。声音嘶哑是喉返神经受压或受侵的结果。左侧喉返神经受累较右侧更为常见，这是因为它在胸内走行的节段较长，而癌肿多数位于食管的中1/3段。右侧喉返神经麻痹提示肿瘤位于食管上段，或右侧胸顶或颈部淋巴结转移。侵犯膈神经时可引起呃逆或膈神经麻痹。当有肝、肺、脑、骨等器官的转移时，可相应出现腹痛、腹胀、肝大、肝区不适、腹水、呼吸困难、头痛、呕吐、骨痛、骨折等表现。食管气管瘘或支气管瘘亦较常见，预后较差，可造成进食水呛咳、呼吸困难、发热、咯血等，可发展为肺炎或肺脓肿。此外，患者常因进行性营养不良造成极度消瘦、贫血、低蛋白血症和衰竭等恶病质表现。

2. 体征

食管癌无明显的特殊体征，一般情况下主要有体重下降、肌肉萎缩及脱水表现。胸部体查如果有肺炎表现，则提示有误吸或食管气管瘘。患者常有大量吸烟史，故慢性阻塞性气道疾患的体征也可查到。另外，由于食管癌常转移到锁骨上淋巴结，故触诊锁骨上区有无肿大淋巴结也是查体所必须重视的。

四、实验室检查和特殊检查

1. 食管吞钡X线检查

本法简便易行，准确率亦较高，尤其在术前或放疗前的肿瘤定位方面具有指导意义。食管癌的早期表现为：①局限性黏膜皱襞增粗、迂曲、紊乱或中断，这主要是由肿瘤侵犯黏膜层或黏膜下层所造成，是早期诊断的重要依据；②管壁舒张度减低，常是癌肿局限于黏膜或黏膜下层的表现，管壁僵硬则提示癌肿已侵犯肌层；③小的充盈缺损，肿瘤以向腔内生长为主时可发现；④小溃疡龛影。这些早期癌的X线征象可因投照技术的关系被遗漏或发生人为的假象，故诊断早期食管癌的准确率仅为47%～56%，有经验的放射科医师操作下，准确率可达70%以上，注意X线诊断早期癌不能作为独立的方法，必须结合细胞学和内镜检查。中晚期表现：①不规则充盈缺损和管腔狭窄，主要是肿瘤突入管腔或侵犯肌层所致；②软组织块阴影，主要是肿瘤向食管壁外侵犯所致；③管壁僵硬、扩张受限、蠕动消失、黏膜紊乱、皱襞消失、大的溃疡龛影；④近侧食管扩张，因食管梗阻所致。中晚期食管癌的X线征象明确，据其多可确诊。

2. 电子纤维内镜检查

这是诊断食管癌较为可靠的方法，可以比较直观而全面地了解病变的部位、形态、范围，并可进行活检以明确病理诊断，对早期食管癌的诊断准确率可达80%，对中晚期食管癌的确诊率可达100%。目前已成为食管癌的常规辅助检查项目。应用活体染色和荧光显影技术，可明显提高早期食管癌的检出率，如内镜染色法，是诊断早期食管癌的一种比较有效的辅助方法。最常用的染色剂是卢戈碘溶液。非角化的鳞状细胞上皮由于含有糖原，可被染成暗褐色乃至黑色，而感染的、发育异常的以及恶性组织不被着色。另一种染色剂是甲苯胺蓝，它可以被恶性上皮的核酸成分吸收而着色。本方法可以帮助确定内镜活检的靶区，亦可有助于发现原发癌以外的受累部位，为确定放疗或手术切除的范围提供依据。随着光学、材料科学等技术的不断进步，相关设备的不断更新，纤维内镜在诊断和治疗方面的价值正日渐凸显。

3. 食管脱落细胞学检查

这是早期发现食管癌最常用的普查手段，其取材方法主要有两种：①气囊拉网法，主要应用于我国；②海绵胶囊法，主要应用于日本。用上述方法获取食管脱落细胞，涂片行细胞病理学检查。对于有症状的食管癌患者，本法的敏感度可达73%～99%；对于无症状者，其准确率则有所降低。有研究显示，对于已经活检确诊的食管鳞癌，气囊拉网法的敏感性和特异性分别为44%和99%，海绵胶囊法则分别为 10% 和 100%。

4. CT 扫描检查

CT 检查能显示食管的全程，正常食管为其内充盈气体，薄壁的圆形管腔，一般管壁厚度不超过 5mm，边界清晰，多能看到食管旁脂肪与周围组织形成的交界面。CT 检查对早期食管癌的诊断价值不大，中晚期食管癌则可能发现食管不规则增厚，食管腔变形，呈不规则或偏心性狭窄，软组织包块，如食管癌侵入外膜，则可见食管周围脂肪层消失。CT 检查还可显示食管旁、纵隔内、膈角后、胃左动脉和腹腔动脉干淋巴结肿大情况。目前 CT 检查判断有无淋巴结转移只能依据其大小，而该指标显然并不十分可靠，转移淋巴结有时可正常大小，而淋巴结增大也可为反应性增生所致。总体来说，CT 检查在诊断食管癌原发肿瘤和区域淋巴结方面准确性不够，分别只有 59%～64% 和 48%～74%。

CT 检查还有助于判断食管癌是否侵犯周围器官。气管支气管如受侵则可见其受压、移位、狭窄，管壁局部增厚。相关报告认为，CT 检查发现气管支气管受侵可达 31%～100%，特异性在 86%～98%，准确率 74%～97%，而主动脉则可见主动脉管腔不规则，肿瘤包绕主动脉的程度有助于判断主动脉受侵情况，如包绕超过 90%。则应高度怀疑，约 80% 有主动脉侵犯。CT 检查诊断有无远处转移，如肝、肺、肾等器官则准确率很高，可达 95% 以上。

5. MRI 检查

由于食管肌层与周围脂肪层对比良好，故在 MRI 的横断面上食管轮廓清楚，可较好地显示周围组织受侵犯的情况及有无转移。

6. 内镜超声检查（Endoscopic ultrasound，EUS）

EUS 是将内窥镜与超声技术合为一体的新型设备，一方面通过内镜直接观察食管腔内的形态改变，另一方面又可进行实时超声扫描，可获得食道层次的组织学特征及周围脏器的超声图像，可获得比 X 线、CT 和内镜更加丰富的信息，目前主要用于食管癌的 T、N 分期检查。该检查利用高频探头，产生高图形分辨率的影像，清晰分辨食管各层解剖轮廓，可将食管壁分为 5 层。传统的 7.5MHz 的超声系统可以区分 T_1 和 T_2 病变，高频超声（最高可达 20MHz）可以区分黏膜层和黏膜下层癌变，亦可区分上皮内癌累及固有层的癌和浸润至黏膜肌层的癌。如果将内镜黏膜切除术作为备选的治疗方法，该检查结果就尤为重要。提示淋巴结转移的超声表现有：直径超过 1cm，高回声信号，边缘锐利，外形较圆。上述任一特征单独出现时，诊断转移淋巴结的准确性并不高；当全部 4 个特征均表现时，准确率可达 80%，但只有 25% 的转移淋巴结同时具备全部 4 个特征性表现。有些学者发现随着淋巴结部位的不同，其诊断准确率也不同。食管旁淋巴结准确率最高，离食管纵轴的轴向距离越远，准确率就越低。美国内镜超声俱乐部的一项多中心研究证明了 EUS 的价值：在接受了 EUS 检查的患者中，24% 的人因该检查结果而改变了治疗方案。EUS 对于癌肿局部分期诊断的准确性是毋庸置疑的，其显著高于 CT。一项对比研究结果显示：EUS 对于原发肿瘤和区域淋巴结分期的准确率平均为 85% 和 75%，而 CT 只有 58% 和 54%。EUS 的一个局限之处在于内窥镜有时无法通过肿瘤所致的梗阻部位，这种情况大约占所有患者的 1/3，而严重的梗阻往往提示原发肿瘤已达 T_3 或 T_4，且已有淋巴结转移。

7. B 型超声波检查

食管癌常见颈、腹部淋巴结及肝转移，故应予颈、腹部 B 超检查，以确定有无转移淋巴结和肝转移，超声波引导下颈淋巴结穿刺，可提高其准确率。

8. 纤维支气管镜检查

食管和气管在解剖部分上紧密相邻，食管癌外侵常可累及气管、支气管。纤支镜检查可以明确肿瘤是否累及气管和支气管，如已直接受侵则提示不能根治性切除，故对胸中上段中晚期食管癌患者应施行该项检查。

9. 正电子发射体层扫描（Positron emission Tomograplay，PET）检查

PET 是 20 世纪 90 年代发展起来的一项新的检查技术，其机理是利用正常细胞和肿瘤细胞对荧光脱氧葡萄糖（Fluoro-2-deoxy-D-glucose）的代谢不同而有不同的显像，属于基本能定位又能定性的检查，应用食管癌检查可发现局部病变及远处转移，其准确率高于 CT、骨扫描、超声波等，被认为在食管癌

淋巴结转移上是最好的检查方法，但仍有一定的假阳性和假阴性，PET-CT 的应用，更提高了定位的准确性。由于该检查价格昂贵，目前尚难以推广。

五、诊断和鉴别诊断

1. 诊断

主要依据病史、体格检查和辅助检查，中晚期病例不难确诊，但早期病例因其表现不典型，常易漏诊。对于年龄在 40 岁以上，有吞咽方面的症状，尤其是来自高发区的患者，要警惕本病的可能性，应行食管吞钡及电子纤维内镜检查，大部分患者可获确诊。有条件的医院，尚应行 CT 及 EUS 等检查以对疾病做出分期诊断。目前食管癌的分期诊断标准主要有以下两种。

★ UICC/AJCC 最新第 8 版食管癌及食管胃交接部癌分期：新版的 TNM 分期在原第七版的基础上做了较大改进；新版分期系统是建立在第七版分期的数据信息基础上，同时扩大了食管癌全球协作数据库，大幅增加了所纳入的患者数量和收集的数据变量；在对患者进行生存评估时，引用了更加强大可靠的随机森林分析模型。

第八版分期主要更新部分：①食管癌相关定义修改，②T、N、G 分期修改，③ pTNM 修改及 cTNM、ypTNM 新增。

（1）食管癌相关定义修改：见表 9-1。
（2）第八版与第七版 T 分期对比：见表 9-2。
（3）第八版与第七版 N 分期对比：见表 9-3。
（4）第八版与第七版 M 分期对比：见表 9-4。

表 9-1 食管癌相关定义修改

定义	第七版	第八版
原发肿瘤位置	以肿瘤上缘的位置判定	以肿瘤中心的位置判断
食管胃交界部癌	凡肿瘤位于：1）食管下段；2）侵犯 EGJ 均按食管腺癌 TNM 分期；3）胃近端 5 厘米内发生的腺癌未侵犯 EGJ 者可称为贲门癌，连同胃其他部位发生的肿瘤，按胃癌的 TNM 标准分期。	当肿瘤中点距离贲门不超过 2 厘米时为食管癌，当肿瘤中点距离贲门远端 2 厘米以外为胃癌。

表 9-2 第八版与第七版 T 分期对比

	第七版	第八版
Tx		原发肿瘤不能确定
T0		无原发肿瘤证据
Tis		重度不典型增生（恶性细胞未突破基底膜）
T1	肿瘤侵犯黏膜固有层、黏膜肌层或黏膜下层	T1a: 肿瘤侵犯黏膜固有层或黏膜肌层 T1b: 肿瘤侵犯黏膜下层
T2		肿瘤侵犯食管肌层
T3		肿瘤侵犯食管外膜
T4	肿瘤侵犯食管周围结构 T4a: 肿瘤侵犯胸膜、心包或膈肌 T4b: 肿瘤侵犯其他邻近结构如主动脉、椎体、气管等	肿瘤侵犯食管邻近组织器官 T4a: 肿瘤侵犯胸膜、心包、奇静脉、膈肌或腹膜 T4b: 肿瘤侵犯其他邻近组织、如主动脉、椎体或气管

表 9-3　第八版与第七版 N 分期对比

第七版	第八版
Nx	区域淋巴结转移不能确定
N0	无区域淋巴结转移
N1	1～2 枚区域淋巴结转移
N2	3～6 枚区域淋巴结转移
N3	≥7 枚区域淋巴结转移

注：新版分期中，对区域淋巴结分布位置的描述进行了修订，将仅属于肺的引流淋双淋巴结（第10-14组）去除

表 9-4　第八版与第七版 M 分期对比

第七版/第八版	
M0	无远处转移
	有远处转移
M1	M1a：胸上段肿瘤颈部淋巴结转移/胸下段肿瘤腹腔动脉淋巴结转移
	M1b：其他部位肿瘤颈部/腹腔动脉淋巴结转移或远处脏器转移

（5）第八版与第七版 G 对比：见表 9-5。

表 9-5　第八版与第七版 G 对比

	第七版	第八版	
		腺癌	鳞状细胞癌
Gx	分化程度不能确定，按 G1 分期	分化程度不能确定	分化程度不能确定
G1	高分化癌	高分化、>95% 的肿瘤组织由分化好的腺体组成	高分化、有明显的角化珠结构及较少的非角化基底样细胞，肿瘤细胞呈片状分布、有丝分裂少
G2	中分化癌	中分化、50%～95% 的肿瘤组织显示腺体形成	中分化、显现出各种不同的组织学表现、从角化不全到角化程度很低、再到角化珠基本不可见
G3	低分化癌	低分化、肿瘤组织由片状和巢状细胞组成、其中形成腺体结构的细胞成分 <50%[1]	低分化、主要是由基底细胞组成的大小不一的巢状结构、内有大量中心性坏死；由片状或铺路石样肿瘤细胞组成的巢状结构、其中见少量的角化不全细胞或角化的细胞[2]
G4	未分化癌－按 G3 分期	/	/

注：第八版删除 G4 期，但需进一步检测区分腺样或鳞状分化。如果仍诊断为未分化，则归为 G3 鳞癌。

注（1）：如果对"未分化癌"进一步检查发现腺体成体、则属于 C3 期腺癌。

注（2）：如果对"未分化癌"进一步检查发现鳞状细胞成分或经过进一步分析仍考虑"未分化"，则归 G3 期鳞状细胞癌。

（6）第八版 pTNM 修改：见表 9-6。

表 9-6　第八版 pTNM 修改

分类	第八版更新
T	T1 细分为 T1a 和 T1b、由此鳞癌总分期中出现了ⅠA 和ⅠB，腺癌总分期中出现了ⅠA 和ⅠC；T2 鳞癌：肿瘤部位与分期无关，T4a 包括腹膜直接受侵犯
G	删除 G4 期、但仍需进一步检查区分腺样或鳞状分化。如果仍诊断为未分化则归为 G3 鳞癌
L	食管胃交界部癌、如肿瘤中心点距离贲门 2cm 内归为食管癌。如距离贲门远端 2cm 以外、即使食管受侵、在第八版分期中都归为胃癌，肿瘤位置依据食管肿瘤中心所在部位。
分期	
Ⅲ	第七版的ⅢC 期被删除
Ⅳ	进一步分组为ⅣA 和ⅣB

（7）第八版与第七版 pTNM 分期对比（鳞癌）：见表 9-7。

表 9-7　第八版与第七版 pTNM 分期对比（鳞癌）

Stage	T	N	M	G
0	Is（HGD）	0	0	1
ⅠA	1	0	0	1～2
ⅠB	1	0	0	3
	2	0	0	1～2
ⅡA	2	0	0	3
ⅡB	3	0	0	Any
	1～2	1	0	Any
ⅢA	1～2	2	0	Any
	3	1	0	Any
	4a	0	0	Any
ⅢB	3	2	0	Any
ⅢC	4a	1～2	0	Any
	4a	Any	0	Any
	Any	N3	0	Any
Ⅳ	Any	Any	1	Any

A pTNM Adenocarcinoma

Tis	0					
T1a	G1	ⅠA	ⅡB	ⅢA	ⅣA	ⅣB
	G2	ⅠB				
	G3	ⅠC				

续 表

Tis	0					
T1b	G1	ⅠB	ⅡB	ⅢA	ⅣA	ⅣB
	G2	ⅠC				
T2	G3	ⅠC	ⅢA	ⅢB	ⅣA	ⅣB
	G1	ⅡA				
T3	G2	ⅡB	ⅢB	ⅢB	ⅣA	ⅣB
T4a	G3	ⅢA	ⅢB	ⅣA	ⅣA	ⅣB
T4b		ⅣA	ⅣA	ⅣA	ⅣA	ⅣB

（8）第八版与第七版 pTNM 分期对比（腺癌）：见表 9-8。

表 9-8　第八版与第七版 pTNM 分期对比（腺癌）

Stage	T	N	M	G
0	Is（HGD）	0	0	1
ⅠA	1	0	0	1-2
ⅠB	1	0	0	3
	2	0	0	1~2
ⅡA	2	0	0	3
ⅡB	3	0	0	Any
	1~2	1	0	Any
ⅢA	1~2	2	0	Any
	3	1	0	Any
	4a	0	0	Any
ⅢB	3	2	0	Any
ⅢC	4a	12	0	Any
	4b	Any	0	Any
Any	N3	0	Any	
Ⅳ	Any	Any	1	Any

B pTNM Squamous Cell Carcinoma

T3	G2~3	ⅡA	ⅡA	ⅢB	ⅢB	ⅣA	ⅣB
		ⅡB	ⅡB				
T4a	G1	ⅢB		ⅢB	ⅣA	ⅣA	ⅣB
T4b	G2~3	ⅣA		ⅣA	ⅣA	ⅣA	ⅣB
Tis	0	N0		N1	N2	N3	M0

续表

T1a	G1	ⅠA	ⅠA	ⅡB	ⅢA	ⅣA	ⅣB
	G2~3	ⅠB	ⅠB				
T1b			ⅠB	ⅡB	ⅢA	ⅣA	ⅣB
T2	G1	ⅠB	ⅠA	ⅢA	ⅢB	ⅣA	ⅣB
		ⅡA	ⅡA				

2. 鉴别诊断

食管癌有时需与下列疾病相鉴别。

（1）食管炎：本病亦表现为吞咽不适、胸骨后烧灼感等，X线检查常无异常发现，行内镜活检或细胞学检查可见食管上皮呈炎症或增生等改变。亦可通过内镜染色和EUS检查进行鉴别。

（2）食管中下段憩室：本病也常有吞咽不适、胸骨后疼痛等表现，大部分通过食管吞钡检查即可鉴别，X线下表现为边缘光滑、盲端圆钝的龛影。内镜检查可排除癌变。

（3）功能性吞咽困难：如食管功能性痉挛、神经性吞咽困难（重症肌无力、Porhinson病等），主要症状有异物感、梗阻感、吞咽困难，但食管吞钡及内镜检查均无异常发现。

（4）食管良性狭窄：本病主要表现为吞咽困难，常见原因为食管烫伤或化学性烧伤、消化性或反流性狭窄等，前者多见于儿童及年轻人，有吞服高温物质或化学品病史，病史一般较长。后者往往有长期的反流性食管炎症状，常伴有食管裂孔疝或先天性短食管，通过吞钡和内镜检查可鉴别，但需警惕并发食管癌的可能性。

（5）外压性食管梗阻：常见原因有纵隔肿瘤、胸内巨大淋巴结、肺部肿瘤、主动脉瘤、甲状腺肿大和胸内甲状腺、异位锁骨下动脉、双主动脉弓、心脏增大等，患者虽有吞咽困难，吞钡及内镜检查示黏膜正常，不难与食管癌鉴别。

（6）贲门失弛缓症：多见于年轻女性，吞咽困难可因情绪变化而间歇发作，可自行缓解，病程长，进展缓慢。吞钡检查可见狭窄段位于贲门，呈"鸟嘴"样狭窄，钡剂呈漏斗状通过贲门部，其上食管高度扩张，无收缩及蠕动，有时可伴有贲门癌，内镜检查可明确诊断。

（7）食管良性肿瘤：以食管平滑肌瘤和间质细胞瘤（旧统称食管平滑肌瘤）最多见，好发年龄为21~60岁，男女之比约为（2~3）∶1，可发生于食管各段，吞咽困难症状轻而进展缓慢，病程长，亦可无症状，X线见表面光滑的半月形充盈缺损，钡剂通过顺利，蠕动正常，内镜检查可见隆起于正常黏膜下的圆形肿物。表面黏膜可有色泽改变，可有"滑动"现象，EUS检查表现为境界清晰、外形光滑、轮廓完整的低回声图像。其次食管息肉亦较常见，多发于颈段食管，环咽肌附近。因起源于黏膜下层，常向腔内突出性生长，有蒂，X线检查在病变部位管腔梭形肿大，钡剂在肿瘤表面分流或偏一侧壁通过，管壁无僵硬，蠕动良好，内镜检查可助鉴别。其他食管良性肿瘤还有食管颗粒细胞肌母细胞瘤、食管血管瘤、食管腺瘤等，通过内镜检查和病理组织学检查可确诊。

（8）食管结核：较少见。多有进食哽噎史，发病年龄多较轻，X线表现可与食管癌相似，病变部分常有狭窄但程度轻，可有僵硬、黏膜紊乱、充盈缺损和较大溃疡，但脱落细胞等检查不能发现癌细胞，内镜活检病理检查可能发现典型结核表现，抗结核治疗有效。

（9）食管静脉曲张：吞咽困难较轻。X线可见食管黏膜皱襞增粗、迂曲、串珠状充盈缺损，边缘凹凸不平，但管壁柔软，管腔扩张度不受限，无局部狭窄或阻塞，内镜下可见典型的黏膜下迂曲血管。

（10）食管移行症：也称食管黏膜套入症或食管胃套叠，可有吞咽不顺症状，常见食管黏膜突入胃内，X线食管造影及内镜检查可助诊断。

（11）食管梅毒：甚为少见，多表现为缓慢进展的无痛性吞咽困难，主要因梅毒螺旋体所致食管黏膜炎症、糜烂、溃疡和水肿，组织坏死而形成瘢痕性狭窄。根据病史、血清学检查、内镜活检、病理学检查可予鉴别，抗梅毒治疗有效。

（12）食管白喉：罕见，为白喉杆菌引起的食管感染所致。在食管壁可形成假膜，假膜消退后出现食管狭窄，表现为吞咽障碍、反酸、胸骨后痛等，内镜检查根据假膜形态、细菌培养和病理结果可确诊。

六、治疗

1. 外科治疗

外科治疗是食管癌首选的治疗方法。食管癌外科治疗的一个重大发展是：由于分期方法、病例的选取水平和外科技术及支持治疗的进步，手术切除率明显提高而手术并发症的发生率和死亡率均有了显著的降低。在我国，食管癌手术切除率已由20世纪50年代的60%～70%上升到目前的80%～90%，手术死亡率则由14.6%～25%下降到3%～5%，吻合口瘘发生率降至3%左右，均处于世界领先水平。

食管癌患者的外科治疗应包括分期、带有治愈目的的完全性切除手术（术后无瘤R0）和姑息性手术。外科手术应以争取达到R_0切除为目的。对于那些明显不能切除的病例或通过非手术方法可有效缓解的晚期病例，应避免姑息性切除。单独手术治疗组和术前诱导治疗（术前放疗、术前化疗）组之间生存率没有显著性差异。

能否长期生存取决于患者就诊时的肿瘤分期。Ⅰ、Ⅱ、Ⅲ期的病例考虑有切除的可能。积极的术前分期（包括使用内镜超声、PET和分子生物学技术）可以提高预后水平，提高手术病例的选取水平和整个生存率。

（1）手术适应证：首先根据UICC食管癌TNM分期进行选择。

0期：适合R_0性切除手术，亦可行内镜下黏膜切除术或激光治疗。

Ⅰ期：适合R_0性切除手术。

Ⅱa期：T_2者适合R_0性切除手术；T_3位于隆突下者多可R_0切除，位于隆突上者，不易R_0切除。

Ⅱb期：尽量R_0切除，淋巴结肿大并非手术禁忌，但与预后密切相关。

Ⅲ期：依其部位尽可能R_0切除，T_4位于隆突上者不可能R_0切除。放疗或化疗后有条件手术者，根据上述标准可选择结合手术治疗。

其次应考虑肿瘤所在部位对手术的影响。

胸下段食管癌：较易R_0切除，手术指征可适度放宽。

胸中段食管癌：T_4不能R_0切除，T_3可尽量R_0切除。

胸上段食管癌：T_3以上均难以R_0切除，手术切除肿瘤可能增加手术并发症，应严格掌握。

颈段食管癌：是否手术切除一直有争议，因常需连咽喉一并切除，手术创伤大，并发症发生率高，生活质量下降，长期生存率与单纯放、化疗相近（5年生存率20%），患者更易接受单纯放、化疗等因素使颈段食道癌的手术切除受限，但单纯放、化疗局控率多不满意。因此，视医院的技术水平和术者的手术经验，应采取手术切除病灶，术后辅以放、化疗，可望改善生存率。

最后还应考虑患者的身体状况、对手术的耐受性等。一般来说，高龄并非手术禁忌证，对超过70岁的患者，如一般情况下估计可耐受手术者仍应积极考虑手术治疗。但此类患者多并发重要器官退行性改变或功能受限，术后并发症和死亡率明显增加。故手术应慎重施行，高龄患者远期生存与低龄者相近。

（2）手术禁忌证。

1）UICC食管癌分期中的Ⅳ期患者。

2）Ⅲ期、T_4患者：临床、影像学、内镜超声、纤维支气管镜等检查证实肿瘤累及范围广泛，侵及相邻气管、支气管、主动脉、纵隔或心脏，肝脏、胰腺、脾脏及肺组织等重要器官，已不可能切除者。

3）重要脏器严重功能低下，如严重心肺功能不全，不能耐受手术者。

M_1的患者一般不适合手术治疗，N_3的患者不适合手术。

4）已呈高度恶病质者。

(3)影响手术耐受力的相关因素。

1)患者的营养状况：有报告显示，食管癌患者若体重减轻＞10%者预后不良，因长期进食困难，患者常有明显消瘦、体重减轻、低蛋白血症、贫血等；同时，维生素、微量元素、电解质等都处于缺乏状态。由于患者多有脱水、血液浓缩等现象存在，血液化验检查常不能正确判断患者的实际营养状况，对此应予注意并进行科学分析。营养不良状况使患者抗感染能力降低，并影响吻合口和伤口的愈合，还易对心、肺、肝、肾功能产生不良影响，术前应予及时纠正，如输注血蛋白、血浆和其他营养成分等，必要时可予静脉高营养或经鼻肠管肠内营养支持等，营养状况改善后，患者手术耐受力可明显提高。

2)患者的心、肺、肝、肾功能：由于食管癌患者年龄常较大，重要脏器功能常有衰退，手术创伤又可能造成或加重心、肺、肝、肾功能损害，使手术耐受力下降。其中对心、肺功能的影响更大。一般来说，只要心脏功能尚好，半年内无心绞痛或心衰发作者，经详细检查除外心脏严重器质性病变者，对手术耐受力较好。值得注意的是，患者常有多年的吸烟史，常伴有慢性支气管炎、慢性阻塞性肺病（COPD）、肺气肿等，易患肺功能障碍，术后肺部并发症明显增加，手术风险加大。因此，术前及时戒烟、服用解痉化痰药物，雾化吸入、呼吸功能锻炼等非常重要。对此类患者戒烟时间很短者，术前给予大剂量沐舒坦（盐酸氨溴索）静滴3~4d，术后继续应用至1周，可明显减少肺部并发症的发生率，并缩短术前准备时间。

(4)影响食管癌手术切除率的相关因素。

1)肿瘤病变长度：已知食管癌病变长度与预后关系不密切，故在手术选择上仅做参考，而其对判断切除率有一定意义。一般来说，中上段食管癌长度＞6cm，下段癌＞7cm者切除率降低。

2)肿瘤的类型：蕈伞型和腔内型切除率较高，髓质型和溃疡型切除率较低，缩窄型切除率最低。

3)肿瘤的所在部位：上段食管癌切除率最低，中段食管癌切除率次之，下段食管癌切除率最高。

4)肿瘤周围软组织影：无软组织影或软组织影较小时切除率高，软组织影较大时切除率下降。

5)肿瘤溃疡龛影的位置和深度：龛影位置临近气管、支气管或主动脉，深度较深时切除率低，已超出食管壁界限则提示肿瘤即将外侵或已外侵至纵隔，难以切除。

6)肿瘤段食管的走行：食管造影显示食管癌所在部位食管走行明显扭曲杂乱，说明已有肿瘤明显外侵，或瘤体较大，或受融合成团的巨大淋巴结推移，切除率下降。

7)病程：病程与手术切除率有直接关系。有资料显示，病程＜3月者切除率94.2%，＜6月者切除率为85.5%，说明病程越长，切除率越低。

8)吞咽困难的程度：有严重吞咽困难者多说明食管癌已属晚期，手术切除率较低，进食完全梗阻者切除率更低。

9)疼痛：胸骨后或背部出现持续性疼痛说明肿瘤已外侵至纵隔壁层胸膜，上腹部疼痛可为食管下段癌外侵引起，疼痛剧烈不能入睡者切除可能性小。

10)声音嘶哑：常提示食管癌已直接外侵或淋巴结转移，多为癌肿直接侵犯喉返神经或淋巴结转移压迫喉返神经所致。手术切除率低。少数患者可能是误吸造成喉炎等所致，经治疗观察后声音嘶哑可好转，喉镜检查声带有无麻痹可助鉴别。

(5)手术路径的选择。

1)左后外侧胸部切口：多于第6肋间或肋床进胸，单个切口即可完成手术。对中段以下食管癌显露良好，切开左侧膈肌较易游离胃，清扫胃周贲门部，胃左血管周围淋巴结，主动脉显露良好，不易误伤，缺点是对主动脉弓后和弓上病变切除较困难，不易进行彻底的胸腔淋巴结清扫，病变位置较高时，安全切除距离不足。

2)左后外侧胸部+左颈部二联切口：主要用于肿瘤位置较高，左胸单一切口难以切除干净时，经左颈部进行食管切除重建，唯可切除距离较多。

3)腹部和右胸二联切口：Ivor-Lewis切除术采用该种切口。腹部切口游离胃，胸部切口解剖食管，在上胸部进行胃食管吻合，可用于胸段食管位于任何部位的病变，亦便于腹部和胸部二野淋巴结清扫。但对于中上段食管癌切除范围常显不够。

4）右胸后外侧（或前外侧）腹部和颈部三联切口：可显露食管全长，显露良好。对中上段肿瘤切除尤为方便，易进行食管全长、胃或结肠等的解剖游离和胸、腹、颈三野淋巴结清扫术。将胃提至颈部进行食管胃吻合术亦减少了胸内吻合口瘘的危险。近年来，多推荐使用该手术途径。缺点是需二次调整体位，重新铺巾，略显麻烦而延长手术时间。亦可采用右胸部前外侧切口进行胸部手术，一次性体位及铺巾并同时分颈部和腹部二组进行手术，明显缩短手术时间，但显露不如右后外侧切口，肿瘤明显外侵时不易做到 R_0 切除，胸部淋巴结清扫亦不彻底，故不应常规使用。

5）非开胸颈腹二联切口：游离颈段食管和胃均较方便。胸段食管的游离可采用内翻拔脱法或使用手指或器械经颈部切口向下，腹部切口经食管膈肌裂孔向上钝性分离，前一方法适用于 0～Ⅰ 期食道癌或颈段及腹段食管癌，后一方法亦可用于中段食管癌，但术中可发生大出血，气管撕裂等严重并发症。更重要的是该切口无法显露胸段食管，不能将病变组织及淋巴组织彻底切除，不符合 R_0 手术原则。但由于其不开胸，术后患者恢复较快，故对心、肺功能很差，不能耐受经胸手术者，严格选择后可酌情应用。

6）经左侧胸腹联合切口：多经第 8 肋间进胸并切开膈肌进腹，对下段食管及上腹部的显露均很满意，便于游离及清扫腹部淋巴结，适用于下段食管癌累及胃底贲门，缺点是手术创伤较大，食管、胃吻合位置偏低，对略高部位的食管癌即不适用。

7）微创手术，胸腹腔镜联合、右胸顶或左颈部吻合食管癌根治术：适应证为早期食管癌、肿瘤较小、未侵犯外膜。手术通过完全腹腔镜下游离胃、做成管状胃＋空肠造瘘，再完全胸腔镜下游离食管，根据情况可选择在右胸顶或左颈部完成残胃食管器械吻合术，手术创伤小，恢复快，目前在大的医疗中心已经常规开展。

（6）食管癌替代器官的选择。

1）胃：为最常用的替代器官，胃的血供丰富，血管网完整，只需要保留胃网膜右血管及血管弓即可保证游离胃的良好血运。物理强度高，长度足够提至需要进行吻合的任何部位，且解剖游离等操作简便，故多为首选。但胃代食管术因胃被提至胸腔甚至颈部，解剖位置大部改变，术后蠕动功能亦明显减弱，直接影响消化功能，同时由于大部胃位于胸腔，占据胸腔相应容积，且术后胃常因无张力而扩张，可压迫心肺等胸内脏器，引起患者胸闷、心悸、气促等不适。

2）结肠：亦较常应用，结肠长度充足，黏膜相容性好，血供较充足，胃的解剖位置无须改变，可保持较好的消化功能，同时由于结肠多不经胸内途径提到颈部，故对心肺功能影响较小。缺点是操作复杂烦琐，需进行结肠与食管、结肠与胃、结肠与结肠 3 个吻合，较易发生吻合瘘等，故结肠代食管手术的并发症及死亡率均比胃代食管高。故通常多用于那些以前曾经接受过胃部手术或其他破坏胃部血运操作的患者。

3）空肠：较少应用，主要是因为盲肠虽然与食管相容性好，但血供不够理想，可供游离长度不够，仅可用于中下段食管的吻合，应用受到很大限制。采用微血管技术行游离空肠段间置代食管术可有效延长空肠可利用长度，但术者需经过特殊培训，手术繁杂，延时较长，且仍存在一定比率的吻合血管血运障碍，可导致手术失败，故未能推广使用。

4）人工食管：近年来，人工食管研究取得较大进展，在动物实验中已取得一定成功，但距离应用于临床还有一段距离，但无疑是今后发展的方向。

（7）代食管移植路径的选择。

1）胸内途径：包括经食管床途径和骑跨主动脉弓途径，前者路径最短，操作简便，后者主要为左胸切口行主动脉弓上或胸颈吻合及颈部吻合时应用，胸内途径虽较便利，但发生吻合口瘘时易引起脓胸等严重并发症，瘘亦较难愈合。

2）经胸骨后途径：在胸骨后游离形成隧道，代食管移植器官由该胸骨后隧道提至颈部与颈段食管进行吻合，其路径略长，因不与胸腔相通，发生吻合口瘘或吻合器官血运障碍坏死时较易处理，对心、肺等器官影响亦小。

3）经胸前皮下途径：为在胸前部皮下游离构成皮下隧道，代食管移植器官经该隧道提到颈部进行吻合，该路径较长，但发生并发症易于处理。主要缺点是移植器官途经处皮肤隆起，有时可见蠕动波，外观不易为患者接受,故临床应用很少。

(8)吻合部位的选择。

1)胸内吻合:包括主动脉弓下吻合、主动脉弓上吻合和胸顶吻合等。由于弓下吻合可能因食管切除安全距离不够而导致食管残端癌残留,故原则上食管癌手术不应选择弓下吻合,弓上或胸顶吻合因吻合位置较高,显露较差,吻合常较困难。近年来,由于吻合器的广泛应用,使得高位吻合大为方便。吻合口瘘及狭窄的发生率亦大大减少。但如发生吻合口瘘,则治疗难度较大。

2)颈部吻合:对食管可有更广泛的切除,最大限度地减少了癌残留的可能性。吻合口瘘的发生率虽较高但易于处理,减少了与吻合口瘘相关的严重并发症。吻合口狭窄的发生率较高,通过改进吻合方法有望得到解决。喉返神经受到暂时或永久损害的可能性增加,可造成声带麻痹等。

(9)食管与移植器官吻合方法的选择:可分为单层缝合和双层缝合两大类,具体吻合方法很多,采用何种吻合方法主要视术者的经验和习惯而定,一般在胸内吻合多采用双层缝合吻合法,颈部吻合多采用单层缝合吻合法。多选用间断缝合法,亦可采用连续缝合法,但后者吻合口狭窄的发生率较高。吻合器吻合法多用于胸内的吻合,其简化了操作程序,缩短了吻合时间,减少了吻合口瘘和狭窄等并发症,吻合器和切割缝合器在颈部吻合中亦可选用,亦有望明显减少颈部吻合口瘘和狭窄的发生率。

(10)食管癌淋巴结清扫术的选择。

1)食管癌淋巴转移的特点:淋巴结转移是食管癌的主要转移方式。食管癌很易且较早发生淋巴结转移,并具多样性。这主要缘于食管特殊的淋巴回流结构,食管壁内的淋巴管分布不同于其他器官,黏膜固有层和黏膜下层一开始就出现淋巴管道并相互交织成网,黏膜下层的淋巴管除横向穿透食管壁引流至附近的淋巴结外,还存在垂直的纵向交通,其淋巴引流量甚至比水平方向的引流更为丰富。肿瘤一旦突破基底膜食管黏膜就可以沿淋巴管向远处转移。因此,食管癌在早期刚侵及黏膜下层时即可发生广泛或跳跃式淋巴道转移,食管胃交界处固有黏膜肥厚,淋巴组织丰富,有丰富的淋巴管网相连接,癌细胞可经此引流到贲门,进入贲门部后再到腹腔其他组淋巴结。食管下段的淋巴回流主要引向腹部的贲门两侧,胃左动脉和腹腔动脉旁淋巴结群,食管中段淋巴液则向上、下双向引流。而食管上段淋巴液则以向上引流为主,可向上引流至颈部和上纵隔淋巴结群,当上方的引流通道因肿瘤转移造成阻塞后亦可逆行向下方转移至腹部淋巴结。已有资料表明,食管癌一旦侵犯至食管黏膜下层,区域淋巴结的转移率即可达18%~33%,而侵及食管外膜层后淋巴结转移率可高达78%~89%。

2)食管癌淋巴清扫术的进展:淋巴结的转移对食管癌的分期和预后均有非常重要的意义,在切除癌肿的同时彻底清除所有受累淋巴组织,才可能使食管癌的TNM分期更准确,并使患者通过手术获得治愈的机会大大增加。而传统的手术方式很难达到这一点,因此,日本自20世纪80年代开始对食管癌进行扩大淋巴清扫的研究,清扫范围由中下纵隔及上腹部扩大至上纵隔颈胸交界处(二野清扫术),后又扩展到颈部(三野清扫术),近20年的经验证实了扩大淋巴结清扫的优越性。三野清扫术已发展成为日本食管癌手术的标准术式。自20世纪90年代以来欧美多家著名临床中心进行了类似的淋巴扩大清扫术的研究,取得了和日本相似的结果。在我国亦有部分医院开展了食管癌的三野淋巴清扫术,并取得了一定成绩,但更多的医院仍采用传统手术方法或二野清扫术。对三野清扫术的价值亦存在一定争议,主要是该术式明显增加了食管癌术后并发症和术后死亡率。但三野清扫术的价值也是非常有意义的。他使得pTNM分期准确性大大提高,扩大清扫范围使许多患者的术后病理分期上移,亦进一步证实区域淋巴结转移程度与食管癌的局部浸润程度有关,同时发现胸段食管癌的转移高发淋巴结群为颈胸交界部的喉返神经链淋巴结及以隆突下淋巴结为中心的食管旁淋巴结,向下则主要集中在贲门-胃左动脉-腹腔动脉链淋巴结,颈部淋巴结转移则以颈部大血管内侧之颈部食管旁淋巴结较外侧之斜角肌前颈深淋巴结更为多见,手术中应重点清扫以上区域。随着手术的更趋彻底,患者的生存率和生活质量亦获得改善,文献报道三野清扫术的5年生存率可达到40%~50%的水平,明显高于历史或同期病例的对照。1994年Munish国际食管癌联盟年会专家一致认为三野淋巴清扫可能有三方面优点:①提供准确分期,有计划治疗;②预防复发;③延长存活时间。

食管癌三野淋巴清扫术包括以下三种。

一野（腹区）：清扫范围下至胰上缘，上至膈肌裂孔，左至脾门，右至肝十二指肠韧带和胃右动脉根部，后至腹主动脉前方。

二野（胸区）：清扫范围各家差异较大，可分为3种。①常规淋巴结切除：包括全胸段食管旁、隆突下和左右支气管淋巴结。②扩大淋巴结切除：包括常规淋巴结加右胸顶、喉返神经旁和气管旁淋巴结。③全淋巴结切除：包括扩大切除加左胸顶、喉返神经旁和左上纵隔淋巴结清扫术，清除所有淋巴结及周围组织。

三野（颈区）：清扫左右颈内血管内侧气管食管沟内的颈段食管旁淋巴结及两侧颈内血管外侧斜角肌前方的颈深淋巴结，清扫上至肩胛舌骨肌，下至锁骨下静脉，内至颈内血管鞘，外至颈外静脉范围内的脂肪及淋巴结。

（11）食管癌电视胸腔镜手术的选择：随着电视胸腔镜手术（VATS）技术的发展，国内外已有越来越多的胸外科医师将 VATS 应用于食管癌的手术治疗。与传统开胸手术相比，VATS 具有创伤小、出血少、术后疼痛轻、并发症少、恢复快等优点，但由于无法进行扩大淋巴清扫，对外侵严重的食管癌难以完全切除，故实际应用上存在较大争议。目前主要适用于Ⅰ~Ⅱ期食管癌或一般情况或心肺功能不能耐受开胸手术的部分Ⅲ期患者。该术式仅利用 VATS 代替常规开胸手术部分，腹部和颈部均需另做切口进行胃和结肠及颈段食管的解剖游离和淋巴结清扫及吻合。

2. 放射治疗

放射治疗（简称放疗）是治疗食管癌的主要方法之一，按其治疗目的可分为根治性放疗、姑息性放疗和辅助性放疗。

（1）根治性放疗：目的在于治愈患者并改善生活质量，常用剂量为 50 ~ 80Gy，1.8 ~ 2Gy/d，其适应证的选择主要依据患者的全身情况、原发肿瘤部位及侵犯程度、食管梗阻程度、有无出血及穿孔征象、有无淋巴结和远处转移、患者主观是否接受手术等，归纳如下：①癌肿外侵明显：估计手术无法切除，无远处转移，无侵犯气管，食管无穿孔和出血征象，患者全身情况尚可，能进食流质。②较早期食管癌：适宜并能够耐受手术，但患者拒绝接受手术。③颈段食管癌：手术创伤大，并发症发生率较高，且往往需要并发全喉切除，术后丧失正常功能，患者大多难以接受，故常选择放疗。

根治性放疗的疗效与放疗的剂量密切相关，有关研究表明，放疗剂量 < 40Gy 的无瘤率约为 5%，≥ 40Gy 时 > 20%，疗效增加非常明显，但由于放疗的疗效与并发症均随放疗剂量的增大而提高，故不应过分强调大剂量，目前最常用的放疗剂量是 50 ~ 60Gy 一个疗程。

此外，放疗的疗效还与癌肿的敏感性有关，一般来说，放疗对鳞癌的效果较好，对腺癌效果不佳，癌肿分化程度越低，放疗的效果越显著。即使同样病理类型的癌肿，其对放疗的敏感性亦有差异，如个别食管鳞癌放疗剂量仅为 10Gy 时即达到无瘤。

国外已经有多个研究系列报告了单独应用外放射治疗的结果。上述系列大都含有具不利情况（例如临床 T_4 病变）的患者。总体上，接受常规剂量的单独放疗的患者，其 5 年生存率是 0 ~ 10%。Shi 等报告使用总剂量为 68.4Gy 的后程加速分割，获得了 33% 的 5 年生存率。但是，在单独放疗的 RTOG85-01 试验中，患者接受总剂量为 64Gy、2Gy/d 的常规放疗，所有患者均于 3 年内死于本病。因此，该研究小组建议应将单独放疗作为姑息手段或用于那些不能接受化疗的患者。

其他可供选择的放射疗法（例如乏氧细胞增敏和高分割）尚未显示出生存方面的优势。可用术中放疗代替外放射，但这方面的经验比较有限。适形和调强放疗目前正处于研究之中。

（2）姑息性放疗：常用于晚期食管癌不能接受根治性放疗的患者，其目的主要在于缓解症状，提高患者生活质量，如减轻食管梗阻、改善进食困难、止痛等，并可能延长患者生存期。晚期食管癌原发病灶局部侵犯范围比较广泛，无食管穿孔及活动性出血，全身情况能耐受放疗者，可给予姑息性放疗。如经姑息放疗肿瘤得到缓解缩小，患者全身情况尚可，无明显远处转移征象，可根据病情随时调整治疗策略，加大剂量，争取达到根治目的，最大限度地延长患者生存期。

单独近距离放射治疗是一种姑息手段，可以获得 25% ~ 35% 的局部控制率，中位生存期约为 5 个月。在 Sur 等所做的随机研究中，高剂量频率近距离放疗和外放射相比，在局部病灶控制和生存方面均无显著性差异。在 RTOG92-07 试验中，75 名患者接受了与 RTOG85-01 相同的放化疗方案（5-FU// 顺铂 /50Gy），然后加做腔内增强，局部治疗失败率为 27%，急性毒性反应中，3、4、5 级分别占 58%、26%、8%。累积毒性所致的瘘的发生率为 18%/ 年，而瘘的自然发生率为 14%/ 年。因此，尽管在放疗或放化疗之外加做腔内近距离放疗似乎有些道理，但这种方法所能带来的益处尚未明确。

（3）辅助性放疗：目前主要作为手术的辅助手段，按其与手术之间的先后顺序可分为术前放疗、术中放疗和术后放疗。

术前放疗：亦称新辅助放疗，主要用于食管鳞癌，常用剂量为 40Gy，2Gy/d，疗程结束后 2～4 周手术。理论上来说，术前放疗能够使肿瘤体积缩小，提高肿瘤的切除率；还可使肿瘤周围小血管和淋巴管闭塞，减少肿瘤的血供，降低癌细胞活性，并能降低手术过程中癌细胞的转移概率。但与术后放疗相似，国外的随机对照试验未能证明术前放疗与单独手术相比在延长生存期方面具有显著性差异，在切除率和手术死亡率方面差异亦不显著。来自食管癌合作组（OC-CG）的一项 meta 分析也显示没有明显的证据可以证明术前放疗在生存方面具有优势，因此，目前一般不提倡术前放疗，术前放疗主要应用于食管癌外侵明显，估计单纯手术切除有困难，放疗后肿瘤有望明显缩小而获得切除者。

术中放疗：目前仅在部分医院试行以替代外放射，但这方面的经验有限，因为此类治疗的要求条件较高，难以完成大组病例分析，疗效的评价较困难，故其疗效尚不能明确。

术后放疗：可用于完全性或姑息性食管癌切除术后，其目的是消灭术后可能或确实残留的癌组织。放射野包括瘤床和局部淋巴引流区，一般于术后 4～6 周开始放疗，常用剂量为 45～55Gy。但其确切作用目前存在很大争议，国内有些学者认为术后放疗可以提高癌肿的局部控制率，减少术后癌肿复发，进而延长生存期，但国外多个随机对照试验却并未显示出术后放疗较单独手术具有生存方面的优势。术后做放疗与不做放疗相比，前者可明显减少姑息性手术的术后局部复发率（术后放疗复发率 15%，不做放疗为 30%），但增加了出血等并发症，这些并发症降低了术后放疗的生存期，使两者的 5 年生存率相比并无显著性差异，相反易引起吻合口狭窄、消化道出血等并发症而影响患者的生存质量。因此，目前大部分人认为，完全性切除术后没必要行单纯预防性照射，只有癌肿或淋巴结未得到完全性切除或疑有癌残留者，才给予术后放疗。对术中发现残端可疑癌残留或局部淋巴结怀疑转移而未能彻底清扫者，术中应予银夹定位，以提高放疗定位准确性。

3. 化学治疗

手术和放疗作为局部治疗手段，对于食管癌的远处转移是无效的。尸检发现，约半数以上的临床局部早期病例具有远处转移。化疗作为一种全身治疗手段，可以弥补手术和放疗的不足。但食管癌细胞增生较不活跃，增生细胞所占比例较小，非增生细胞比例较大，故对化疗药物敏感性较差。因此，化疗目前主要用于具有远处转移而无法手术和放疗的晚期病例，或和手术或放疗联合应用。

已经确定的对食管癌有效的化疗药物不多。在过去的 25 年间，针对转移的食管癌只有 16 种细胞毒性药物被系统地研究过，几乎所有这些药物的活性都是针对鳞癌的。

目前已经证明对食管癌有效的化疗药物约有十几种，顺铂被看作是效果最好的药物之一，其单药有效率一直不低于 20%。其他药物中，5-FU、丝裂霉素、博来霉素、甲氨蝶呤、阿霉素以及长春碱对食管癌具有一定的效果。在新药中，紫杉醇、多西紫杉醇、长春地辛、奥沙利铂（与 5-FU 联用）对食管癌显示出抗癌活性。文献报道单药化疗的有效率约 5%～35%，虽然毒性较低，但缓解期亦较短，疗效不佳，故现在多采用联合化疗。联合化疗方案较多，主要以顺铂和氟尿嘧啶为主，常用的有：顺铂 - 氟尿嘧啶、顺铂 - 博来霉素、紫杉醇 - 顺铂、紫杉醇 - 卡铂、紫杉醇 - 顺铂 - 氟尿嘧啶、顺铂 - 甲氨蝶呤 - 博来霉素、顺铂 - 博来霉素 - 依托泊苷等。5-FU 加顺铂的联合化疗被认为是一种可行的方案，这是研究最多的、也是最常用的食管癌化疗方案。根据报道，该方案的有效率在 20%～50% 之间。现已证明，紫杉醇、5-FU 和顺铂的联合化疗对鳞癌及腺癌患者均有较好效果。紫杉醇单剂治疗进展期食管癌可达 32% 的有效率，与 EP 配伍的联合化疗对 T_4 和 M_1 的食管癌晚期患者或复发性食管癌可达到 50% 的有效率，其中 20% 可获得临床完全缓解。此外，依立替康（CPT-11）与顺铂联用也表现出一定的抗癌活性，尤其是对于食管鳞癌更为明显。

术前（新辅助）化疗主要用于肿瘤外侵明显、估计手术难以完全切除的病例，其目的是使肿瘤分期下调，提高局部控制率并尽早控制手术切除范围以外的亚临床转移灶（微转移）。国内外在新辅助化疗方面做了较多研究，但目前尚无结果能证明其在提高患者整体生存率方面优于单独手术治疗。英国的医学研究委员会（MRC）最近出版了他们的研究结果。参与试验的802名食管癌患者都是可以接受手术的。在该试验中，患者随机接受单独手术或术前先行2个周期化疗，方案为5-FU（1 000mg/m²·d，连续输注，共4d）加顺铂（80mg/m²，第一天应用），每21d重复一次，然后手术。然而，这个试验有许多临床方法学上的问题。约有10%的患者接受了既定方案以外的术前放疗，我国提供的病例被排除在外。在中位数为2年的短期随访中，术前化疗组显示出3.5个月的生存优势（16.8月/13.3月）。对照组的中位生存期没有达到期望值。有必要进行更长期的随访来弄清楚该生存期优势是否具有显著性差异。该研究小组不推荐将术前化疗作为治疗规范。因此，在局限性食管癌的治疗中，除临床试验外，目前不推荐术前化疗。

术后（辅助）化疗对食管癌患者的有效性一直也是争议较大而未能解决的问题。理论上，术后化疗可以控制可能存在的局部癌残留或微转移灶，从而预防和治疗全身转移，但对食管癌进行系统性的术后化疗的临床研究报告很少，较有价值的是日本食管疾患研究会（JEOG）进行了全国性协作性研究，1984—1987年比较了术后化疗与术后放疗，1988—1991年比较了单纯手术和手术加术后化疗，采用方案为顺铂+长春地辛2个疗程，结果5年生存率均无显著性差异。至1992—1995年JEOG开始的第5次全国性协作研究中将术后化疗组改用FP方案（5-FU+DDP）2个疗程，结果显示总体5年无复发生存率及术中证实淋巴结转移（pN$_1$）组5年无复发生存率术后化疗组与单纯手术组相比有显著性差异，但二者5年生存率未能显示统计学意义，可以说目前没有大样本、严谨的随机对照试验能够证明加用术后辅助化疗较单独手术具有明显生存方面的优势。有学者认为术后化疗只在有大量淋巴结转移的病例优于单独手术治疗。但已有的临床试验均以顺铂、氟尿嘧啶等传统药物作为治疗方案，目前尚无结合手术应用紫杉醇等新药辅助化疗的大宗病例报告。因此，对于接受了完全性切除手术的患者，术后系统化疗不宜作为治疗规范，但可以作为临床试验，进行前瞻性随机对照研究。

4. 同期放化疗

研究发现，某些化疗药物，如顺铂、卡铂、氟尿嘧啶、紫杉醇、博来霉素等，具有放射增敏作用。将上述药物与放疗同期应用，可增加癌细胞对放疗的敏感性，提高食管癌的局部控制率，减少放疗剂量以降低毒性反应，提高治疗的依从性，同时可以兼顾肿瘤局部和可能存在的微转移灶，减少远处转移和延长生存期。食管癌同期放化疗主要包括以下两个方面。

（1）术前同期放化疗：20世纪80年代美国Wayne State大学医学院报告同期放化疗治疗进展期食管癌的疗效明显优于单纯放疗，随后美国西南肿瘤协作组（SWOG）和美国肿瘤放疗协作组（RTOG）一同进行了EP方案+30Gy的术前同期放化疗的Ⅱ期临床研究，病理缓解率达到17%，但手术死亡率却达到10%，3年生存率仅16%。20世纪90年代末进行的一些临床试验亦获得类似的结果，进一步证明术前同期放化疗对食管癌的有效率显著高于单纯术前化疗，但未能使患者的术后生存率获得明显改善。Urba等1997年报道使用FVP方案DDP+5-FU+VDS结合45Gy超分割放疗可获得28%的病理完全缓解率（CR），术后局部复发明显减少，3年生存率与单纯手术相比亦显著提高，说明增加放疗剂量或使用超分割照射术前同期放化疗可明显增加治疗效果。新型化疗药物的应用亦可能进一步加强术前同期放化疗的效果。Lynch等使用Taxol（紫杉醇）+DDP+5-Fu联合超分割放疗获得80%以上的临床有效率，病理CR亦高达39%~50%。

制约术前同期放化疗临床应用的主要缺陷是其严重的不良反应，进行同期放化疗的食管癌患者对手术耐受力明显降低，手术风险大幅度增加，手术死亡率常高达10%以上。如何合理设计术前同期放化疗方案，减少严重毒副反应，提高食管癌患者对放化疗和手术的耐受性是进一步研究中需要密切关注的问题。

（2）单独同期放化疗：由于术前同期放化疗的严重不良反应，同期放化疗可能更适合单独用于早期食管癌和不宜手术的晚期食管癌，日本全国协作进行的在Ⅰ期食管癌患者中进行同期放化疗Ⅱ期临床研究中显示出单独同期放化疗对早期食管癌可达到与手术相同的效果。Herskovlc等报告的RTOG85-01试验是迄今为止唯一一个将足量系统化疗与同期放疗相结合的随机试验。这项分组试验以鳞癌患者为主。患者接受4个疗程化疗，方案为5-FU加顺铂，同期放疗（总量50Gy，2Gy/d）从化疗的第一天开始进行。对照组接受单独放疗，但其剂量（64Gy）高于放化疗联合组。随机进入联合治疗组的患者在中位生存期（14个月/9个月）和5年生存率（27%/50%）方面均有显著提高。随访显示，5年生存率为27%。在联合治疗组，局部治疗失败（局部病灶持续及复发）作为治疗失败初发的发生率也较低（47%/65%）。

（3）内镜治疗：对很早期的食管黏膜内癌灶，可通过内镜下黏膜切除术进行治疗并取得了理想的效果。对晚期食管癌患者，可以用非创伤性的手段来处理梗阻、吞咽困难、食管气管瘘以及消化道出血。对于伴有吞咽困难的无法手术或无法治愈的癌症患者，最有实际意义的目标是缓解症状，这样可以改善营养状况、拥有健康的感觉以及整体生活质量。

目前可用于解除吞咽困难的内镜姑息疗法包括：球囊或探条扩张术、热凝固术（激光）、酒精或化疗药物注射、光动力学治疗、腔内照射、塑料或可膨胀金属支架置入术。对大部分伴有梗阻的不可切除的食管癌，光动力学治疗与可膨胀支架的联用可获得最佳的缓解。

置入表面覆有硅酮的可自行膨胀金属支架通常能够有效治疗食管气管瘘，这样对大部分患者可以避免行姑息性食管离断及旁路手术。

七、诊治流程

对新发病例的诊断应包括：完整的病史、体格检查、食管钡餐检查、整个上消化道的纤维胃镜检查，同时对癌肿进行病理组织学上的确认。对那些食管严重梗阻、不能通过胃镜观察上消化道的患者，应行上消化道气钡双重对比检查。

其他检查包括全血常规、血清生化分析、凝血功能检验以及胸腹部CT扫描。如果癌肿位于隆突或其上水平，尚应行纤维支气管镜检查（包括对异常部位的活检及冲洗液的细胞学检查）。

在此阶段，如没有远处转移的证据，建议行内镜超声检查。此外，如果癌肿位于贲门部，可选择腹腔镜对腹部情况进行分期。近来，正电子发射断层成像扫描（PET）已应用于食管疾病的评价，但在进一步的研究对其价值做出更精确的判断之前，因其价格昂贵，目前只考虑将其作为备选的检查。怀疑有远处转移的病变可通过针吸或切除组织活检来证实。

上述流程可将患者分为两组：①肿瘤明显局限（Ⅰ～Ⅲ期）；②肿瘤已有明显远处转移（Ⅳ期）。

1. 附加评价

对于病变局限的食管癌患者，可以做些附加的检查来评价其身体状况。这些附加评价可以包括肺功能测定、心脏检查以及营养评价。在术前营养支持方面，应考虑使用鼻胃管或空肠造瘘管，一般不主张行经皮内窥镜胃切开术（PEG）。此外，如果计划在手术中使用结肠代替食管，应行钡剂灌肠X线或结肠镜检查以评估结肠状况，而结肠上动脉造影只考虑有选择性地应用。由于对食管癌的处理需要多个学科的专业知识——胸外科、肿瘤放疗科、肿瘤内科、营养科、肺功能室和内镜中心等，故提倡多学科综合评价。

2. 主要治疗

癌肿可切除的患者（Ⅰ～Ⅲ期或$T_{1\sim3}$，$N_{0\sim1}$或N_x）可在两种疗法中选择其一：食管切除术或全量放化疗。是否选择手术疗法可依据医疗单位的习惯，但是，对于癌肿位于隆突水平且适于以胃重建食道的患者，建议手术治疗。放化疗应包括剂量为50Gy左右的放疗和方案为5-FU加顺铂的同期化疗，颈段食管癌尤其适合于这种疗法。

如果患者接受的是R_0切除且无淋巴结转移，术后应对其进行观察，如缺乏明显的病变证据，不建议做进一步的治疗。接受R_1切除的患者，应给予放疗加5-FU//顺铂方案化疗。接受R_2切除的患者应给予放化疗或挽救治疗，这主要依据的是病变的范围。对于术后发现淋巴结阳性的患者，后续治疗应依据病变的位置和组织类型。下段食管或贲门腺癌患者应该接受术后辅助化疗和放疗，而上或中段食管腺癌及任何部位的鳞癌则主要是进行观察。

对于癌肿不可切除（T_4）或不愿选择手术的患者，可给予剂量为 50～50.4Gy 的放疗加方案为 5-FU 加顺铂的同期化疗。对于不能手术和不能耐受化疗的患者，建议给予最佳的支持治疗。

对于行全量放化疗的患者，建议在完成治疗后 4～6 周时行 CT 扫描，随后行上消化道内窥镜检查。如结果证明完全显效，对患者可进行观察或给予食管切除术。对下段食管或贲门腺癌宜行手术切除，对上或中段食管腺癌或任何部位的鳞癌宜进行观察。如有局部癌肿继续存在或复发的证据，可给予患者手术或其他的姑息治疗。

3. 随访

所有患者均应给予系统的随访。随访内容应包括完整的病史和体格检查，第一年每 4 个月一次，随后 2 年每 6 个月一次，此后每年一次。根据临床表现的需要，应进行全血常规、血清生化、胸部 X 线检查。其他如内镜检查、CT 检查、PET 检查等，需要时也应考虑进行。另外，某些患者可能需要对吻合口狭窄或放化疗所致的狭窄进行扩张治疗。

4. 挽救治疗

挽救治疗的范围包括从对局部复发患者的以治愈为目的的积极治疗到对不能治愈的患者的以减症为目的的治疗。对于以前未接受过放疗或化疗的局部复发患者，优先选择放疗加同期 5-FU-顺铂化疗，还可加用其他措施，包括内窥镜治疗。对于吻合口复发的患者，医生应该判断其病情是否适合手术以及技术上是否能够将复发病灶切除。如果这两项标准均符合，应考虑手术。如患者在术后又出现复发，则应考虑癌肿为不可治愈，患者应接受姑息治疗。病情不适合手术或放化疗后出现不可切除的复发病灶的患者，可接受近距离放疗、激光治疗、光动力学治疗，或任何其他的最佳支持治疗。

对于癌症已有远处转移的患者，只适合行姑息治疗。是只给予最佳支持治疗还是加上化疗，应该依患者的行为状态而定。对 Karnofsky 评分不超过 60 或 ECOG 评分不低于 3 的患者，应该只给予最佳支持治疗。对行为状态较佳的患者可给予最佳支持治疗或加上化疗。

5. 最佳支持治疗

最佳支持治疗的内容主要取决于患者的症状。食管梗阻严重的病例，可给予支架置入、激光手术、光动力学治疗、放疗，或这些方法的联合应用。对于需要营养支持的患者，以应用肠内营养较佳。通过放疗和止痛措施联用可以控制疼痛。手术或放疗和/或内镜治疗可以用于癌肿活动性出血的处理。

八、预后

总体来讲，食管癌预后较差，症状出现后，如未经治疗，生存期一般不超过 1 年。有资料显示，食管鳞癌患者总的中位生存时间（无论是否经过任何治疗）为 8.8 个月，5 年生存率为 14%。

食管癌手术切除的预后受很多因素的影响，患者的 TNM 分期、手术切除范围是否达到 R0、肿瘤浸润深度、是否有淋巴结转移及其数目一直被认为是反映手术后的长期预后的重要指标。淋巴结的阳性率，即阳性淋巴结数目与所有切除的淋巴结数目的比值，也可以提示预后情况。国内资料显示，早期病例，无外侵及淋巴结转移者，术后 5 年生存率可高达 60% 以上；邵令方等报道一组 210 例 0～Ⅰ期食管癌和贲门癌的 5 年生存率为 92.6%，为迄今为止生存率最高的报道。肿瘤已有外侵或转移者，5 年生存率一般不高于 25%；平均 5 年生存率为 18.1%～40.8%。国外资料显示，所有接受过切除手术的患者的 5 年生存率为 19%；根治性切除术后的中位生存时间为 32 个月，5 年生存率为 34%；姑息性切除术后的中位生存时间和 5 年生存率则分别为 7.5 个月和 8%；Ⅰ期、Ⅱa 期、Ⅱb 期、Ⅲ期和Ⅳ期患者的 5 年生存率分别为 60%、30%、40%、13% 和 3%。1989 年日本食管癌登记委员会统计了 5 481 例手术患者，病变长度小于 1cm 者，5 年生存率为 83%；病变长度小于 3cm 者，5 年生存率为 38%。手术方式亦与预后密切相关，日本和欧美近年来报道食管癌行三野淋巴结清扫术 5 年生存率达到 40%～50% 水平。

接受放疗的病例由于其就诊时病情进展程度不一，故预后差别也较大，5 年生存率为 0～30%。上海医科大学肿瘤医院的资料显示，颈段、上胸段、下胸段食管癌放疗后的 5 年生存率分别为 24.4%、27.7% 和 5.9%；北京日坛医院的结果则分别为 18.1%、11.8% 和 3.4%。在单独放疗的 RTOG85-01 试验中，患者接受总剂量为 64Gy，2Gy/d 的常规放疗，所有患者均于 3 年内死于本病。

化疗对食管癌预后的影响尚缺乏大样本前瞻性随机对照研究，现有资料未能证实其具有生存期延长方面的优势。

目前非手术治疗的热点已转移至同期放化疗，对早期食管癌同期放化疗可能达到与手术相同的预后效果，对 T_4 和锁骨上淋巴结转移（M_1）的晚期食管癌患者亦达到了 23% 的 3 年生存率。随机进入同期放化疗组的中位生存期达到 14 个月，5 年生存率为 27%。

第二节 食管良性肿瘤

一、概述

良性食管肿瘤很罕见，大多无症状。在一份尸检研究中，20 000 例尸检中仅发现 90 例良性食管肿瘤。在另一项研究中，在 11 000 例有吞咽困难的患者中仅有 15 例为良性食管肿瘤。

良性食管肿瘤大多根据起源的位置分类，曾经分为腔内型、腔外型和壁间型，在有了食管腔内超声后，一般就将肿瘤起源的层次作为分类的标准，如下表（表 9-9）：

表 9-9 食管良性肿瘤分类

食管壁层	食管超声层次	食管肿瘤类型
黏膜	第一、第二层	粒细胞瘤、纤维血管瘤、鳞状细胞乳头状瘤，潴留性囊肿
黏膜下	第三层	脂肪瘤、血管瘤、纤维瘤、神经纤维瘤
固有肌层	第四层	平滑肌瘤、囊肿
食管旁组织	第五层	囊肿

也可以按照病理类型分类。平滑肌瘤是最常见的食管良性肿瘤，食管囊肿其次，然而囊肿并非真正的肿瘤，在真正的肿瘤里，腔内型的息肉发病率占据第 2 位。大部分的良性肿瘤好发于食管中下段，而纤维血管瘤则最常见与颈段食管。

二、发病原因

大部分的食管良性肿瘤发病原因和机理不明，其中一些肿瘤可能与病毒感染有关联，比如大多数学者认可的乳头状病毒（HPV）感染可能是食管鳞状细胞乳头状瘤的发病罪魁祸首，食管平滑肌瘤则可能与 EB 病毒感染有关。大部分的食管囊肿则是先天性发育异常所致。

三、临床表现

食管良性肿瘤由于生长缓慢，食管黏膜正常，所以大多数早期无明显临床症状。随着肿瘤体积的逐渐增大，由于堵塞食管腔，或者压迫食管周围组织可以产生相关临床症状，如最常见的是吞咽不适、梗阻感、呕吐、消瘦，部分患者因为食管反流严重可以有吸入性肺炎，胸骨后不适或疼痛感。

四、诊断

食管吞钡检查是最简单易行的方法，也是最为直观的辅助检查手段，也是在有临床相关症状后患者最为常用的筛查手段。它可以发现很多食管镜或者胸部 CT 上容易被忽略的良性食管肿瘤。大多数的食管良性肿瘤在食管钡餐中的影像表现为向食管腔内突出的光滑隆起，食管黏膜良好、未见中断和纠结、紊乱。

胸部增强 CT 检查非常重要，有助于鉴别肿瘤来源于食管还是周围组织肿瘤造成的外源性压迫所致。有部分患者出现临床症状后行上消化道吞钡检查，发现向食管腔内突出的光滑切迹，但是在 CT 检查中却发现食管周围组织器官的压迫所致。例如纵隔肿大的淋巴结、纵隔内占位、血管瘤、迂曲增大的主动脉、气管囊肿、心包囊肿等可能性。

食管镜的检查目的是除了判断是否为腔内型的肿瘤外，最主要的是与食管癌做鉴别。食管镜检查可以对表浅的肿瘤行活组织检查，明确病理，甚至可以在内镜下对于某些肿瘤行完整地切除。虽然食管腔内肿瘤的活检并不复杂，但并需要有经验的食管镜医师操作，因为很多黏膜下来源的食管良性肿瘤黏膜是完整光滑的，对于这些患者来说，肿瘤的活检是禁忌证，原因是食管镜下活检可能会造成食管黏膜和黏膜下各层次解剖结构不清楚，甚至与肿瘤粘连，有造成食管黏膜破损的风险，一旦发现不及时就有可能造成食管瘘和脓胸。

食管腔内超声（EUS）对于良性食管肿瘤的诊断价值明显。不但在诊断中，还包括对手术方案的选择，对于暂时不需要手术治疗，但需要定期随访复查的患者，EUS 是首先的检查手段。EUS 可以清楚地显示出食管壁各层中肿瘤的来源和累及的层次。基于超声的特性，食管腔内超声检查在诊断囊性病变时比 CT 检查更加准确、可靠。对于医学肿瘤，EUS 还可以帮助内镜医师行早期食管病变的内镜下切除。

五、治疗

大多数的食管良性肿瘤无临床症状表现，均可随访。在随访过程中如果出现的临床症状或肿瘤明显增大，则可以考虑行内镜下切除或外科手术切除。这里主要叙述食管良性肿瘤的外科手术切除。

手术切除食管良性肿瘤的方法是常规开胸手术，可以很好地暴露食管，然后切口食管部分肌层后显露出肿瘤，经仔细分离肿瘤与黏膜间隙，以防食管黏膜损伤，导致严重手术并发症。对于食管平滑肌瘤，可以视野钝性分离，较大的平滑肌瘤外形类似"生姜"，肿瘤表面有许多"凹缝"，术中可以做一"花生米"轻轻地推开粘连在肿瘤表面凹陷处的食管平滑肌纤维，并在肿瘤深处推开食管黏膜，一般钝性分离很少损伤食管黏膜。肿瘤切除后可以先将术前插的胃管退到肿瘤床上方，并在肿瘤床下方的食管套带后轻轻收紧，嘱麻醉师经胃管内注入气体，此时食管黏膜会膨出，再次胸腔内注入生理盐水，观察肿瘤床处是否有气泡溢出来判断术后食管黏膜是否完整。

手术在选择切口时，左右胸入路均可，一般选择右胸路径较多，因为能够更加清楚地暴露整个胸段食管。目前微创胸腔镜手术已经广泛地应用到食管良性肿瘤的外科治疗中，因为胸腔镜微创手术避免了常规开胸，所以大大减少了患者的痛苦和创伤，缩短了术后住院时间，减少了术后并发症，目前已经成为食管良性肿瘤外科治疗的标准术式之一。另外近年来兴起的机器人辅助手术虽为广泛开展，但是它增强的放大效果、三维立体视野，以及非凡的操作灵敏度已经成为胸外科医师的更多选择之一。

六、结语

良性食管肿瘤经常是无明显临床症状的，常常在体检时被无意间发现，我们要求凡是发现的所有食管肿瘤均需要行食管镜、食管吞钡和食管超声内镜检查。如有明显临床症状者应该考虑内镜下切除或者外科手术切除。食管囊肿一般建议在明确诊断后即给予行外科手术切除，以免今后可能发生的囊肿破裂感染，增大压迫周围组织器官等并发症。实性肿瘤则需要依据食管超声内镜检查的结构来判断肿瘤的类型、大小、起源层次、并且需要排除恶性病变可能。确定是食管良性肿瘤，而且无明显临床症状，体积较小的，通常可以建议临床随访，食管超声定期复查。对于怀疑是食管平滑肌瘤、瘤体较大或边界不清楚的，又不能除外食管间质瘤的话，建议外科手术切除。对于食管良性肿瘤，除非各项检查都高度怀疑食管癌，否则尽量避免行食管镜下病理活检。

第三节 食管憩室

一、概述

食管憩室，即食管壁的一部分向外膨出，形成一囊袋，较大者其内可储留食物，久后可并发炎症、感染或溃疡出血，偶尔发生恶性变。食管憩室在临床上发病率不高，偶可遇到。食管憩室的分类较为复杂，按憩室所在的部位，可有咽食管憩室、支气管旁憩室和膈上憩室。这些憩室分别位于咽与食管交接处，气管分叉处和膈上数厘米以内。有人根据憩室的结构分为真性憩室和假性憩室，所谓真性憩室是有食管壁的全层构成的憩室，假性憩室是仅由食管黏膜构成憩室壁。Zenker等人则将憩室分为膨出性憩室和外牵性憩室两类，膨出性憩室是因为食管腔内压力增高向外膨出而形成的憩室，外牵性憩室则因为食管壁外的牵拉作用而形成的憩室。

1764年，Ludlow最早描述了咽部食管憩室。1979年，后人发表了Ludlow所报告的咽部食管憩室标本相片。1878年，Zenker等人收集文献上22例加上他们自己的4例食管憩室加以分析，讨论憩室的性质和形成过程，提出膨出性和外牵性憩室的分类。1833年，Deguise报告了第一例膈上憩室。1882年，Oekonomidies又报告2例，至此文献上已积累膈上憩室31例。

二、发生率

三种食管憩室发生率不同，据统计超过2 000例食管憩室报告中，咽食管憩室占62.0%，支气管旁憩室17.2%，膈上憩室20.8%。另外，1957年Brombart又根据他自己的病例分类，其中Zenker憩室38例，胸中段憩室259例，膈上憩室33例和贲门旁憩室11例。关于发病年龄和性别，缺乏系统资料，有材料表明536例咽食管憩室中最多发生于50～70岁，而且男性明显多于女性，性别比为3.4∶1。膈上憩室也多见于男性。

三、分类

根据多数学者的意见，食管憩室的分类以下面最常用。

（一）颈部憩室
（1）咽食管憩室（Zenker，膨出性，假性，咽下憩室）。
（2）先天性憩室。
1）壁内。
2）壁外。
（3）创伤性。

（二）胸上段憩室
（1）支气管旁憩室（Rokitansky憩室，外牵性，真性，结核性憩室）。
（2）膨出性-外牵性憩室。
（3）先天性。

（三）胸下段憩室
（1）膈上。
（2）功能性和继发性憩室。

四、咽食管憩室

（一）病因

这种类型的憩室位于斜形的咽下缩肌与横形的环咽缩肌之间，中线偏后，又有人称为 Killian 三角。此区结构先天性薄弱，不能抵御每次吞咽时的压力，肌纤维逐渐伸长变薄，膨出形成囊袋。部分食物可潴留于囊袋内，随着食物重量下坠，使囊袋扩张，体积增大并下垂，将食管推向前方。囊袋的口径也随之扩大，使得咽下的食物直接进入囊袋内，进入食管的食物量减少，除非借助外力压迫，如用手按压局部，才能将囊袋内的食物推入食管。

创伤所致咽部憩室已有报告，有的是因为爆震伤，有的是行器械摘取异物后引起，还有的是战争中弹片伤的后遗症。先天性生理异常产生憩室仍有争论，有人认为食管上括约肌长时间不松弛，食团在咽部产生向四方的压力，于是在食管壁上部的环咽部，此处结构最薄弱又缺乏保护，最容易发生扩张，形成憩室。有人研究咽部和环咽肌的收缩和松弛时间以及与功能的关系，提出咽和环咽肌的不协调是造成憩室的原因。

（二）病理

食管憩室的壁主要由黏膜鳞状上皮、黏膜下层以及散在的肌纤维，缺乏真正的食管肌层。术中常见到憩室被疏松的结缔组织所包绕，很少有增厚的结缔组织。显微镜下憩室壁内衬的上皮呈现慢性炎症表现，囊壁有急性和慢性炎症细胞浸润，并含有增生的血管。

（三）症状

咽食管憩室的症状决定于憩室发展的不同阶段。咽食管憩室的发生发展分三个阶段。初期，仅有黏膜和黏膜下层通过咽食管交接处的薄弱三角区向外膨出。此时除了食物暂时潴留的症状外，患者没有任何主诉。第二阶段球形囊袋已经形成并向后下方膨出，憩室的开口与食管腔的轴线不在垂直线上，因而食团仍可直接进入食管。此时的症状主要是因囊袋内潴留食物、液体和黏液所致，患者没有任何食管梗阻的表现。有时食管痉挛可造成吞咽疼痛。偶尔夜间可有食物和液体反流。发展到第三阶段，憩室的大小无明显改变，但是咽部向下开口直接通向憩室，真正的食管腔开口移位被推向前侧方。此阶段的发展机制是憩室变狭长，并被环咽肌所固定，随着其内潴留物的重力越来越大，憩室朝着纵隔方向逐渐向下。这种异常的解剖关系，使得食物团直接进入憩室而不是进入食管。在这一期除了上述症状外，出现不同程度食管梗阻，同时充满食物团和液体的憩室对远侧食管的压迫，梗阻的症状越来越明显。

咽部憩室的症状主要因憩室炎症、感染，囊壁溃疡，继之产生狭窄梗阻，并发症包括有憩室穿孔、出血或并发恶性肿瘤。小的憩室虽然开口较小，却可能产生严重的症状，大的憩室其开口也大，食物液体可自由出入，暂时可以无明显症状，但是随着憩室体积增大，潴留液体和食物增多，症状的严重性也在增加。此外，食管上括约肌功能不协调和痉挛对于症状的出现和严重性起了较大的作用。症状持续的时间变异很大，从开始出现症状到需要药物治疗，需要很长的时间，Duke 医院统计的资料，平均症状持续时间为 3.5 年。咽部食管憩室的症状变化很大，有的憩室内存有食物，仅有咽喉处感觉不舒服，有的则出现食管完全梗阻不通。一少部分食物停在憩室很小的开口处，令患者咽喉后部时常有刺激感、异物感，患者不断分泌过多的唾液，有时还伴随吞咽不畅。食物已经有潴留，症状决定于潴留物的多少、憩室排空的程度以及有无误吸。吞咽不畅或多或少变得越来越严重，但是最突出的是反流症状，有时进食或饮水后马上就有反流，偶尔弯腰或躺下时发生反流。有时夜间反流和误吸为患者的主要症状，储存于憩室内的食物和液体反流使患者从梦中憋醒。很多患者憩室很小也无食管症状，却出现呼吸道的并发症，长期检查或处理却没有发现食管憩室。肺部并发症包括邻近肺叶受累、肺脓肿、支气管扩张和肺结核。呼吸道的主要症状是咳嗽和支气管炎，其他还有呼吸困难等。吞咽时喉部有声响是另一个常见症状，多出现于憩室已经形成，随着吞咽食物和饮水，空气也被吞下进入憩室，随咽下空气量的多少，发出了各种不同的声响。这样看，咽食管憩室最常见最明显的症状包括吞咽不畅、反流、吞咽时有声响、咳嗽、憋气等，其他的还有唾液多、口臭、不思饮食、恶心和声嘶。声嘶因咽炎所致，发生率据统计约为2%～8%。有时可发现进食时颈部起包块，患者按压局部使食物排空包块消失。有的扭转头部也可使包块消失。憩室出血发生少见。憩室增大而致食管梗阻后，可有体重减轻，完全梗阻则有营养不良。曾有1例报告咽下憩室进食后晕厥发作，并曾有一次发生休克和偏瘫，提示颈动脉和迷走神经受压，切除食管憩室后患者进食良好，再无类似发作。

（四）诊断

放射学上食管憩室表现为食管壁向外膨出，外形轮廓清楚，位置恒定，随食管弹性和蠕动而有大小、形态和方向改变。这些特点可帮助与假性憩室和第三蠕动波相鉴别。为确切诊断需要重复显示憩室的形态。一般来讲，放射学检查基本上可以做出食管憩室的诊断。咽食管憩室最初表现为在咽与食管交接处很小的向外膨出，它位于后侧，故侧位片最能清楚显示，随着憩室增大，在正位片上也能显示出伸长的充满钡剂的憩室，其下缘呈圆形。但是仍应摄侧位片，除此以外的狭窄病变或食管蹼。憩室体积增大其开口本身被推移向前，侧位片上可见到钡剂从憩室的顶部在固定的环咽水平排出。憩室较大可见到气管向前移位。咽食管憩室内壁光滑规则，黏膜有炎症也可致内壁呈轻度不规则，当见到内壁明显不规则时，应考虑到憩室内发生恶性病变可能。

内镜检查并非绝对必需的诊断方法，缺乏经验的医师可能因未辨识清楚憩室下端是一盲袋，进行内镜检查可能发生憩室穿孔。当怀疑存在憩室并发症，像食管狭窄、食管蹼或憩室癌时，则必须进行纤维胃镜检查。咽食管憩室患者内镜检查时，从内镜看直接连通下咽的是憩室，内镜很容易进入，狭长的裂隙则是正常食管。较大的咽食管憩室在内镜检查时，辨识食管腔可能有一定的困难。

（五）并发疾病

食管憩室，特别是咽食管憩室最常并发有肺部病变。此外，还可并发食管裂孔疝、贲门失弛缓症。弥漫性食管痉挛病例可并发真性憩室和假性憩室。较为重要的是食管憩室并发食管鳞状上皮细胞癌。有关憩室并发癌的报告已出现多处，Mayo医院Wychulis报告96例咽食管憩室中3例并发食管癌，其发生率为0.31%，以后Mayo医院又报告2例。并发食管癌的患者年龄较高，多于60岁以上，临床症状主要为吞咽不畅特点改变，反流出的食物混有血液，同时消瘦体重减轻。文献报告的病例应用手术切除或放射治疗可延长患者存活。

文献报告应用套圈器从憩室内摘除食管息肉，有人报告食管憩室内发生良性食管乳头状瘤。此外还有报告罕见的病例，从憩室内取出金属硬币后，造影发现在原憩室底部又发生另一憩室。咽食管憩室穿孔的报告较多，憩室穿孔破入气管，憩室大出血需要多量输血抢救方行手术切除。此外，尚有多篇报告巨大憩室和多发憩室。

（六）治疗

食管憩室有临床症状者，特别出现食管梗阻或误吸，均应手术治疗。非手术处理尚无效果满意的报告。所有的憩室都会逐渐增大，迟早会出现临床症状，有的还可能发生并发症。除了有并发症者术前需要准备外，一般不需要任何特殊准备。因进食梗阻造成营养不良，可行鼻饲营养，不必行胃造瘘。有肺部并发症时应予治疗。其他并发症则针对不同情况进行相应的处理。

手术切口一般做在颈部，左侧或右侧均可满意显露，临床多用左侧胸锁乳突肌斜形切口。解剖出憩室后，在其颈部切断，仔细缝合黏膜并对合缝合肌层，局部置引流。另外，有人对于小的咽食管憩室采用悬吊固定而不切除方法亦取得良好效果。术中应注意避免损伤喉返神经，尤其是损伤双侧喉返神经时，术后需行永久性气管造口。

术后留置鼻胃管，早期可行吸引，后期行胃饲营养。何时开始经口进食，争论较大，一般术后1周即可进食。术后应常规给予抗生素。

手术并发症主要有食管瘘，多在1周左右发生，自颈部切口漏出唾液即可诊断。憩室切除术后发生的食管瘘，经充分引流，胃肠内或胃肠外维持营养，多能自行闭合。术中若损伤了一侧喉返神经可造成术后患者声音嘶哑，这是最常见的并发症。术中憩室黏膜切除过多，缝合后可致食管狭窄，食管狭窄可行扩张治疗，扩张失败需再次手术。早年有零散报告因手术致心肌梗死、脑血管意外甚至死亡。据统计3 000例咽食管憩室手术并发症：食管瘘1.0%，喉返神经损伤1.5%，狭窄0%，憩室复发2.9%，死亡1.1%。

总的来说，咽食管憩室手术效果颇佳。Pavne在1974年报告1967例患者手术治疗，术后随访5～14年，93%的患者获得良好的结果，仅6例复发需再次手术处理。1984年，Huang描述了Mayo医院31例再次手术病例，前次手术瘢痕粘连，解剖层次不清，致再次手术困难，此组1例发生瘘及败血症死亡，2例复发，余28例获满意结果。北京协和医院曾行咽下憩室切除4例，术后无明显并发症结果良好。

五、支气管旁憩室

（一）病因

此种类型的食管憩室的位于气管分叉处或分叉附近。文献上曾有多篇报告描述支气管旁憩室，这些憩室的尖部常有坚硬的瘢痕组织，有时还可见到黑色的淋巴结或钙化，因而认为炎症淋巴结将食管壁向外牵拉是其发病机制。这些淋巴结中最常见的是结核性淋巴结肿大。有人将切除的憩室做连续切片进行研究，发现粘连于食管壁的淋巴结均是结核性，新鲜的或陈旧的。病变病理分为急性和慢性两组，急性病变变化较大，从轻度圆细胞浸润到坏死，淋巴结坏死可穿透食管壁。慢性病变呈愈合过程，表现为食管黏膜上皮细胞向穿透的淋巴结增生。研究结论为支气管旁食管憩室是结核性淋巴结炎不同程度侵犯食管壁的结果。急性期病变严重时，可产生食管穿孔，形成脓腔，随着愈合过程，食管黏膜上皮长入并衬在脓腔壁内，产生了憩室。

除了炎症感染引起食管憩室以外，还有人提出支气管旁食管憩室先天性发生的观点。此类憩室发生相似于食管气管瘘一样，因为在某些支气管旁憩室周围找不到淋巴结也看不到感染的征象。气管分叉部的憩室，均位于前方从食管向下朝向气管，估计可能系未形成好的气管食管瘘。组织学上憩室含鳞状上皮和胃黏膜上皮以及异位的胰腺组织。

（二）组织学

支气管旁憩室通常向前向右侧，或呈水平或稍微向上，所以容易排空。外牵型憩室的囊壁含有食管的各层结构，憩室顶部和周围炎症反应变异较大，可能很明显也可能很轻微。某些情况下憩室或多或少被埋在成团的淋巴结之中，其他情况下淋巴结完全愈合，体积缩小，成为支气管旁憩室病变的一个部分。

（三）症状

无并发症的支气管旁外牵性憩室，一般无明显临床症状，因为憩室排空容易。对此，文献上的意见并不一致。有人说，如果出现症状肯定已经发生了并发症。有人提出症状的出现决定于食物存留于憩室内的时间以及感染的程度。如此可以说通常情况下支气管旁憩室没有临床症状，若有症状则为胸骨后疼痛、吞咽不畅，少见的可有出血。

（四）诊断

位于气管分叉或主支气管附近的憩室可能是外牵性憩室也可能是膨出性憩室。放射学上前者开口较宽，憩室呈横形，容易排空。而膨出性憩室形状呈球形，开口较小，并朝向下方，与上述类型相比，不易排空。外牵型憩室向前向右伸展，恰在气管分叉水平，因为这里淋巴结最容易受到结核侵犯，检查时可同时发现有淋巴结钙化或肺内结核表现。左前斜位胸片最容易发现这类憩室。另一个最常见的憩室部位是位于三角区的膨出性憩室，所谓的三角区是主动脉弓、降主动脉和左主支气管围成的空间。中段食管外牵性憩室在食管镜检查时可见到向前向右膨出的囊袋。有人经食管测压发现中段食管憩室均有食管动力学的异常，有的是弥漫性痉挛，有的则是失弛缓。

(五)并发症及有关病变

外牵性憩室最常见的并发症是穿孔,穿孔后可造成食管与支气管、胸膜腔、肺、心包、肺动脉以及主动脉的瘘形成,确切瘘的发生率则难以估计,报告最多的瘘是食管支气管瘘。有人分析 139 例良性食管支气管瘘,其中 32 例因食管中段憩室所致。临床上食管瘘的诊断是主要问题,因为炎症改变,诊断有一定困难,极少见食管瘘极小而没有临床症状,诊断更难。食管支气管瘘形成后,进食后特别是水或液体可经瘘进入气管支气管树,引起剧烈咳嗽,最终出现肺部并发症。当怀疑食管瘘时,吞服碘油或水溶性造影剂可帮助诊断。内镜检查对诊断有一定作用,食管镜下可看到憩室和瘘的开口,但是纤维支气管镜更容易窥及瘘口。临床上一种简单的诊断方法是,吞服亚甲蓝后经口咳出,即可予以诊断。食管支气管瘘的治疗方法有几种,有人建议电灼瘘管,实际工作中人们更常选用外科切除。除了切除瘘管外,当肺组织已发生不可逆改变时,也需将受累的肺叶切除,手术的效果颇佳。

支气管旁食管憩室也可并发癌的发生。1940 年,麻省总医院首次报告食管憩室癌。1958 年,Scanty 等在他们的 25 例食管憩室中发现 1 例,食管镜检查于憩室顶部发现癌变,经病理活检证实为食管鳞癌。1980 年,Fujita 也报告 1 例 74 岁支气管旁食管憩室,憩室内含有一个 2cm 大小溃疡性鳞状上皮细胞癌,同时他们复习了文献上所有憩室癌的报告,30 例出现在咽下憩室,5 例于支气管旁憩室,10 例在膈上憩室。憩室癌的常见症状包括有吞咽困难、憩室内容易反流、呕血和疼痛。仅有 14 例于术前或尸检时获得诊断。绝大多数病例行单纯憩室切除,1/3 行食管部分切除。有研究报道 1 例术前诊断为食管憩室,术中发现憩室颈部有硬性包块,切除后冷冻切片病理报告为"鳞癌",遂行食管部分切除,手术结果满意。

支气管旁食管憩室可并发食管裂孔疝,文献多有报告。Solis-Cohen 等人报告一患者除有两个支气管旁憩室外还有一膈上憩室,同时还并发有食管裂孔疝。Habein 等报告一组 52 例憩室中,15 例并发食管裂孔疝,3 例并发弥漫性食管痉挛,1 例既有裂孔疝又有食管痉挛。支气管旁憩室发生大出血的情况很少见,主要出现于瘘形成过程中。有报告因外牵性憩室发生大小血致死,尸检证实为憩室壁内炎症肉芽组织出血。另有因憩室炎症蚀破上腔静脉致大出血死亡。有报告憩室蚀破支气管动脉可发生大出血,经手术治疗获得成功。

(六)治疗

一般认为,无并发症、无症状的支气管旁憩室,不需要手术切除。Cappelini 却基于自己材料,认为胸部憩室迟早要出现并发症,目前手术技术的改进,提出所有胸中段食管憩室均应一期外科手术闭合。外牵性憩室很小且无明显症状,不需要行手术治疗,其主要理由是因以前的淋巴结炎症粘连,纤维组织增生瘢痕,外牵性小的憩室手术时不易发现,手术也可能对食管产生不必要的损伤。外牵性憩室切除手术无特别之处,根据术前造影憩室突向的方向分析,选择左侧或右侧开胸入路。外牵性憩室病变多在气管分叉处,小心解剖粘连和瘢痕,辨清支气管、憩室与周围的关系,将憩室于基底部切除,仔细缝合黏膜,依憩室的形态可横形或纵形缝合黏膜,肌层也需牢固缝合,最后用纵隔胸膜缝合加固。有人提出小的憩室,食管壁粘连不重,可做一荷包缝合将憩室埋入食管内,也不失为一种简单有效的手术方法。术后处理与一般开胸食管切除术相同。进食时间决定于手术范围大小,食管腔未破者,术后次日即可进食,食管黏膜已切破,需行胃肠减压,多在术后 4~5d 进食流食和液体。

六、膈上憩室

膈上憩室恰位于横膈之上,通常为膨出性憩室,也可为外牵性,或两种兼之。

(一)病因

膈上憩室的确切发生原因尚不完全清楚,文献上多次提出此处食管壁先天性薄弱是其可能的发病原因。有的提出食管下段憩室含有呼吸道残余,憩室壁上含有异位组织,像有报告中的胰腺上皮等。膈上憩室还可因食管痉挛而致的功能性憩室。许多疾病可并发膈上憩室并成为其发生原因之一。Goodman 等收集 126 例膈上憩室,65 例并发有贲门失弛缓症。此外有报告食管裂孔疝并发膈上憩室,罕见的家族性膈上憩室的报告也见于文献。病理上，膈上憩室与咽下憩室相似，憩室壁仅含有黏膜和黏膜下层，只有散在的肌纤维或根本没有肌纤维组织。

（二）症状

膈上憩室，特别是膨出性憩室，因排空不像外牵性憩室那样容易，多有临床症状。症状包括有吞咽困难、剑突下疼痛不适、恶心、呕吐或憩室内容物反流、胸骨后憋闷感、嗳气、体重减轻、咳嗽、胃灼热、呕血和呃逆。上述这些症状多为偶尔发生，持续的症状主要是吞咽不畅和胸骨后疼痛，可放射到背部两肩胛骨之间。有作者描述初期症状是患者感到食物卡在喉咙处和胸骨后痉挛性疼痛。较大的憩室可产生吞咽困难和憩室内容物反流，反流出隔夜食物。更大的憩室潴留更多的食物，可能压迫下端食管造成梗阻。Mayo医学中心自1950—1976年共收治下段食管憩室210例，其中65例经动力学检查，这65例中有吞咽困难症状者46例，之中因狭窄而致5例，食管扭曲成角5例，32例出现胸痛，并发有贲门失弛缓症者最常见反流。

（三）诊断

胸内食管下部分最常见的憩室是膈上膨出性憩室，其部位就位于膈上几厘米的食管上，它多突向右侧，也可突向左向前。憩室可以膨胀相当大仍可容易排空，但是随着憩室体积越来越大憩室逐渐下垂，类似咽下憩室。膈上憩室常有下部食管异常收缩运动，或是第三蠕动波或是很长一段食管痉挛。放射学食管造影显示憩室存在，但应除外贲门失弛缓症和食管裂孔疝。罕见的是憩室发生在贲门部或腹段食管。食管镜检查的目的是排除外并发其他食管病变。

（四）并发症和相关疾病

文献报告多发憩室，膈上憩室同时并发有咽下憩室，或并发有支气管旁憩室，或同时并发两个憩室。此外，膈上憩室最多并发的病变是贲门失弛缓症、食管裂孔疝和食管癌。在切除的膈上憩室壁上还发现有良性肿瘤，如纤维瘤和平滑肌瘤。并发症中，Yeh等人报告膈上憩室可发生自发性穿孔。

（五）治疗

膈上膨出性憩室出现临床症状或有并发症时，应当手术切除。在大组报告中，这种情况占12%～25%。较大的膨出性憩室因为不容易排空，多有症状或并发症。在决定手术时很重要的一点是什么时候进行手术。Habein根据他们的材料发现，24例膈上憩室经胸切除憩室，随诊显示所有患者术后均有症状，或是憩室复发，或是出现弥漫性食管痉挛，或食管裂孔疝。因此强调除非手术同时处理并发症，或先处理并发症，之后再行膈上憩室切除。早年膈上憩室切除多经腹腔将食管下拉，再切除膈上憩室。有的经后纵隔切口直接处理憩室。有的还在动物实验上将膈上憩室与胃底进行吻合。直到21世纪初经胸切除膈上憩室才被施行。经胸膈上憩室切除可从右或左侧开胸，为便于同时处理并发症，如食管裂孔疝、贲门失弛缓症或弥漫性食管痉挛，多数从左侧进胸。辨明憩室确切大小后，于憩室颈部切除，需注意勿切除黏膜过多，以免术后发生食管狭窄。有人在食管肌层缝合后用小片胸膜或椎旁筋膜加固。膈上憩室手术切除的结果良好，有问题多出现于未能很好处理并发症。综合文献173例膈上憩室切除手术后，术后死亡6例，发生食管瘘6例，憩室复发9例，手术有效率达88%。北京协和医院经胸外科手术切除膈上膨出性食管憩室10例，其中3例并发有贲门失弛缓症，1例并发中段食管平滑肌瘤，均同时处理憩室和并发症，术后随诊患者生活良好，无复发或其他并发症。

第十章

先天性心脏病

第一节 房间隔缺损

一、概述

房间隔缺损（atrial septal defect，ASD）是指原始房间隔在发生、吸收和融合过程中出现异常，导致房间隔上出现异常孔状缺损，其位置、形状、大小不定，但都会造成左、右心房腔直接相通。本节主要叙述继发孔型房间隔缺损，此类房间隔缺损较为常见，占先天性心脏病的10%～20%。约10%的继发孔型房间隔缺损可以并发部分型肺静脉异位连接（partial anomalous pulmonary venous connection，PAPVC），指两侧肺静脉中任何1支或2～3支未与左心房连接，而与体静脉或右心房连接。

二、病理解剖

继发孔型房间隔缺损位于冠状静脉窦口的后上方，根据房间隔缺损部位的不同将其分为5型。

（一）中央型或称卵圆孔型

这是房间隔缺损中最常见的一种类型，约占70%，位于房间隔的中部，相当于卵圆窝的部位，缺损四周边缘大多较为完整。

（二）上腔型

上腔型又称静脉窦型缺损（sinus venosus ASD），位于房间隔上方，缺损与上腔静脉入口没有明确的界限，卵圆窝仍在正常位置。这类缺损常并发右上肺静脉异位，连接到上腔静脉，或连接到上腔静脉和右心房交汇处。

（三）下腔型

下腔型缺损位于房间隔的后下方，缺损下方大都没有完整的边缘，它和下腔静脉入口相延续，下腔静脉瓣和缺损边缘相连。

（四）冠状静脉窦型（coronary sinus ASD）

此类缺损较为罕见，通常是无顶冠状静脉窦畸形（unroofed coronary sinus syndrome）的一部分，当冠状静脉窦上壁完全缺如时，冠状静脉窦口也就成为房间隔的缺损。

（五）混合型

兼有上述两种以上类型的巨大房间隔缺损，常见的有卵圆孔型缺损与下腔型缺损融合成一个大缺损。

三、病理生理

房间隔缺损的血流动力学改变的基础是心房水平存在左向右分流。分流量大小主要取决于房间隔缺损的大小和左、右心房之间的压力阶差，以及体循环和肺循环血管阻力。由于肺循环可容纳大量血流，因此，即使肺循环血量达到体循环的 2 倍，也仍能维持正常的肺动脉压力。患儿可无明显症状，活动亦不受限。单纯继发孔型房间隔缺损患者并发严重肺血管病变较少，如果患儿较早出现严重肺动脉高压，应该考虑并发原发肺动脉高压的可能性。

随着患者年龄增长，分流时间延长，肺小动脉逐渐产生内膜增厚和中层肥厚，肺动脉压力逐渐升高，右心室负荷加重。一般患者会在青年期以后出现症状，病情进展也往往加速。有些病例病变进一步发展，肺小动脉发生闭塞性病理改变，肺动脉压越来越高，右心负担不断加重，最终导致心房水平经房间隔缺损的右向左分流。进入此阶段后，患者症状明显加重，可出现咯血、发绀、心房纤颤、慢性右侧心力衰竭等艾森门格（Eisenmenger）综合征表现。

并发部分型肺静脉异位连接病变，肺血管病变比单纯房间隔缺损发展得快，且较严重。并发单支肺静脉异位连接时，对血流动力学影响不大，但合并多支肺静脉异位连接存在时，有较大量的左向右分流则会产生明显血流动力学改变，肺动脉高压发生早，且严重，甚至在较小年龄发生艾森门格综合征。

四、临床表现

（1）单纯继发孔型房间隔缺损的患者，在婴幼儿期多数可以无任何症状，部分患儿易患呼吸道感染。但也有部分患儿在婴儿期即出现哭闹或喂奶后气促，在幼儿期出现活动耐力低，剧烈活动后心悸气促等表现。巨大房间隔缺损，特别是并发有部分肺静脉异位引流时，由于左向右分流大，患者在婴儿期就可能出现心力衰竭表现。

（2）多数患者在青少年期以后开始出现症状，表现为劳力性心悸气促，伴有严重肺动脉高压患者，可出现阵发性心动过速、心房纤颤等表现，进一步加重可以出现发绀、右侧心力衰竭，表现为下肢水肿、肝大、心源性恶病质等。

（3）个别的患者会因为早期出现发绀就诊，这类患者多数是下腔型房间隔缺损，由于血液层流原因，当胸腔内压增高时，大部分的下腔静脉回流血液会直接进入左心房，导致没有明显肺高压的情况下，发生发绀症状。

（4）体格检查：房间隔缺损的患儿多数较为瘦小，胸骨左缘心前区隆起伴收缩期抬起，第 2、3 肋间可闻及轻度吹风样收缩中期杂音，肺动脉瓣区第 2 心音亢进伴呼吸周期固定分裂。左向右分流量大的患者，可在三尖瓣区闻及轻度舒张中期杂音。

五、辅助检查

（一）心电图
多数患者心电轴右偏，伴有不完全性右束支传导阻滞，右心室肥厚伴劳损。

（二）X 线检查
肺野充血，右心房、右心室增大，肺动脉段突出，主动脉结小。透视下可见肺门舞蹈症。有心力衰竭患者可表现肺间质水肿。右肺静脉与下腔静脉异位连接，则可见弯刀样阴影。

六、诊断及鉴别诊断

（一）诊断

上述临床表现均能提示房间隔缺损诊断，临床确诊主要依靠彩色多普勒超声心动图检查，可明确右心房、右心室增大，房间隔连续中断，并可见左向右血流分流频谱。彩色多普勒超声心动图检查还可以明确心脏并发畸形的存在和评估肺动脉高压的严重程度。经食管超声心动图检查，对于明确部分分流不明显房间隔缺损诊断，以及了解缺损周围结构和发现并发畸形，明显优于经胸心脏超声检查。

单纯继发型房间隔缺损患者，通过彩色多普勒超声心动图检查多数可以获得确诊，并不一定需要心导管检查和选择性心脏造影。但是对于并发重度肺动脉高压的患者，心导管检查仍是判断手术可否进行的重要依据。心导管检查和选择性心脏造影对于明确肺静脉异位连接的部位及分流的程度，以及有无其他并发畸形具有重要的意义，40岁以上的成年患者，术前应该进行冠状动脉造影。

（二）鉴别诊断

1. 轻型肺动脉瓣狭窄

需与继发孔型房间隔缺损鉴别。肺动脉瓣狭窄胸骨左缘第2肋间杂音较响，肺动脉瓣第二音减弱，X线示肺血管稀少。彩色多普勒超声心动图显示肺动脉瓣口狭窄而无房间隔缺损。右心导管检查右心室与肺动脉间有收缩压差而无心房水平的分流。

2. 原发性肺动脉扩张

肺动脉扩张在肺动脉瓣区有收缩期喷射音，心电图异常，X线显示肺动脉干扩张，但无肺充血，心导管检查无心房水平分流，超声心动图可助确诊。

3. 原发性肺动脉高压

体征及心电图类似房间隔缺损，特别需要与房间隔缺损并发肺动脉高压鉴别。X线均可见右心房、右心室增大，肺动脉及肺动脉干扩张，远端肺动脉变细变小，心电图示右心室肥厚，心导管检查有肺动脉压升高。彩色多普勒超声心动图可直接显示房间隔缺损有无回声中断而确诊。

4. 注意并发心脏畸形的存在

常见的并发畸形包括动脉导管未闭、主动脉缩窄、部分肺静脉异位连接、二尖瓣关闭不全、三尖瓣关闭不全。另外，继发孔型房间隔缺损约1%的患儿可并发二尖瓣狭窄（又称Luternbacher综合征）。应警惕这些并发畸形存在，超声心动图仔细检查均可发现。

七、自然病程和预后

房间隔缺损患者的自然预后相对是比较好的，只有1%左右患儿在1岁以内出现心力衰竭的表现，仅约0.1%患儿可能因心脏情况恶化在1岁以内死亡。在10岁以内发生明显肺动脉高压（肺血管阻力 > $4U/m^2$）的患者约为5%。但在20岁以后，发生肺血管病变比例明显增高，患者开始出现劳力性心悸气促症状，甚至发展成为艾森门格综合征，而失去手术矫治机会。

并发部分肺静脉异位引流的患儿出现症状早，发生肺动脉高压也早，且较严重。有报道称居住在高原地区的房间隔缺损患儿，肺血管病变出现较早，且严重，约15%的患儿在10岁前即发生严重肺动脉高压。分流量较小的卵圆孔型房间隔缺损可能在1岁以内自行闭合，有报道称此类缺损1岁以内自行闭合的比例可达20%左右。在1岁以后很少有自行闭合。

八、治疗

房间隔缺损是心脏外科最先开展的心内直视手术之一，近年来又有了新的发展。经皮心导管介入封堵已成为中央型小直径房间隔缺损的有效治疗手段。经胸小切口非体外循环下心脏超声引导下直接封堵房间隔缺损也已获得成功。有报道，采用全胸腔镜或机器人成功进行房间隔缺损修补。

尽管有很多进展，但是在全静脉复合麻醉气管插管，经胸前正中切口纵劈胸骨入路，浅中低温体外循环心脏停搏液灌注心肌保护下手术修补，仍然是房间隔缺损外科治疗的规范和常规技术，近、远期疗效确切，利于术中异常情况处置和并发畸形的发现和处理。以下仍以此为基础，分别叙述不同类型房间隔缺损的修补技术。

（一）手术适应证和禁忌证

1. 适应证

（1）房间隔缺损患者有明显右心室容量负荷加重的情况，就应该手术治疗。以往手术治疗的最佳年龄是5岁以内，近年来主张在1~2岁手术治疗，可以避免长期右心室负荷过重导致的不良影响。

（2）一些患儿房间隔缺损大，左向右分流量大，伴明显肺动脉高压，出生后反复患感冒、肺炎或心力衰竭，应积极进行药物治疗，控制肺部感染和心力衰竭后，尽早进行手术治疗。但房间隔缺损的病儿很少需要在新生儿期进行手术治疗，建议等到出生2~3个月以后，肺血管阻力从胎儿高阻力状态有所下降以后，进行手术治疗。

（3）在成年人发现房间隔缺损，中等量以上左向右分流，即使无明显症状，也应该及时手术治疗。

（4）对于卵圆孔未闭的治疗是非常有争议的。一般认为，卵圆孔开放，但卵圆窝处左右两侧房间隔膜组织对合良好，形成功能性闭合者，或缺损较小（<4mm），分流量小，无症状，可以不进行手术治疗。对于卵圆孔未闭，分流明显，有右心负荷加重情形，或者患者有高凝状态，易发血栓栓塞者，可以考虑行经皮心导管介入封堵。

2. 禁忌证

房间隔缺损患者的手术禁忌证是不可逆的严重肺动脉高压。右心导管检查肺血管阻力明显升高达$8~12U/m^2$，且不随运动降低，$Qp/Qs < 1.3$，为手术禁忌。

（二）术前准备

（1）大多数房间隔缺损患者临床症状不明显，诊断明确后，只需按一般心脏直视手术准备。

（2）呼吸道感染是婴幼儿期常见的表现之一，术前应给予较好的控制，以利术后顺利康复。并发肺动脉高压而又未形成手术禁忌者，术前应视病情给予治疗。可口服或静脉滴注血管扩张药物。

（三）手术切口

经胸前正中切口纵劈胸骨是常规的和最常用的入路，近年有多种切口被探索和选用，如胸前正中低位部分纵劈胸骨切口、右前外侧经肋间开胸切口、右侧腋下直切口等，这些切口的优点是美容和可能减少患者创伤，但共同的不足是增加建立体外循环的难度和风险，或者需要经股动静脉插管建立体外循环，对于一些并发畸形的处理较为困难，有一定的学习曲线和风险。创新技术和方法的探索，应该始终以患者的安全为中心，在熟练掌握常规手术和积累一定经验基础上，谨慎开展。

（四）体外循环建立和心肌保护

采用正中切口，剪开心包悬吊后，应先行心外探查。观察心脏大小、形态，各房室大小及比例，主、肺动脉直径及比例，有无异常冠状动脉、肺静脉异位连接和永存左上腔静脉及回流部位。肺动脉干若能触及粗糙收缩期细震颤，可能提示并发肺动脉瓣狭窄；短暂用手指阻断肺动脉血流，肺动脉干远端仍可触及细震颤时，提示有动脉导管未闭。

肝素化后，先插主动脉灌注管，在婴幼儿房间隔缺损患儿，由于心房水平左向右分流导致主动脉相对较细小，要细心选择合适大小的灌注管。插管时也要格外注意，以免插管位置不当，或者反复插管时，出血过多，导致低血压，甚至心脏停搏，同时也要防止损伤主动脉后壁。我们主张上下腔静脉均采用直角管直接分别插管，以利于并发畸形的处置。应该常规放置左心房引流管，既可作为探查肺静脉回流的标志，也防止术中心脏膨胀和肺瘀血，利于心肌保护和防止肺部并发症，对于完善心脏排气和防止栓塞并发症也有意义。

开始体外循环后，在升主动脉根部置放心脏停搏液灌注管，适度降温后，钳闭主动脉，灌注心脏停搏液，心脏停搏保护心肌。房间隔缺损修补可以在不使用心脏停搏液灌注不阻断主动脉，心脏跳动下进行，可以避免或减轻心肌缺血和再灌注损伤，但要注意防止气栓并发症。

心脏停搏后，做右心房斜切口，牵开切口行心内探查。明确房间隔缺损类型、大小，是否并发肺静脉异位连接，冠状静脉窦位置、大小，三尖瓣关闭不全情况，经三尖瓣口探查有无并发右心室流出道狭窄、室间隔缺损和肺动脉瓣狭窄，经房间隔缺损还可探查是否并发二尖瓣关闭不全、狭窄和三房心等畸形。

（五）手术方法

1. 中央型房间隔缺损修复术

（1）直接缝合房间隔缺损：适用于中央型缺损，直径较小，且周围房间隔组织发育好。

采用4-0（成年人）或5-0（儿童）涤纶线先在缺损下缘缝一"8"字缝合，向上做连续缝合，至最上一针时，停左心房引流，可以灌注心脏停搏液，利用回心血充盈左心，膨肺排除左心气体，收紧缝线关闭房间隔，再向下做双层连续缝合，结扎，完成心内修补。

（2）房间隔缺损补片修补术：如果中央型房间隔缺损直径较大，或周边组织较薄弱，或左心房发育较小，以及在儿童患者应该采用补片修补。

多选用不经处理的自体心包片修补，也可以采用涤纶补片。先于缺损周边缝牵引线固定补片，然后采用4-0（成年人）或5-0（儿童）涤纶线连接缝合，将缺损缘与补片缝合，最后一针收紧前先排除左心房内积气。

（3）中央型房间隔缺损并发右肺静脉异位连接矫正：中央型房间隔缺损可并发肺静脉异位连接如右心房，手术中部分切除肺静脉开口附近的房间隔残余组织，扩大房间隔缺损，然后剪取较缺损口面积稍大之自体心包或涤纶补片进行连续缝合修补。于肺静脉开口前方，可用数针带垫片无创线做间断褥式缝合，缝于右心房壁，以免单纯连续缝合线撕脱。缝线需与肺静脉开口保持0.5cm以上距离，以防肺静脉回流不畅。

2. 上腔型房间隔缺损修复术

上腔型房间隔缺损也称静脉窦型房间隔缺损，往往并发右上肺静脉异位连接到上腔静脉或者上腔静脉与右心房结合处。建立体外循环时，上腔静脉插管应高于右肺静脉异位连接处，采用直角管。套上腔静脉阻断带，应该避开和防止损伤右上肺静脉。

为防止损伤窦房结，可从右上肺静脉根部做一小切口，向下延长至右心房上部后外侧做纵向切口。按缺损情况修剪补片成葫芦形，上端伸入上腔静脉。补片后缘缝于肺静脉开口前方，保证肺静脉导入左心房途径通畅。为防止修复房间隔缺损补片影响上腔静脉回流，在上腔静脉与右心房切口上部加用心包片以加宽，补片前方进针切勿过深，以免损伤窦房结。

3. 下腔型房间隔缺损修复术

（1）补片修补下腔型房间隔缺损：此类房间隔缺损直径较大，与下腔静脉入口处无组织残余，且其后缘也多数仅残余薄弱组织，甚至直接为心房壁，因此，有学者主张对于此类缺损应该采用补片修补。修复方法已如前述，但要注意，在下腔静脉缘，组织较为薄弱，缝针要确切，避免残余缺损。缝线可适当偏向左心房侧，避免收紧缝线时，发生荷包效应，导致下腔静脉开口狭窄。还要注意避免将下腔静脉开口隔入左心房的错误的发生。

（2）并发右肺静脉异位连接入下腔静脉的矫正：此类畸形少见，但手术处理比较复杂，根据不同病变，有以下矫正方法供选择。由于吻合期间须阻断肺静脉，可能引起严重的右肺瘀血，手术应在体外循环降温至25℃时，低流量灌注或体循环下临时拔除下腔静脉插管进行。

肺静脉异位连接膈上段下腔静脉矫治术：由于肺静脉开口位置较高，可将右心房下部切口向下腔静脉延长，进一步分清肺静脉开口，向下扩大房间隔缺损，根据肺静脉开口情况修剪长条补片一块，补片下缘缝于肺静脉开口下方，将肺静脉开口经下腔静脉内侧壁经扩大的房间隔缺损下方离入左心房，在经下腔静脉入口时，注意防止造成梗阻。待补片下半两侧均缝至房间隔缺损中部时，重新插入下腔静脉管并恢复正常流量体外循环并复温，应用连接缝合继续完成房间隔缺损上半部缝合。在修补缺损前下缘时，应避免伤及冠状静脉开口前区，为了防止心内补片造成下腔静脉梗阻，缝合心房壁切口时，在下腔静脉至右心房段切口需应用补片加宽。

肺静脉异位连接膈下段下腔静脉矫治术：由于肺静脉开口位置较远，或开口于肺静脉，经右心房切口不能修复，则可在低温低流量体外循环下于膈肌上结扎右肺静脉干，然后离断，将右肺静脉干与左心房后壁左侧吻合，或将右肺静脉干切断，近端剪成斜面与左心房做端一侧吻合。也有学者将右肺静脉干切断，与右心房侧壁吻合，然后按右肺静脉引流入右心房扩大房间隔缺损后，应用补片覆盖右肺静脉在右心房开口经房间隔缺损，隔入左心房。

4. 冠状静脉窦型房间隔缺损修复术

此型房缺损非常罕见，其前缘紧靠房室结区，应采用补片修补，在前缘缝合时，避免进针过深，可以偏向冠状窦内缝合，避免损伤房室结。

九、并发症及防治

继发孔型房间隔缺损和（或）部分肺静脉异位连接术后恢复多较平稳，可按心脏直视手术常规处理，一般很少出现严重并发症。主要并发症如下。

（1）心律失常：以室上性心律失常多见，如房性期前收缩、结性期前收缩、窦性心动过缓或心房纤颤等，多为短暂发作，及时治疗后多能恢复。

（2）急性左心功能不全：继发孔房间隔缺损，尤其是缺损大，左向右分流量大的患者，左心发育相对较差，围术期容量负荷过重，如输血、输液过多过快等，均有引发肺水肿可能。术中、术后应适当限制输血、输液量。对术前有心功能不全，特别是年龄较大的患者，术后应给予强心（地高辛）和正性肌力药物支持，包括多巴胺、多巴酚丁胺微泵输注。

（3）右心功能不全和肺静脉高压：多见于成年人和手术前即并发有肺动脉高压的患者，术中特别是停止体外循环后和关胸前常规测量肺动脉压并及时处理，对这类患者，即使术后肺动脉压有明显下降，仍应给予适量扩血管药物治疗，重症肺动脉高压的高危患者术后应注意安静，充分给氧，预防肺动脉高压危象的发生。

十、疗效评价

单纯继发孔型房间隔缺损手术疗效良好，且随着外科麻醉、转流技术的进步，手术死亡率已降至1%以下。手术死亡原因与年龄、心功能及肺动脉高压程度有关，年龄小于1岁或大于45岁、肺血管阻塞性病变伴肺动脉高压及心力衰竭者是增加手术危险性的主要因素。

第二节　室间隔缺损

一、概述

先天性室间隔缺损是由胚胎期原始室间隔发育障碍而在左右心室之间形成的异常交通，引起心室水平左向右分流的一种最常见的先天性心脏病，占先天性心脏病的12%~20%。

二、病理解剖

室间隔按解剖分为膜部、流入道部、肌部和流出道部，按组织类型系由纤维膜性间隔和肌性间隔两部分组成，肌性间隔又包括流入道间隔、心尖小梁部间隔和流出道间隔或称圆锥间隔，室间隔缺损主要发生于膜部间隔和肌性间隔及其交界处。室间隔缺损多为单发性，也可见多发性。

虽然室间隔缺损是最为常见的先天性心脏畸形，但室间隔缺损的分型和命名方案迄今难以统一。

本文按解剖分型叙述。

（一）膜部室间隔缺损

膜部室间隔缺损约占手术治疗单纯室间隔缺损病例的 80%，可细分为以下几种。

1. 单纯膜部室间隔缺损

仅限于膜部间隔的缺损，缺损边缘为纤维结缔组织组成，缺损边缘可与三尖瓣隔瓣组织粘连。由于三尖瓣在室间隔上的止点位置较二尖瓣止点平面低，一部分膜部室间隔位于左心室和右心房之间，如果这部分缺如就形成左心室—右心房通道。

2. 膜周型室间隔缺损

这类缺损通常较大，邻近三尖瓣前瓣与隔瓣交界，与中心纤维体、三尖瓣前瓣、隔瓣和主动脉瓣都有复杂的毗邻关系。

（二）流入道部室间隔缺损

流入道部室间隔缺损位于三尖瓣隔瓣下方，又称房室管型或隔瓣下室间隔缺损，后缘直接由三尖瓣环构成，前缘是肌肉，呈新月形。

（三）肌部室间隔缺损

缺损的边缘完全为肌肉组织构成，可以发生于室间隔肌部的任何部位，但常见于中部、心尖部和前部。常为多发性，甚至呈乳酪状缺损。希氏束行径距这类肌性室间隔缺损边缘较远。

（四）流出道部室间隔缺损

流出道部室间隔缺损又称圆锥室间隔缺损，或漏斗部室间隔缺损。可分为 3 个类型：

1. 动脉干下型室间隔缺损

位于两大动脉瓣下，其上缘仅是一纤维组织缘将主动脉和肺动脉瓣隔开。邻近主动脉右冠状动脉瓣下方，可并发主动脉瓣右冠状动脉瓣脱垂。

2. 嵴内型缺损

占室间隔缺损的 5%～10%，位于圆锥间隔内，缺损均为肌肉缘，其上缘和后下缘常常有一肌束将其与肺动脉环和三尖瓣环分隔开。这类缺损缘远离希氏束，手术时一般不会损伤传导组织。

3. 混合型室间隔缺损

是指巨大的室间缺损不限于一个部分，而可能是多个部分或几种类型的室间隔缺损融合在一起。

三、病理生理

室间隔缺损血流动力学变化主要取决于缺损大小、两侧心室压力阶差和肺血管阻力变化。

室间隔缺损大小变异很大，可以从筛孔状大小到几乎整个室间隔缺失。习惯上按室间隔缺损大小大致分成 3 类。

（一）大型室间隔缺损

缺损大小等于或大于动脉口，称为大型室间隔缺损。这类缺损室间隔缺损阻力小或无阻力，阻力指数 < $20U/m^2$，所以又称非限制性室间隔缺损。右心室收缩压接近或等于左心室收缩压，肺/体血流比率的高低取决于肺血管阻力状况。

（二）中等大小室间隔缺损

缺损大小大约为主动脉口的 2/3，血流经室间隔缺损阻力增大，右心室收缩压升高，不超过左心室收缩压的 1/2。肺/体循环血流比率在 2.5～3.0。

（三）小型室间隔缺损

缺损小于主动脉口的 1/3。右心室收缩压一般无明显变化，或稍有升高。肺/体循环血流比率增高较少，可超过 1.5。经室间隔缺损阻力指数 > $20U/m^2$。又称限制性室间隔缺损。多发性小缺损面积相加可类似大缺损的血流动力学变化。

大型室间隔缺损分流量取决于肺血管阻力的高低。肺血管阻力的产生开始是由于肺动脉痉挛，当压力逐渐升高，肺小管内膜和肌层逐渐肥厚，发生器质性变化，阻力增加，最终由动力型肺动脉高压发展成为阻力型肺动脉高压。右心室压力继续升高，最后接近或超过左心室压力。与此同时，左向右分流量逐渐减少，出现双向分流，最后甚至形成右向左的分流，此时肺血管已发生不可逆性变化。

肺动脉高压程度一般按肺动脉收缩压与主动脉收缩压的比值分为3级，轻度肺动脉高压的比值≤0.45，中度肺动脉高压对比值为0.45～0.75，严重肺动脉高压比值>0.75。肺血管阻力也可以分为3级，轻度增高者肺血管阻力<7U/m^2，中度为8～10U/m^2，重度>10U/m^2。

四、临床表现

（一）症状

小型缺损，分流量小，一般无明显症状。缺损较大，分流量较大者，常有劳力性心悸气急，活动受限。

大型室间隔缺损，可反复发生肺部感染，重者在婴幼儿期，甚至新生儿期可死于肺炎或心力衰竭，多数病例经过药物治疗，肺炎和（或）心力衰竭得到控制，肺血管阻力随之增高，分流量减少，肺部感染和充血性心力衰竭发生的次数逐渐减少，但心悸气急仍持续存在，活动耐力下降。一旦发生右向左分流，临床可出现发绀，此时已至病变晚期。

（二）体征

分流量较大的患者，左胸向前凸出或呈鸡胸样，这是由于扩大的右心室将胸壁向前方顶起所致。心尖搏动区能触到有力的冲击感，在心底部和心前区的不同部位能听到收缩期吹风性杂音和触及细震颤。

杂音多于出生后1周内发现，少数于出生后2～3周才出现。分流量大者尚可在心尖听到一短促舒张期隆隆性杂音，系大分流量引起二尖瓣相对性狭窄所致。肺动脉压升高者，肺动脉瓣区有第二音亢进和分裂。出现右向左分流时除口唇发绀外，上述心杂音和细震颤可减轻甚至消失。但肺动脉瓣区第二音更加亢进，甚至出现舒张期肺动脉瓣反流性杂音。

（三）胸部X线检查

缺损小，分流量少者，心脏和大血管形态正常，中等大小的室间隔缺损，左心室扩大，肺血增多，肺动脉圆锥隆凸。大缺损大分流量病例的左、右心室均可扩大，肺动脉段明显扩张，肺野充血。大型室间隔缺损并发严重肺动脉高压和肺血管阻力严重升高者，左、右心室扩大程度反而较轻，周围肺血管影变细，但肺门血管影浓而增粗。

（四）心电图

小型室间隔缺损，心电图大致正常，左心室扩大者在左侧心前区导联R波电压增高，T波高耸，右心室负荷增大时可见双心室肥厚，或右心室肥厚，右束支阻滞。

（五）彩色多普勒超声心动图

这是一项非常重要的无创性常规检查方法，不仅能够显示室间隔缺损部位、大小，而且能发现并发畸形。应用彩色多普勒对小型室间隔缺损和多发性肌部缺损诊断的敏感性更高，但是一个大的膜周型室间隔缺损并发肌部缺损时有时容易漏诊肌部缺损，值得注意。

（六）心导管和心血管造影

术前通过心导管检查计算心室水平分流量、肺/体循环血流比值和肺/体动脉收缩压比值，对较大儿童和成年人室间隔缺损并发肺动脉高压病例明确手术适应证，指导围术期处理及判断手术疗效仍有重要价值。

五、诊断及鉴别诊断

依据典型的临床症状和体征，诊断室间隔缺损并不困难。彩色多普勒超声心动图检查可以确定室间隔缺损的类型，而且可以鉴别诊断有无其他心内畸形，为手术提供可靠依据。儿童大型室间隔缺损伴重度肺动脉高压者，应进行心导管检查，以便进一步了解肺循环高压程度和肺血管阻力。

室间隔缺损伴艾森门格综合征时出现发绀，需要和法洛四联症及其他先天性发绀型心脏病鉴别。从发绀出现时间、肺动脉瓣区第二音强弱、胸部X线肺纹理变化和有无肺动脉干凸出等做出初步判断，确诊需靠超声心动图和彩色多普勒检查，疑难病例可同时进行心血管造影以协助诊断和鉴别诊断。

六、病程演变和自然预后

室间隔缺损的病程演变和自然预后，主要决定因素是缺损的大小和出生后肺血管阻力变化。胎儿期由于肺没有膨胀，肺血管阻力高。出生后随着肺膨胀，肺小血管伸张，氧分压升高，使肺血管内产生缓激肽－促使肺血管扩张和阻力下降，但由于中层肌肉仍肥厚，肺阻力可保持中等度升高。出生后几周，肺血管阻力变化的快慢与幅度大小，直接影响新生儿生存。

（一）患儿早期死亡

新生儿在出生后1～2周很少须手术处理，大型室间隔缺损病例出生后一般于2～3周肺血管阻力逐渐下降到正常，左、右心室内压力阶差加大，自左向右分流量增加，肺循环血流量增加，左心容量负荷加重，婴儿可于出生后2～3个月，因肺静脉高压肺水肿和急性左侧心力衰竭死亡。婴幼儿如在出生后6个月内出现心力衰竭，反复上呼吸道感染和心力衰竭，生长发育迟缓，1岁内死亡率大约为9%，2岁内死亡者可高达25%。有的患儿可能与基因缺陷有关，出生后肺血管阻力不下降，肺血管一直保持胎儿型，表现为肺高压持续状态，患儿很快出现右向左分流而丧失手术机会。

（二）晚期发展为艾森门格综合征

大型和一些中等大小室间隔缺损患者，肺血管阻力逐渐升高，而且随着年龄增长，肺血管病变逐渐加重，自左向右分流逐渐减少，肺血管阻力严重升高，超过体循环血管阻力，出现心内双向分流，进而转变为以右向左分流为主，口唇明显发绀，出现慢性右侧心力衰竭、红细胞增多症、大咯血、脑脓肿、脑梗死等临床表现，称为艾森门格综合征。多数在10岁以后出现，但也有报告在2岁前后，甚至更早就可能发生。患者多在40岁以前死于顽固右侧心力衰竭和其他严重并发症。

（三）缺损自然闭合

小型室间隔缺损有一定自然闭合的可能，多发生在1岁以内，4岁以内闭合率约为34%，96%的自然闭合发生在6岁以前。自然闭合者室间隔缺损自然闭合的机制是：①膜部缺损边缘与三尖瓣隔瓣和部分前瓣叶贴近，进而粘连而逐渐闭合；②肌性缺损随着间隔肌肉发育而逐渐缩小，或边缘因血流的冲击而纤维化或内膜增生；③血栓形成或细菌性心内膜炎治愈，缺损由赘生物闭塞。大型缺损并发肺动脉高压则鲜见自然闭合。

（四）主动脉瓣脱垂和关闭不全

约5%室间隔缺损病例可发生主动脉瓣关闭不全，多见于膜周型和动脉干下型室间隔缺损。多在10岁以内逐渐出现，到成年进一步恶化。当主动脉瓣关闭不全加重时，由于室间隔缺损被脱垂的主动脉瓣叶部分堵闭，心室水平左向右分流常可减少。

（五）继发右心室漏斗部狭窄

有5%～10%大型室间隔缺损合并大量左向右分流病例，在婴幼儿期可出现右心室漏斗部狭窄，主要为漏斗部肌肉肥厚所引起，其程度随年龄增长而加重。

（六）感染性心内膜炎

单纯室间隔缺损患者感染性心内膜炎的年发生率为0.15%～0.3%，多见于15～20岁病例，赘生物常位于右心室内，脱落后可造成肺梗死。

七、治疗

在全静脉复合麻醉气管插管，经胸前正中切口纵劈胸骨入路，浅中低温体外循环心脏停搏液灌注心肌保护下进行外科手术修补，仍然是室间隔治疗最为确切和可靠的治疗手段。但近年来不断进行着新的技术方法探索，有学者报道了经皮心导管介入封堵室间隔缺损，经胸小切口非体外循环下心脏超声引导下直接封堵室间隔缺损获得了成功，采用全胸腔镜或机器人成功进行室间缺损修补也获得成功。这些技术的适应范围比较局限，扩大应用和远期疗效尚有待进一步观察。

（一）手术适应证

1. 新生儿和婴儿期大型室间隔缺损

反复感冒、肺炎，表现为严重难治性充血性心力衰竭或肺功能不全时，应在出生后 3 个月内进行手术治疗。如药物治疗有效，可推迟到 6 个月后，在这以后肺血管阻塞性病变会进行性加重，当左向右分流 > 2∶1，或肺血管阻力 > $4U/m^2$ 时应及时手术治疗。多发性肌部缺损伴肺动脉高压者，手术修复困难，死亡率高，主张先行肺动脉环缩术，待 2～3 岁后二次手术解除环缩，修补缺损。

2. 限制性室间隔缺损

临床无明显症状，胸部 X 线片和心电图无明显改变，随访过程无肺动脉压增高趋势，1 岁内尚有自然闭合的机会，手术可以延迟到 2 岁以后或学龄前进行。

3. 动脉干下型缺损

即使症状不明显，因可能发生主动脉瓣脱垂，手术应该在 4 岁以内进行。

4. 室间隔缺损并发重度肺动脉高压

肺血管阻力 > $8U/m^2$，肺/体循环血流比值休息时为（1.5～1.8）∶1，或当中度运动时下降为 1.0∶1（因体循环周围血管扩张和体循环血流增加，而固定的肺血管阻力妨碍了肺循环血流的增加），有静息时发绀，或运动时发现动脉血氧饱和度明显下降（右向左分流增加），不宜进行手术治疗。对于这类患者有必要进行心导管检查，给予异丙肾上腺素 0.14mg/（kg·min）静脉滴注并测定肺血管阻力，假如肺血管阻力下降到 $7U/m^2$ 以下，可以慎重考虑手术治疗。

5. 肌部多发性室间隔缺损

尤其是乳酪型并发严重肺动脉高压、低体重、心功能差的病例，应在婴儿期积极行肺动脉环缩术。

（二）术前准备

室间隔缺损患者术前除按一般心脏直视手术准备外，对反复出现肺炎和充血性心力衰竭者，特别要加强准备。

（1）伴有充血性心力衰竭者，可应用地高辛、利尿药等药物治疗，以纠正心力衰竭，改善心功能；有喂养困难和生长迟缓者，必须给予营养支持。

（2）对伴有重度肺动脉高压者，应常规应用扩血管药物减轻前、后负荷，首选的是硝普钠，以每分钟 2～3μg/kg 的速度静脉滴注，成年人 25mg/d，根据病情应用 7～10d 后手术，可以降低肺血管阻力，提高手术安全性。

（3）如有咳嗽、咳痰及肺部啰音者，应在控制心力衰竭的基础上，选用适当的抗生素治疗，以防治呼吸道感染。

（4）如果药物治疗效果不明显，决定立即手术前尚须注意检查有无并发动脉导管未闭、主动脉瓣下狭窄和主动脉缩窄等畸形，以便采取相应治疗方案。

（5）伴有感染性心内膜炎者，原则上先选用敏感的抗生素，给予有效的治疗，感染控制后进行手术。对感染难以控制的病例，在应用高效广谱抗生素治疗 1～2 周后，限期手术。对伴有赘生物随时有脱落危险，或已脱落，造成大面积肺梗死时，即使在感染活动期也必须进行急诊手术。

（三）手术方法

尽管有多种切口可采用，但常规采用正中切口进胸。首先进行心外探查，注意有无动脉导管未闭或其他心脏畸形。当伴有较大直径的动脉导管未闭时，必须在体外循环开始前予以游离阻断，以避免转流后发生窃流和严重的肺部高灌注性肺水肿。手术一般在全身麻醉中度低温体外循环和含血心脏停搏液灌注心脏停搏下进行。

心脏切口的选择取决于根据室间隔缺损和医生的经验和习惯，通常有右心房径路、肺动脉径路、右心室径路和左心室径路。在个别复杂病例，如混合型和多发性室间隔缺损有时需做多个切口。有学者主张按室间隔缺损类型选择心脏切口，当无法确定缺损的解剖位置时，可以先做一个右心房小切口，探明缺损位置，再确定合适的径路手术修复。

1. 膜部室间隔缺损修补术

膜周型缺损经右心房切口进行修补，显露清楚，方便操作，对右心室功能影响也较小。

（1）膜部小缺损，周边纤维环较完整，可采用直接缝合，即应用间断带小垫片褥式缝合。如缺损邻近三尖瓣隔瓣，带垫片缝线一侧可缝于距三尖瓣环 1～2mm 的隔瓣根部，另一侧缝于缺损的对侧缘上。心脏传导组织在此型缺损后下缘左心室侧走行，注意避免损伤。

（2）膜周型缺损补片修补术，牵开三尖瓣前瓣和后瓣后，膜周型室间隔缺损多可得到较好显露。若缺损显露欠佳，可从隔瓣游离缘向三尖瓣环方向切开瓣叶，直至离瓣环 3～4mm。补片可略大于缺损。新生儿、婴幼儿用 5-0 或 6-0 缝线，年长儿童用 4-0 带小垫片缝线进行缝合。第一个缝线可从圆锥乳头肌止点开始，顺时针方向缝合，距缺损肌肉缘 5～7mm 进针，由缺损缘的右心室面出针，缝线应有一定深度，但以不超过间隔厚度的 1/2，避免损伤走行于缺损后下缘左室心内膜下的传导束。缝合至三尖瓣环时，带垫片褥式缝线可置于隔瓣根部距瓣环 2mm，注意将缝线置于腱索下方。在缺损后上缘邻近主动脉瓣，即三尖瓣隔瓣与前瓣交界处，有时仅有很少组织与主动脉瓣环隔离，缝线可从三尖瓣前瓣根部和心室漏斗皱褶进针，此时可从主动脉根部灌注少量心脏停搏液，看清主动脉瓣后再进针，避免损伤瓣膜组织，然后缝针转至室上嵴缝合。缘线分别穿过补片相应部分，将补片送下后结扎缝线。剩余室间隔缺损边缘可应用往返连续缝合。也有学者提倡使用连续，或间断褥式结合连续缝合修补术。

2. 流入道型室间隔缺损修补术

流入道型室间隔缺损又称房室管型或膈下型室间隔缺损，该类缺损常被三尖瓣隔要掩盖，后缘为三尖瓣环，缺损呈半月状，直径较大，均需补片修补。修补时先在三尖瓣隔瓣缘置 2 根牵引线牵开三尖瓣隔瓣和腱索，一般可显露其下方缺损。若遮盖室间隔缺损的瓣膜和腱索无法牵开，可于三尖瓣隔瓣根部距瓣环 3mm 处环形切开三尖瓣，并将切开瓣叶牵开，隔瓣下方缺损即可得到良好显露。应用 3～5 个带小垫片间断褥式缝合，缝于缺损后下缘，缝线只能置于右心室面，如前所述，顺时针方向缝合抵达三尖瓣环时，缝线穿过三尖瓣隔瓣根部，然后转向缺损上缘。缺损前上缘已远离传导组织，在这个部位缝线可穿透肌缘进行缝合，直至完全闭合缺损。

3. 流出道型室间隔缺损修补术

动脉干下型室间隔缺损宜采用肺动脉切口径路，距肺动脉瓣环 1.5cm 做横切口，牵开切口，即可显露缺损。动脉干下型室间隔缺损比较大，上缘紧接肺动脉瓣环下方，主动脉右冠瓣窦或脱垂的瓣叶可覆盖缺损，甚至凸向右心室流出道。必须进行补片修补，切忌将主动脉瓣作为室间隔缺损上缘进行直接缝合。要细心修剪补片使其与缺损形状和大小相适应。缺损上缘应用 4-0 或 5-0 带垫片聚丙烯线做间断褥式缝合，缝于肺动脉瓣窦内的瓣环上，缝线穿过补片上缘并结扎。其余边缘，可进行连续缝合，也可一周都用带垫片聚丙烯线做间断褥式缝合。然后缝合肺动脉切口。嵴上型和嵴内肌性缺损全为肌肉缘，可经右心室流出道做横切口，应用补片修补。

4. 肌部室间隔缺损修补术

肌性间隔前部缺损只能经右心室切口显露，且有时不容易发现，因为这类缺损常被隔束和粗大肌小梁掩盖，切断连接于膈束和右心室前壁的肌束，方能清楚显露。这类缺损，一般主张应用补片修复和带垫片间断褥式缝合方法，值得指出的是室间隔缺损前缘预置平行褥式缝线时进针不宜过深，避免损伤冠状动脉前降支。为了防止上述并发症，Breckenrdige 等对靠近右心室前壁室间隔多发性缺损提出了另一种修复方法，先经右心房通过三尖瓣口初步探查和确定这类缺损部位和数目，于缺损相应部位做右心室纵切口，切口距离冠状动脉左前降支最好在1cm以上，牵开右心室切口，再经右心室面观测缺损数目和大小，采用2条聚四氟乙烯条或涤纶条，1条放在心内，另1条放在右心室前壁外侧近室间隔部位，应用多个褥式缝合从心内穿过涤纶条和缺损后缘，再在相应部位穿出右心室前壁和心外的垫条，一般缝上3~4个褥式缝合，收紧缝线，结扎后即可将缺损牢固闭合。挤压呼吸囊，检查缺损缝合处有无漏血，或残余缺损，心内操作完毕，应用3-0缝线连续或间断缝合右心室切口，缝线必须贯穿右心室壁全层，并可应用2~3个带小垫片褥式缝线加固缝合。

心尖部多发性缺损。若经右心室切口修复，常常遗漏小缺损，造成修补不完善，主张采用左心室切口径路。手术可先通过右心房切口经三尖瓣口探查缺损部位，然后将纱布垫置入心包腔内将心尖垫高，于左心室尖部少血管区距左前降支1cm处做一短的鱼嘴状切口，长为25~30mm。向上延长切口时要防止损伤二尖瓣前乳头肌。应用拉钩牵开室壁切口，显露室间隔缺损。缺损缘在光滑的左心室面很容易辨认，从左心室面观多为单一缺损，也须注意是否有多个或高位缺损存在，以防遗漏。此类缺损均须应用补片修补，假如为多个缺损，而且彼此很邻近，亦可应用一块大补片覆盖全部缺损上，应用4-0无创缝线做间断褥式缝合。由于左心室腔内压力高，闭合左心室壁切口时，应加用带小垫片无创缝线做间断褥式缝合，或应用聚丙烯无创缝线进行双层连续缝合和涤纶垫条加固，缝线必须穿过心室壁全层。

对于乳酪状多发肌部室间隔缺损婴儿，可采用肺动脉带束术。于肺动脉绕带上端的主肺动脉上做一个荷包缝线，将测压针头或导管分别插入肺动脉远端和近端。主肺动脉带束缩窄程度可参考以下指标：①将束带远端肺动脉收缩降低到正常范围（30mmHg）。②根据体循环压变化来决定，随着束带收紧，远端肺动脉压力下降，体循环压力开始上升，当体循环压达到平稳时适可而止。③肺动脉主干缩小到原来直径的1/3~1/2，使右心室与肺动脉压力阶差达到50mmHg，或使肺动脉压降至体循环压的50%。当束带收缩到适当程度后，立即将束带在原位间断缝合，并将束带牢固地固定在肺动脉主干上。拔除肺动脉上测压针头，结扎预置荷包线，彻底止血。术中注意要点：①在做肺动脉环缩术前应先放置好中央静脉测压管和动脉测压管，以监测动脉压及评估带缩术的效应。②若体循环压力过低，可静脉滴注儿茶酚胺类药物，因在低心排血量下难以精确估计肺动脉合适的束窄程度。③营养不良的婴儿在成功的肺动脉环缩术后，病情好转，生长发育迅速，环缩程度会变得过紧。对这类婴儿术后必须定期随访观察。

5. 并发心脏畸形手术处理

（1）室间隔缺损并发动脉导管未闭：室间隔缺损并发动脉导管未闭的发生率约为10%，多数患者可以在术前明确诊断。但并发较细小的动脉导管，尤其是在严重肺动脉高压的患者，动脉导管分流不明显，可能会遗漏较大的动脉导管（所谓"哑型"导管）。漏诊较大直径动脉导管，在术中会导致严重的后果。因而，对每个接受室间隔缺损修补的手术患者都应该警惕有无并发动脉导管未闭。

切开心包后，应该注意探查肺动脉有无震颤。如果开始体外循环转流，肺动脉张力不下降，甚至更加膨胀，同时伴有静脉回流减少，心脏膨胀，动脉压难以维持。或者切开右心房或右心室时，有大量动脉血液回流。这些情形都高度提示并发动脉导管，应该及时明确和加以处理。

对于术前明确并发有较大直径的动脉导管未闭时，必须在体外循环开始前予以游离阻断，以避免转流后发生窃流和严重的肺脏高灌注性肺水肿。如果术中体外转流后才发现并发动脉导管，可以降低灌注流量，从心外手指压迫导管，直接切开肺动脉，用带气囊尿管或专用器械封堵导管，用带垫片4-0涤纶线从肺动脉内间断褥式封闭导管。

经正中切口结扎动脉导管，应该避免损伤喉返神经和损伤导管后壁发生大出血，尤其应该明确解剖关系，避免误扎左肺动脉或降主动脉。

（2）室间隔缺损并发主动脉缩窄：室间隔缺损并发主动脉缩窄并不少见，有报道发生率高达15%~20%，且经常并发主动脉弓发育不良。术前查体时注意准确测量上下肢血压，详细的心脏多普勒超声检查，必要时可以进行CT或磁共振血管造影，多数可以明确诊断。

如果室间隔缺损直径较小（<0.5mm），无明显肺动脉高压，可以考虑经左侧开胸仅纠治主动脉缩窄，室间隔缺损可能自行愈合，或者后期经介入手段封堵室间隔缺损。

对于较大室间隔缺损并发主动脉缩窄患儿，目前治疗策略尚有争议。一些学者认为对于有大量左向右分流和严重心力衰竭的婴儿患者，可以采用左侧开胸纠治主动脉缩窄，同时做肺动脉带束环缩。也有学者主张采用2个切口同时纠治室间隔缺损和主动脉缩窄，先经左外侧开胸矫治主动脉缩窄，然后正中切口修补室间隔切口，认为可以避免深低温停循环，左侧开胸也利于充分显露和纠治缩窄畸形。

近年来，越来越多的学者主张采用胸前正中切口同期纠治室间隔缺损和主动脉缩窄，应用深低温停循环或深低温低流量灌注技术，切除缩窄段主动脉后行扩大端端吻合，或者加宽缩窄段和发育不良的弓部主动脉。

（3）室间隔缺损并发主动脉瓣关闭不全：主动脉瓣脱垂和关闭不全多见于膜周型和动脉干下型室间隔缺损，在膜周型缺损多见无冠状动脉瓣脱垂，而在动脉干下型缺损以右冠状动脉瓣脱垂常见。

对于轻度主动脉瓣脱垂和轻度主动脉瓣反流者，应该尽早补片修补室间隔缺损，室间隔缺损补片可以对主动脉瓣环起到支撑和加强作用，防止瓣叶进一步脱垂和关闭不全加重。

对于中度以上主动脉瓣关闭不全，则应该先修补室间隔缺损，然后经主动脉切口，精确折叠脱垂的主动脉瓣叶，紧缩固定，必要时可部分关闭瓣膜交界。手术中应该在体外循环开始后，尽早放置左心引流，防止左心室膨胀。

在一些严重的病例，主动脉瓣叶重度发育不良或者继发严重的瓣叶卷曲、纤维化，甚至钙化，可能需要进行瓣膜替换，在儿童可能还需要同时加宽主动脉根部。

八、并发症及防治

（一）完全性房室传导阻滞

完全性房室传导阻滞发生率为1%~2%，多由于手术损伤传导束有关。从解剖上准确界定各类缺损，掌握房室传导束行径，是防止发生传导阻滞的关键，术中应避免对其钳夹、牵拉、吸引和缝合。术中可拆除可疑缝线，重新修补缺损。心表面安装临时起搏导线，进行临时起搏。如果术后1个月后，仍未能恢复，应安放永久起搏器。

（二）室间隔缺损残余漏

室间隔缺损残余漏发生率据统计为1%~5%。多见于以下几种情况：缝线撕脱或组织割裂，术中显露不良，转移针位置不当，留有缝隙或为多发性室间隔缺损被遗漏。因此在缺损修补完后要膨肺，于直视下确认修补完善；心脏复跳后及时扪诊右心室细震颤是否消失；术中超声心动图可提高残余室间隔缺损检出率，争取在术中及早发现和及时处理。

部分室间隔缺损残余漏是术后早期发现的，心前区收缩期杂音为消失或再度出现，经胸部超声心动图和彩色多普勒检查可确立诊断。如撕裂较小，患者无症状，可暂时密切观察，有时可自行闭合。如果残余左向右分流量较多（Qp/Qs > 1.5：1），或出现心力衰竭症状，应及时再次手术修复。随着介入性室间隔缺损封堵技术的发展及经验积累，对于较大儿童或成年患者，有学者认为应用介入封堵技术是治疗室间隔缺损残余漏的首选方法。

（三）三尖瓣或主动脉瓣反流

室间隔缺损补片或介入性治疗的封堵伞如果压住三尖瓣腱索，使其活动受限，会引起三尖瓣反流。主动脉瓣损伤则多由于缝合膜周型或干下型缺损缝针误伤瓣叶所致，应以预防为主，如反流严重，应及时手术修复。

（四）肺动脉高压危象

肺动脉高压危象是术后严重并发症，可发生在反应性较强的肺血管病患者，主要表现为肺动脉突然急剧升高，超过体循环水平，右心房压亦上升，左心房压下降，体循环压下降和休克。诱发因素包括气管吸痰、低氧和高碳酸血症、代谢性酸中毒、高浓度正性肌力药物应用和烦躁不安等。处理方法可给镇静药和肌松药，吸入高浓度氧和过度通气。如$PaCO_2$维持35mmHg以下，前列环素静脉滴注，可能是治疗肺动脉高压危象的最佳药物。NO吸入被认为特别有效。

九、疗效评价

(一) 手术效果

室间隔缺损修补术手术死亡率目前在许多医学中心已逐渐下降到 1% 以下，大龄单纯室间隔缺损手术死亡率已接近零。多发性室间隔缺损和有心脏畸形并存的室间隔缺损手术死亡率仍较高，此类室间隔缺损手术死亡率为 5%～10%。早期死亡原因，主要是急性心力衰竭，可能与重症婴幼儿手术前已存在心功能不全，加上手术对心肌创伤和保护不良有关。术前反复呼吸道感染和严重肺功能不全，是造成少数婴幼儿术后死亡的主要原因。影响手术死亡率的因素如下。

1. 年龄

手术患者年龄越小，病情越重，特别是新生儿，手术死亡率越高。

2. 室间隔缺损类型

单纯室间隔缺损手术死亡率很低，多发性室间隔缺损是增加手术死亡的一个重要因素，因为病情重，修复困难，可能残留缺损。

3. 肺动脉压力和阻力

肺动脉压力轻度及中度增高者手术死亡率低，伴有严重肺动脉高压者手术死亡率明显增高，主要死于进行性肺血管病变。

4. 室间隔缺损伴心血管畸形

包括并发动脉导管未闭、主动脉瓣关闭不全，均会增加手术复杂性和延长体外循环时间，因而术后并发症和手术死亡率亦增加。

5. 术后严重并发症

包括完全性房室传导阻滞和室间隔缺损残余漏，并发完全性房室传导阻滞者死亡率甚高。

室间隔缺损修补术后晚期死亡率在 2.5% 以下，少数死亡病例和严重心律失常有关，主要为心室纤颤和完全性房室传导阻滞。在术前肺血管阻力明显升高者，术后部分病例的肺血管病变可能进行性恶化，最终而造成右侧心力衰竭和死亡。

(二) 存活质量分析

1. 生长发育

儿童特别是婴幼儿大型室间隔缺损修复术后，术后前 10 个月内生长发育明显改善，体重增加，症状也随之消失。Weintraub 等并指出生后 6 个月内修复大型室间隔缺损，大多数病例到 5 岁以前的体重、身高和头围都发育正常，出生时低体重婴儿除外，仅体重增加。

2. 心脏功能

儿童特别是 2 岁以内的婴幼儿，室间隔缺损修补术后晚期心功能均基本恢复正常。Graham 等报告室间隔缺损修补术后 1 年检查，发现左心室终末舒张压、每搏排血量、射血分数均恢复正常。大儿童室间隔缺损修补术后症状虽然消失，左心室扩大和左心室功能有的难以完全恢复正常，提示大型室间隔缺损应该在 1～2 岁进行手术。

3. 肺动脉高压

术前的肺血管阻力和年龄是影响室间隔缺损修补术后晚期肺动脉压恢复的两个决定因素，手术时肺血管阻力越低，年龄越小，术后肺血管病变越容易恢复或接近正常。2 岁以上进行手术者 25% 的病例手术后 2～11 年肺血管病变仍进行性发展和造成过早的晚期死亡。另有报道，术前肺动脉高压和高肺血管阻力（>10U/m^2）病例中大约有 25% 于术后 5 年内死于肺动脉高压。然而有部分患者随访了 20 年，肺动脉高压和高肺血管阻力既不发展，也不改善，仅日常活动量受到一定限制。术前肺血管阻力轻至中度升高（8U/m^2），不同年龄组预后都比较好。

4. 心律失常

（1）室性心律失常：室间隔缺损修复术后晚期发生严重室性心律失常和猝死者不多见，Houye

(1990)报道应用动态心电图随访一组术后晚期病例,室性期前收缩发生率为40%,但全部患者均无症状,未观察到1例发生室性心动过速,手术经心房切口病例发生率比经心室切口者少,年轻手术病例发生率也较低。

(2) 右束支传导阻滞:经右心室切口修复室间隔缺损,术后右束支传导阻滞的发生率有报道高达80%。Gelband等认为和右心室切口有关。Rein等报道经右心房切口修复膜周型缺损,新的右束支传导阻滞发生率为34%~44%,部分病例可能和手术缝合膜周缺损后下缘时损伤右束支有关。右心房切口比右心室切口发生率为低。右束支传导阻滞临床重要性一直有争议,有待进一步研究。

(3) 双束支传导阻滞:室间隔缺损修复术后有少部分患者术后出现右束支传导阻滞伴左前半束阻滞,其发生率为8%~17%,这类并发症的预后如何尚有不同认识,有的学者认为可能和晚期发生完全性房室传导阻滞及猝死有关,因为双束支传导阻滞损伤的部位可能比完全性右束支传导阻滞更靠近主干,危险性自然更大。

(4) 完全性房室传导阻滞:单纯室间隔缺损修复术后完全性房室传导阻滞发生率在有经验单位现已下降到1%以下,这与传导束在各类室间隔缺损中的行径有了深入的了解,和改进修复技术有关。但在多发性室间隔缺损修复病例中仍稍高。

5. 室间隔缺损残余漏

小的残余分流临床随诊报告为3%~11%,在血流动力学上虽无明显影响,但因为这类患者有发生感染性心内膜炎倾向,应严密随诊,有条件者可考虑导管介入封堵术。

6. 医源性三尖瓣和主动脉瓣损伤

这类并发症虽不多见,仍有散在报道,有的在术后立即发生,也有报道在术后几个月后杂音才逐渐出现。术后三尖瓣或主动脉瓣出现轻度关闭不全,对血流动力学无明显影响,可随诊观察,严重者明显影响预后。

第三节 房室隔缺损

一、概述

房室隔缺损,也称为房室通道缺损和心内膜垫缺损,是由于心内膜垫组织发育障碍导致房室孔分隔不全,并伴有房室瓣形态和功能异常的一组心脏畸形,约占先天性心脏病的4%。

二、病理解剖

对于房室隔缺损的病理和发生机制争议非常多。房室隔缺损一组病理形态差异极大,又因为同属程度不同原始心内膜垫发育障碍,而具有以下共同的病理特征:①房室隔组织缺损或完全缺如,包括房间隔前下内侧部分和室间隔流入道部分,室间隔流入部缺损表现为室间隔在房室瓣隔叶附着处呈勺状凹陷,隔叶瓣环距心尖距离和左心室隔面长度短缩;②房室瓣畸形,表现为形态、数目、结构和瓣下结构位置和形态异常,左右房室瓣环融合;③主动脉根部由于左右房室瓣环融合而发生前上位移,失去了与左右房室瓣环的楔嵌位置,左心室流出道延长呈"鹅颈"状畸形;④房室结易位到右心房下壁,房室束经由三尖瓣隔瓣和二尖瓣后下桥瓣结合处进入室间隔左心室侧;⑤冠状静脉窦口形态和位置异常等。

临床上通常将房室隔缺损分为部分型、完全型、过渡型和并发畸形四种病理类型。

(一) 部分型房室隔缺损

主要包括原发孔房间隔缺损伴有或无房室瓣畸形,无室间隔缺损。原发孔房间隔缺损呈半月形,位于房间隔的前下方,部分病例可并发继发孔房间隔缺损,甚至整个房间隔缺如,形成单心房。部分型房室隔缺损有两个完整的房室瓣环，房室瓣直接附着在室间隔上缘，其左侧房室瓣通常呈三瓣叶结构，以往称之为二尖瓣前瓣裂，发生裂缺的两个瓣叶边缘常常增厚和卷曲，有时可有异常腱索存在。三尖瓣隔瓣常发育不全，如瓣裂或部分缺如。

（二）完全型房室隔缺损

完全型房室隔缺损的病理特征主要包括：①原发孔房间隔缺损，可同时并发继发孔房间隔缺损；②左右房室瓣环和房室瓣叶融合，形成一组复杂的多瓣叶房室瓣结构，融合的瓣叶称为前后共同瓣叶，也有称之为"前桥瓣叶"和"后桥瓣叶"；③流入部室间隔缺损；④主动脉瓣向前上移位，房室结和传导束异位。

Rastelli 根据前桥瓣叶形态及其腱索附着点将完全型房室间隔缺损分成三型：A 型临床最常见，约占75%。其病理特点是前桥瓣完全分隔为左上及右上两个瓣叶，各自借其相应的腱索附着于房室隔嵴上，左上瓣完全位于左心室上方，右上瓣完全位于右心室上方。C 型约占25%，其前桥瓣叶呈漂浮状态，瓣下无腱索附着于室间隔嵴上，瓣下形成巨大的室间隔缺损。B 型临床罕见，其病理形态介于 A 型和 B 型之间，左上瓣跨越室间隔嵴，通过腱索与室间隔右侧的乳头肌相连。

（三）过渡型房室隔缺损

介于部分型与完全型房室隔缺损之间的病理类型。病变包括原发孔房间隔缺损，有两组分开的左右房室瓣结构，房室瓣一部分直接附着，另一部分靠腱索间接附着于室间隔，在腱索之间形成限制性流入部室间隔缺损。

在完全房室隔缺损病理分析中，双侧心室的均衡性对于手术治疗方式的选择具有重要意义。Bharati 和 Lev 等根据前后桥瓣跨越室间隔，以及共同房室瓣与左右心室发育的关系，将完全房室隔缺损分为双侧心室均衡型、右心室优势型和左心室优势型。以双侧心室均衡型为多见，但有10%左右的患者存在左心室或右心室发育不全。严重者类似单心室病理变化。

（四）并发畸形

完全房室隔缺损并发心脏畸形非常多且复杂。完全性房室隔缺损患者中占5%~10%可并发法洛四联症中占0.8%~2%。其解剖具有完全性房室隔缺损和法洛四联症的特征，有四联症的漏斗部狭窄和主动脉横跨，完全性房室隔缺损的房室瓣畸形以及此两畸形的室间隔缺损融合而成的泪滴形缺损。完全性房室隔缺损多为"C"型，少数为"A"型。3.1%~6.7%完全房室隔缺损并发右心室双出口，其解剖特征为右心室出口并发完全性房室隔缺损的房室的房室瓣畸形和两者融合的室间隔缺损。3%~4%完全性房室隔缺损并发完全性大动脉转位，其解剖特征为完全性大动脉转位并发完全性房室隔缺损的房室瓣畸形和室间隔缺损。

其他并发心脏畸形包括继发性房间隔缺损、双上腔静脉、肺动脉异位连接、多发性室间隔缺损、动脉导管未闭、主动脉弓畸形和无顶冠状静脉窦等。房室隔缺损可以是一些复杂心脏病的一部分，可并发内脏异位综合征。

三、病理生理

房室隔缺损的病理生理取决于心房间交通、室间交通和房室瓣关闭不全程度，以及并发畸形等。

在部分性房室隔缺损无室间隔交通，往往有大的房间左到右分流。在小到中度房间交通的病例，仅有左心房与右心房压力阶差。如有大的心房间左到右分流和轻度或二尖瓣关闭不全时，则引起右心室容量超负荷，与继发孔房间隔缺损的病理生理相同，严重者可有心排血量和动脉血氧饱和度下降。如有严重二尖瓣关闭不全时，二尖瓣反流从左心室直达右心房，从而心房间左到右分流增加，因左和右心室容量超负荷，可在1~3岁儿童甚至婴儿产生充血性心力衰竭。产生心力衰竭的主要原因为左心室发育不全、左侧房室瓣特别左下瓣叶缺如、主动脉下狭窄和肺动脉高压。成年人部分性房室隔缺损可产生心房颤动或扑动和心功能不全。

完全性房室隔缺损有大的房间交通和室间交通，其中15%~20%并发中到重度左侧房室瓣关闭不全。在婴儿时期由于大的心室间左到右分流，往往引起左心室为主的容量超负荷和充血性心力衰竭。同时肺动脉压力升高达到体循环压力水平，文献报道平均肺血管阻力（PVR）在出生至 3 个月时为（2.1+0.9）U/m^2，4～6 个月时增加到（4.1+2.6）U/m^2，7～17 个月后已是（5.7+3.0）U/m^2。在 1 岁时可产生 Health-Edward 分级的 3～4 级肺血管病变，2 岁时产生 3～5 级的肺血管病变，80% 死于 2 岁以内。如并发主动脉下狭窄、主动脉狭窄或先天愚型，则充血性心力衰竭发生更早，肺血管病变更重。

完全性房室隔缺损并发法洛四联症，或右心室双出口和完全性大动脉转位的全部或大多数病例均并发肺动脉狭窄或闭锁，出生后有不同程度的发绀，很少在婴幼儿时出现充血性心力衰竭。

四、临床表现

（一）症状

部分性房室隔缺损有大的原发孔房间隔缺损和轻度二尖瓣关闭不全患者，可在 10 岁以内无症状。有中度和重度二尖瓣关闭不全者症状出现较早，有运动性心悸和气短以及进行性充血性心力衰竭等症状。Manning 报道 115 例部分性房室隔缺损的心内修复，其中 11 例（占 10.5%）在婴儿时因充血性心力衰竭手术。在 40 岁以上部分性房室隔缺损病例，往往出现心功能减退、心房颤动和肺动脉高压。

完全性房室隔缺损的患者往往在 1 岁以内时出现症状，甚至在新生儿产生进行性充血性心力衰竭，内科治疗难以控制。在临床上出现呼吸困难和加快，周围循环灌注和生长发育差。少数病例在生后心力衰竭并不明显，但在 1～2 年出现静息时发绀，产生肺动脉高压和严重阻塞性肺血管病变，即 Eisenmenger 综合征。

在完全性房室隔缺损并发法洛四联症、右心室双出口和完全性大动脉转位的病例，全部或大部分并发右心室流出道阻塞或肺动脉闭锁，生后有发绀，很少出现充血性心力衰竭。少数右心室双出口无肺动脉狭窄者，则在新生儿时出现充血性心力衰竭，在 1 岁左右产生严重肺血管病变。

（二）体征

在部分性房室隔缺的患者，大多数生长和发育正常。在胸骨左上缘听有相对肺动脉狭窄产后的收缩期柔和杂音和固定性心音分裂，在心尖区可有二尖瓣关闭不全引起收缩期反流性杂音。在婴儿有重度二尖瓣关闭不全时，可出现心跳快和肝大等充血性心力衰竭体征。在 40 岁以上的患者因房性心律失常产生的心悸和心功能减退等症状。

在完全性房室隔缺损的患者，在婴儿时往往出现呼吸快、呼吸困难和肝大等进行性充血性心力衰竭的症状，生长发育迟缓，部分病例有先天愚症。在胸骨左上缘听有收缩期射血性杂音、第二心音固定性分裂和亢进，从心前区到心尖有室间隔缺损的房室瓣关闭不全产生的收缩期反流性杂音。在心尖部亦可听到大量血流（包括房间和室间左到右分流和二尖瓣关闭不全的血流）通过房室瓣产生的舒张期辘辘性杂音。在 4～5 岁后往往伴有严重肺动脉高压和阻塞性肺血管病，静息时可出现发绀，胸骨左上缘听有收缩期杂音和肺动脉关闭不全引起的泼水性舒张期杂音。在完全性房室隔缺损并发法洛四联症、右心室双出口和完全性大动脉转位的患者，大多数在生后出现发绀，但很少出现心力衰竭体征。

五、诊断及鉴别诊断

依据临床表现和辅助检查，房室隔缺损的诊断并不困难，重要的是深入和详细分析患者的病变特征，全面掌握患者的病理生理进程，把握正确的手术时机和制定个性化的手术方案。主要诊断依据如下。

（1）临床症状和体征。

（2）心电图：部分型房室间隔缺损病例具有典型的心电图表现：P-R 间期延长（一度房室传导阻滞），电轴左偏，aVF 导联主波向下。其他非特异性改变包括右心房增大，右心室肥大或双心室肥大。

（3）胸部 X 线片：可表现为肺血增多，右心房右心室增大，左心房左心室增大，肺动脉凸出和主动脉结变小。出现艾森门格综合征时，肺血减少。

（4）超声心动图：二维彩色多普勒超声心动图检查对明确诊断房室间隔缺损具有非常重要的价值，而且通过超声心动图检查还可以明确瓣膜异常的性质，室间隔缺损和房间隔缺损的大小、形状及并发的畸形及房室瓣反流的程度，以上信息将有助于外科医生制定手术方案和评估疗效。超声心动图的征象包括心腔扩大，左心室流出道变窄变长，房室瓣环下移，二、三尖瓣环等高级瓣膜分裂等畸形。新近的三维实时动态超声心动图检查，对于术前房室瓣的形态分析和成形设计具有重要的参考意义。

（5）心导管和选择性心血管造影：多普勒超声心动图检查的进步，能无创明确诊断，并能提供非常有价值的外科治疗信息，因此，大多数部分型和过渡型房室间隔缺损病例已经无须进行心血管造影检查。对于完全型房室间隔缺损者有学者提出应对6个月以上的患儿常规进行导管检查，目的是测量和计算出肺血管阻力，为能否进行根治手术和判断预后提供重要参考依据。完全型房室间隔缺损的左心室流出道变狭窄且拉长，选择性心血管造影可显示典型的"鹅颈征"，分析手术对左心室流出道的影响。

根据一般临床表现，包括心电图和胸部X线片，多可提示房室隔缺损诊断。二维超声心动图检查即可确立诊断。须和继发孔房间隔缺损、肺动脉瓣狭窄、单纯室间隔缺损等进行鉴别。房室隔缺损患者并发心脏畸形较多，应该重视。

部分性房室隔缺损患者的预后较好，在部分性房室隔缺损伴有轻度二尖半瓣关闭不全者，其自然历史与大的继发孔房间隔缺损患者相仿，年轻时无症状。在40岁以后，约有30%的患者出现心房颤动和心功能不全，在60岁以后则多数产生心房颤动和心力衰竭。文献报道有生存至79岁而手术者，手术后活到89岁。有10%～20%患者在婴儿时期出现心力衰竭和严重症状，多数由于二尖瓣双瓣口、左侧单一乳头肌、主动脉下狭窄或主动脉缩窄而致的严重二尖瓣关闭不全，如不早期手术，多死于10岁以内。

完全性房室隔缺损患者预后极差，如不早期外科治疗，多在幼儿时死亡。主要原因为婴儿时期出现充血性心力衰竭，1岁以后产生阻塞性肺血管病。Berger等报道39例完全性房室隔缺损的尸解，发现未手术者中65%死于1岁以内，85%死于2岁以内，96%死于5岁以内。在出生后1～2岁婴幼儿死亡主要原因为大的心室间左到右分流和中到重度二尖瓣关闭不全引起的充血性心力衰竭和肺部感染，完全性房室隔缺损患者的严重肺血管病从出生1岁后开始发现，在2岁时就可能较为普遍。

六、治疗

（一）手术适应证和禁忌证

1. 适应证

由于房室间隔缺损没有自行愈合可能，且病情发展的结果是进行性心功能恶化和继发肺血管病变，因此，原则上一经诊断明确均应进行手术治疗。手术时机的选择需参考病变类型及自身的技术条件。

（1）部分型房室间隔缺损：大多数患者症状出现较晚，多在体检时发现，既往主张在学龄前进行治疗。近些年来随着体外循环技术及监护技术的进步，心内直视手术渐趋低龄化并且手术的安全性大大提高，因此多主张早期在2岁以内手术，可减轻房室瓣受损的程度，有利于瓣膜的修复重建和功能恢复。如存在明显的二尖瓣反流、主动脉缩窄、二尖瓣畸形及主动脉瓣下狭窄者更应提前手术。对于少数伴有严重的二尖瓣关闭不全有充血性心力衰竭表现者需要急症手术。

（2）过渡型房室隔缺损：与部分型病例相似，若心室水平分流量大，手术应尽早进行。另外，小型室间隔缺损发生心内膜炎的概率高，因此，也主张早期手术。

（3）完全型房室间隔缺损：此类患儿较早发生肺动脉高压和肺血管梗阻并不少，文献报道1岁以内有65%的患儿死亡，而96%的患儿已有肺血管病变。因此，一般主张在1岁以内进行根治手术，但关于此年龄段的最佳手术时机尚存在争议，多数学者提议在3～6个月手术，近些年有关新生儿期进行根治手术的病例报道逐渐增加。有学者认为，尽早进行手术干预，不仅可以阻止肺血管梗阻性病变的发展，而且更有利于瓣膜的修复和功能恢复。

2. 禁忌证

患儿发绀明显往往提示肺血管发生严重的梗阻性病变，心导管检查发现肺血管阻力（PVR）> $10U/m^2$，吸氧以及降压实验无效时，被列为手术禁忌。完全性房室隔缺损并发法洛四联症或右心室双出口，肺动脉发育极差者，不适合心内修复，仅做姑息手术。

（二）术前准备

（1）改善心脏功能有充血性心力衰竭，先用洋地黄和利尿药等内科治疗，如短时间内科治疗无效，亦应早期手术。

（2）对于伴有严重肺动脉高压的患者，进行吸氧治疗，并选用扩张血管药物，如硝普钠、前列腺素 E_1 或一氧化氮等，降低肺血管阻力。

（3）防止呼吸道感染如患者咳嗽、咳痰以及肺部有干、湿啰音，应在控制心力衰竭的基础上，选用适当抗生素，防治呼吸道感染。

（三）手术方法

对于房室隔缺损患者，术前综合分析临床、超声心动图和心血管造影等资料，详细分析和准确掌握患者的病变特点，尽可能完全明确并发畸形，特别是要分析房室瓣病变形态、瓣下结构、房室瓣组织缺失情况，心室发育均衡和主动脉下狭窄等严重畸形，制定个体化的手术方案和计划。然后根据病情，尤其是患者心力衰竭程度和肺动脉高压进程，适时进行手术治疗，对于减少手术死亡率和并发症具有重要的意义。

房室隔缺损的主要手术方式包括双心室矫治术，心室发育不均衡者进行1个半心室矫治或按单心室方式纠治，危重新生儿患者肺动脉带束术等姑息手术。

房室隔缺损心内修复术目的在于闭合原发孔房间隔缺损和（或）室间隔缺损而不产生心脏传导阻滞，以及将房室瓣分为二尖瓣和三尖瓣两部分和尽量减少和不发生术后二尖瓣关闭不全。

全身麻醉、气管内插管维持呼吸，仰卧位。胸部正中切口，保留一大块心包准备修复原发孔房间隔缺损用。在无名动脉下方插入主动脉灌注管，直接插入直角上、下腔静脉引流管，经未闭卵圆孔或继发孔房间隔缺损插入左心减压管。部分性房室隔缺损多在1岁以上儿童时手术，采用中度低温（25～26℃）体外循环。在完全房室隔缺损应在出生后3～6个月施行心内修复，应用深低温（18～20℃）低流量体外循环，个别病例需要在深低温停止循环下手术修复。应用冷血心脏停搏液间断冠状动脉灌注保护心肌。

1. 部分型房室间隔缺损修复术

平行右侧房室沟做右心房切口，牵开心房切口，探查心内有无其他畸形。明确二尖瓣、三尖瓣和原发孔房间隔缺损的病理解剖结构，按下列步骤实施手术。

（1）探查二尖瓣：向左心室内注入冷生理盐水测试二尖瓣闭合状况，了解瓣膜发育情况及瓣膜反流的部位。

（2）修复二尖瓣裂缺：先缝合二尖瓣裂缺，从瓣叶根部直至邻近瓣口中心第一组腱索附着处，应用4-0到5-0聚丙烯线间断缝合。特别注意要在自然状态下将二尖瓣裂隙完全对齐缝合，防止扭曲和变形。小婴儿由于二尖瓣瓣叶菲薄，则应用带心包片的间断褥式缝合，防止撕裂。如有二尖瓣脱垂，则做缩短腱索术。再次左心室注水了解瓣膜闭合是否满意。同时测量二尖瓣开口的大小，防止二尖瓣狭窄。

双孔二尖瓣畸形多见于部分型房间隔缺损者，术前易漏诊，是影响手术近、远期效果的重要因素。病理特征表现为两孔不等大，中间有纤维组织分隔，每孔均有各自对应的瓣叶，并通过腱索与相应的乳头肌相连。较小的孔称为副孔，其瓣膜功能一般正常。术中应注意不能切断两孔之间的纤维分隔，否则会造成二尖瓣严重反流。如果二尖瓣膜开口面积较大，可缝合裂缺，若瓣口面积较小，裂缺可不缝合或部分缝合。

（3）二尖瓣瓣环成形：二尖瓣裂缺修复后，若左心室注水发现瓣膜中心处有反流，多为瓣环扩大所致。此时需要在一侧或两侧瓣环交界处进行瓣环成形术，以缩小瓣环。可用3-0带垫片涤纶缝线在交界处做瓣环折叠褥式缝合。

（4）修补原发孔房间隔缺损：用自体心包片修补房间隔缺损，光滑面位于左心房，用 4-0 或 5-0 聚丙烯缝线连续缝合固定。有两种缝合方法。① McGoon 法：从二尖瓣大瓣裂基底部中点开始，逆时针方向沿其瓣环根部连续缝合，逐渐过渡到缝至房间隔缺损的上缘；将另一头缝线继续沿瓣环根部顺时针缝合，避过窦房结危险区，经由二尖瓣根部直接转移至房间隔缺损边缘顺时针方向缝至房间隔缺损上缘，会合后结扎，将冠状静脉窦口隔入右心房。② Kirklin 法：从二尖瓣和三尖瓣交界处开始，沿三尖瓣隔瓣根部下行，经瓣环向后绕过冠状静脉窦至右心房游离壁过渡到房间隔缺损，顺时针方向缝合，到房间隔缺损上缘会合，结扎，将冠状静脉窦口隔入左心房。一般认为缝合位置在二尖瓣基部，可以有效避免损伤传导束造成三度房室传导阻滞。

（5）三尖瓣成形：术中应常规探查三尖瓣膜，部分病例因三尖瓣环扩大、隔瓣裂缺或缺如而发生反流，需要同期进行三尖瓣成形。

（6）并发左上腔静脉引流至冠状静脉窦者，如有大的无名静脉时可以结扎。左、右上腔静脉之间无交通者，应将冠状静脉窦口引流至右心房，其方法有二。① Pall 方法：如上法缝合不经冠状静脉窦口后方，而是缝在窦口与房室结之间，经扩大的窦口内缘缝至缺损边缘。② McGoon 方法：将心包直缘缝在左下瓣叶根部至缺损下缘。后一方法比较安全，可防止房室结和心脏传导束的损伤。

2. 过渡型房室间隔缺损修复术

手术步骤及方法与部分型房室间隔缺损相同，修补室间隔缺损时可采用 3-0 涤纶缝线带垫片间断褥式缝合，需要注意的是应仔细探查三尖瓣隔瓣下的缺损，注意多发性室间隔缺损，以免遗漏。

3. 完全型房室间隔缺损修复术

完全型房室间隔缺损的纠治方法较前两种复杂，手术一般在中度（28℃）低温体外循环下进行，对于新生儿可采用深低温体循环方法。手术成功的关键是精确修复房室瓣，尤其是左侧房室瓣；避免损伤传导束和防止左心室流出道梗阻。纠治方法包括单片法、改良单片法和双片法。

（1）单片法：修补的材料有自体心包片、膨体聚四氟乙烯（Teflon）、聚四氟乙烯（polytetrafluoroethylene，PTFE）以及涤纶补片等。通过右心房切口进行修补。根据室间隔缺损的大小和形状、房室瓣环前后径、房间隔缺损的大小，剪裁成相应大小的心包片。如前后桥瓣未分隔，则需要在室间隔嵴上方相对应的桥瓣部位预定分割线，在其右侧剪开前后桥瓣，尽可能地保留左侧房室瓣面积，并应用褥式缝合将二尖瓣前后瓣裂拉拢。应用 3-0 涤纶线带垫片间断褥式缝合将补片结扎固定在室间隔嵴上，注意在室间隔缺损的后下缘宜采取远离或超越缝合方法，以免损伤房室束。然后采用简单褥式缝合法将左房室瓣上、下瓣叶悬吊固定于补片上。间断缝合修复二尖瓣裂缺，左心室注水了解是否有反流，必要时需进行二尖瓣环成形。将贯穿左心房室瓣和心包片的间断褥式缝线分别穿过右房室瓣根部，收紧这些缝，将瓣膜固定于室间隔上方适当高度。用同一补片修补原发孔房间隔缺损。间断缝合修补三尖瓣裂，注水了解是否有反流，部分病例需要做三尖瓣环成形。

（2）改良单片法：也称为简化单片法或直接缝合法，即将共同房室瓣直接缝合在室间隔嵴上以关闭室间隔缺损，可采用自体心包片修补原发孔房间隔缺损。有两种方法可供选择。一种是"三明治"法，即采用 3-0 涤纶线带垫片间断褥式缝合，从室间隔缺损的右心室面进针。对于 Rastelli A 型病例，缝线穿过房室瓣的二尖瓣部分后，再穿入心包片；对于 Rastelli C 型病例，缝线穿前后桥瓣后再穿心包片，第一针的缝合位置是在室间隔缺损的中点，然后沿其前后缘依次缝合，室间隔缺损后下缘采取远离缝合方法，以避免损伤传导束。布线完毕后依次打结固定，将桥瓣压向室间隔的右侧面，然后用 5-0 聚丙烯线连续缝合心包片以修补原发孔房间隔缺损。另一种方法是先采用间断褥式缝合法将桥瓣压向室间隔的右侧面，并打结固定，然后再用自体心包片修补原发孔房间隔缺损。二尖瓣前瓣裂缺均采用 1 号丝线间断缝合修补，术中采用注水试验探查房室瓣修复情况。

（3）双片法：根据室间隔缺损的大小和形状裁剪相应的涤纶或聚四氟乙烯补片置入室间隔右侧，以 3-0 涤纶线带垫片间断褥式缝合固定。将左上、下桥瓣在中心对合后悬吊于室间隔缺损补片上，采用 1 号丝线间断缝合修补二尖瓣裂缺，并根据注水试验决定是否行二尖瓣环成形术，用 5-0 聚丙烯缝线将二尖瓣根部缝合于室间隔缺损补片上缘及心包补片之间类似于"三明治"。连续缝合心包补片，修补原发孔房间隔缺损。

4. 完全型房室间隔缺损并发法洛四联症修补术

做平行右心房切口。观察房间隔缺损和室间隔缺损以及房室瓣的病理解剖，大多数病例为"C"形完全性房室隔缺损。经右心室纵切口，切除漏斗部肥厚肌肉，偏向室间隔嵴的右侧切开前桥瓣到瓣环，完善显露室间隔缺损全貌。剪裁聚四氟乙烯补片呈泪滴形，上部为半圆形，下部为三角形。将补片下部弧形缘缝合至缺损下缘右心室面，从后瓣环下部室间隔开始缝合直达缺损上部，均用间断带垫片的褥式缝合。环绕主动脉瓣口将补片缝至缺损上部应用5-0聚丙烯线将心包片连续缝合或间断缝合至前后桥瓣至房室瓣环之间的室间隔缺损补片的直缘上，此处缝合必须缝在前后桥瓣最佳对合点，平行室间隔至瓣环；而且在此处的室间隔缺损补片长度应相当于测试房室瓣环前后直径，否则会产生二尖瓣关闭不全或狭窄。测试左侧房室瓣的闭启情况，间断缝合左上瓣叶和左下瓣叶裂隙。应用心包片闭合原发性房间隔缺损，将冠状静脉窦口放在左侧。最后做右心室流出道补片和缝合右心房切口。

此畸形如有右心室发育不全，其容量约为正常的2/3时，可同时施行此畸形的心内修复和双向腔肺动脉分流术。遇有左心室和（或）右心室发育不全时，如符合Fontan手术的标准，可做双向腔肺动脉分流术或全腔静脉与肺动脉连接手术。

5. 并发右心室双出口的心内修复

右心室双出口并发主动脉下和靠近两大动脉室间隔缺损的手术方法，基本上与并发法洛四联症相同。有肺动脉狭窄应做右心室流出道补片或右心室到肺动脉的心外管道。并发肺动脉下室间隔缺损者，可施行完全性房室隔缺损心内修复和闭合室间隔缺损以及大动脉转位术。并发远离两大动脉室间隔缺损者，多并发肺动脉闭锁或严重狭窄，可考虑应用双向腔肺动脉分流术或全腔静脉与肺动脉连接。

6. 左心室流出道阻塞的修复

在完全性房室隔缺损中，左心室流出道阻塞并不多见，有时为术后并发症。应根据其阻塞类型，选用不同的手术方法。由于过多的瓣膜和腱索凸至左心室流出道或隔膜，引起局限性主动脉下狭窄，可经主动脉瓣口切除。如为广泛性隧道式狭窄，则做改良Konno手术。将示指通过主动脉瓣口放入左心室，经右心室纵切口平行左心室流出道切开漏斗部室间隔。经室间隔切口切除左心室面肥厚肌肉，并用补片扩大和修复此切口。

七、并发症及防治

（1）室间隔缺损残余分流：多发生在室间隔缺损的后下缘，细束分流可以允许观察，绝大多数可以闭合。如残余缺损较大，引起血流动力学改变并导致心功能不全时，应立即修补。

（2）心房水平的残余分流：多由于缺损修复不全或补片撕脱所致，应再次手术修复。

（3）二尖瓣关闭不全：房室间隔缺损手术远期效果取决于有无残余二尖瓣反流。少部分患者术后存在不同程度的二尖瓣关闭不全。术中左心室注水试验的可靠性较差，停机后采用经食管超声评估二尖瓣修复情况，能有效地提高二尖瓣修复成功率。大多数术后早期轻至中度的二尖瓣反流患者长期随病情无明显变化，若存在中度以上的反流，则病情会进行性加重，心脏进行性扩大，容易出现心力衰竭，需要再次手术进行二尖瓣成形或瓣膜置换术。

（4）心律失常：房室间隔缺损患者术后可以出现多种类型的心律失常，包括窦性心动过缓、结性心律、室上性心动过速及完全性房室传导阻滞等。若心律失常对血流动力学有影响，可用抗心律失常药物治疗。完全性房室传导阻滞是一种严重的心律失常，采用McGoon法和Kirklin法修复部分型房室间隔缺损时，两者发生完全性房室传导阻滞的概率无差异。由于完全性房室间隔缺损病例的传导束是沿室间隔缺损的后下缘走行，因此，后下缘采用远离和超越的缝合方法可有效避免完全性房室传导阻滞的发生。当术中发生完全性房室传导阻滞时，大多数是暂时性的，多为术中牵拉所致，一般首先采用普鲁卡因和冰生理盐水刺激房室沟，部分病例可以恢复，若无效则应该拆除后下缘数针重新缝合，并启用心脏临时起搏器，40%~50%的病例术后2~4周可恢复窦性或结性心律。4周以上未恢复者应考虑置入永久起搏器。

（5）术后肺动脉高压危象：术前肺动脉高压程度、患儿年龄、是否并发 Down 综合征、术后残余二尖瓣反流程度及室间隔缺损残余分流等都是引发术后肺动脉高压的重要因素，甚至可以导致肺高压危象。一旦患儿脱机困难，应及时检查心脏畸形纠治是否彻底，若发现残余病变应立即手术修复。另外，应采取充分镇静，适当过度通气，血管扩张药，如硝普钠、米力农、一氧化氮以及加强呼吸道护理等措施。并发 Down 综合征患儿术后容易发生肺高压危象，且难以治疗，死亡率高。

八、疗效评价

部分型房室间隔缺损术后早期的死亡率为 0.6%~4%，完全型房室间隔缺损术后早期死亡率为 5%~13%，三种手术方法的效果大体相同。单片法的最大优点在于操作简便，主要适用于大龄儿童，不适用于婴幼儿，因为单片法需要切开前后共同瓣，然后再缝合于补片上，可损失瓣膜面积 25%。而双片法的主要优点是利用相应大小和形状的室间隔缺损补片可以将左侧房室瓣抬高置至合适高度，从而降低了左心室流出道梗阻发生率，尽可能保留房室瓣功能。另外，"三明治"式的夹缝法将左侧房室瓣置于室间隔和房间隔缺损补片之间，将补片撕裂的危险性降到最低。但对于 Rastelli B 型和 Rastelli C 型病例，无论是单片法还是双片法术中往往需要分割共同瓣，影响瓣膜的完整性。Fortune 指出，桥瓣的分割是导致术后瓣膜反流的危险因素，保留桥瓣的完整性能改善瓣膜的功能，降低再手术率和死亡率。并发复杂畸形和肺动脉高压是术后早期死亡的最主要原因。

改良单片法最早由 Wilcox 提出，适用于过渡型房室间隔和室间隔缺损较小的完全型房室间隔缺损，以后 Nicholson 对 Wilcox 方案进行了改进。他在心包补片上加用一条涤纶片，其目的不仅在于提高修补的强度，减轻瓣膜组织的张力，而且能够使前后共同瓣靠近以增加中心汇合区的瓣膜面积，最大限度地保证新的房室瓣的功能，尤其是二尖瓣，降低术后瓣膜反流概率。另外，还可以提升二尖瓣的前瓣，避免发生左心室流出道梗阻。该小组报道自 1995 年用此法连接手术纠治 72 例，平均年龄 4 个月，手术死亡率 2.5%（2/72）。20% 的患者有轻微残余室间隔缺损，不需再手术。66% 左心房室瓣功能正常，轻度反流 29%，中度反流 5%。术后早期无左心室流出道梗阻。平均随访 3.3 年，远期无须房室瓣修复或置换。无远期左心室流出道梗阻，无远期死亡。波士顿儿童医院 Mora 一组 34 例手术病例中，患儿包括新生儿，平均体重 5.6kg，其中左心室优势型 3 例，右心室优势型 6 例。术前室间隔缺损小型 6 例，中等 9 例，大型 19 例。并发心脏畸形包括右心室双出口、法洛四联症者。术后无死亡，无左心室流出道梗阻，没有因房室瓣反流而须再手术者，术后无重度二尖瓣反流。

与传统双片法和单片法相比，改良单片法最主要的特点是：①手术操作简便，体外循环转流及心肌缺血时间短。②不需要剪开共同瓣，保证了瓣膜结构的完整性，改善了瓣膜功能，术后反流发生率很低。有学者提出直接将桥瓣缝合在室间隔嵴上会降低左侧房室瓣环的高度，有造成左心室流出道梗阻的可能性，因此目前对改良单片法的适应证意见分歧较大。多数学者认为改良单片法主要适用于小至中等大小、新月形的室间隔缺损，尤其适用于新生儿及婴幼儿。

第四节 三尖瓣闭锁

一、概述

三尖瓣闭锁（tricuspid atresia）是由于先天性三尖瓣未发育，使右心房与右心室之间无直接通路，仅有一些纤维或肌性隔膜样组织代替应有的三尖瓣结构。同时伴有房间隔缺损或卵圆孔未闭、右心室发育不良、二尖瓣和左心室扩大。大多数病例为心房正位和心室右襻，少数为心房反位和心室左襻，心室与大动脉关系可一致也可不一致。此外，尚可伴有肺动脉瓣狭窄、室间隔缺损、动脉导管未闭、大动脉转位等畸形。三尖瓣闭锁为较少见的先天性心血管畸形，患病率为活产婴儿的0.039%~0.1%，占先天性心血管畸形的1.2%~3%，为先天性心脏病发病率的第14位，在发绀类先天性心脏病中为第3位，仅次于法洛四联症和完全性大动脉转位。

二、病理解剖

由于三尖瓣未发育，只有二尖瓣一组房瓣连接于左心房与左心室之间，左、右心房经房间隔缺损交通，右心室通常发育较小，通常为心房正位并心室右襻（即右心房、右心室位于右侧）。大动脉与心室的连接关系正常或转位，在三尖瓣的位置仅有一凹窝或局部性纤维增厚或呈薄膜状，无三尖瓣瓣膜组织和三尖瓣孔，右心房扩大、肥厚，左、右心房之间保留胚胎期房间隔的交通，其中2/3病例未闭的卵圆孔为一裂隙或可容纳指尖，其余病例则为大小不等的房间隔缺损，多为继发孔型，偶尔为原发孔型，可伴有二尖瓣大瓣裂。因全部体静脉和肺静脉回血均汇集于左心，故左心房和左心室都肥厚和扩大，尤其是房间隔通道大、血流通畅者。右心室发育不良，右心室腔多为数毫升大小或呈裂隙状。室间隔完整者，右心腔常变成一由心内膜衬垫的裂缝样间隙，埋藏在左心室的右壁，甚至已闭塞；室间隔缺损较大者则右心室腔中度缩小。有1/3的病例并发大动脉转位，多为右型转位，少数为左型转位，室腔中度缩小。凡肺动脉闭锁或室间隔完整者，多并发有细小的动脉导管未闭。

三尖瓣闭锁病变复杂而且差异很大，根据心室与大动脉的关系分为三型，每一型再按肺动脉发育和室间隔的状况分为2个或3个亚型。

Ⅰ型：大动脉位置正常类，约占69%。

Ⅰa型：肺动脉闭锁，室间隔完整，并发细小的动脉导管未闭。

Ⅰb型：肺动脉发育不良，瓣下狭窄，极少数为肺动脉瓣及瓣环狭窄，同时伴小室间隔缺损。25%并发有细小的动脉导管未闭。本类型占大动脉位置正常类的75%，占总数的50%以上。

Ⅰc型：肺动脉发育正常，无漏斗部狭窄，室间隔缺损大。

Ⅰd型：升主动脉起源于左心室，左心室血流通过室间隔缺损到肺动脉，右心室漏斗部内壁光滑呈囊状，有20%的肺动脉瓣为二叶瓣，冠状动脉分布和心脏传导系统基本正常，但由于左心室增大而左冠状动脉前降支右侧移位，传导束穿过异常的中心纤维体至室间隔的左心室面，在室间隔缺损后下缘分支，右束支在室间隔的右心室面沿缺损下缘到漏斗部。

Ⅱ型：右旋大动脉转位类，约占28%。主动脉由右心室发出，肺动脉由左心室发出。一般主动脉位于肺动脉的右前方，其位置关系符合TGA的标准。

Ⅱa型：肺动脉闭锁，室间隔缺损很大，并发小动脉导管未闭。

Ⅱb型：肺动脉瓣和（或）肺动脉瓣下狭窄，并发大室间隔缺损，偶有主动脉骑跨。

Ⅱc型：粗大肺动脉，并发大的室间隔缺损。在Ⅱ型三尖瓣闭锁中最为多见，占70%以上。

Ⅲ型：左旋大动脉转位类，约占3%。主动脉位于左前，肺动脉在右后，心室可正常或转位。

Ⅲa型：肺动脉瓣或肺动脉瓣下狭窄。

Ⅲb型：主动脉瓣下狭窄。

三、病理生理

由于右心房的血液必须通过房间隔缺损至左心房，从而左心房就成为体、肺循环静脉血液混合心腔，因此所有患者均有不同程度的动脉血氧饱和度降低，其降低程度取决于肺血流阻塞的轻重。肺部血流减少的患儿，如Ⅰa、Ⅰb、Ⅱa、Ⅱb和Ⅲa型，肺静脉回心血少，则动脉血氧饱和度明显下降，70%出现低氧血症，临床上有明显发绀。在肺部血流正常或增多的病例如Ⅰc型和Ⅱc型，肺静脉回心血量正常或增多，则动脉血氧饱和度仅较正常稍低，临床上可无发绀或轻度发绀。由于室间隔缺损的自发减小或闭合或由于右心室流出道狭窄加重，致使进入肺循环血流进行性降低，发绀及缺氧随之加重。

如房间隔缺损小，右向左分流受限，出生后即出现严重体循环静脉高压和右侧心力衰竭的表现。

室间隔缺损大无肺动脉狭窄者，肺血流明显增多，发绀轻，但可较早发生肺动脉高压。

由于必须接受体循环和肺循环的全部静脉血液回流，造成左心房、二尖瓣的扩大及左心室的扩大肥厚，长期的血流超负荷造成左心室舒张容积增加，二尖瓣反流，左心室收缩功能降低直至心功能衰竭。

四、临床表现

（1）症状患儿通常在出生时就发现发绀并进行性加重，常伴有缺氧发作，表现为呼吸困难或晕厥，较大儿童出现明显的杵状指（趾），但较少有蹲踞现象。

（2）体征胸骨左缘常可闻及粗糙响亮的收缩期杂音，心尖区可能闻及舒张中期隆隆样杂音。肺动脉第二音可能减弱或亢进。

五、辅助检查

有上述临床表现，疑为三尖瓣闭锁的患者，须进行下列检查。

（1）心电图：多为窦性心律，P波高并有切迹，电轴左偏，左心室肥厚。

（2）胸部X线片：三尖瓣闭锁的X线片表现与病理解剖类型及肺血流多少有关，肺血减少者，右心室小，左心室圆隆，肺动脉段凹陷，肺血增多者，肺动脉段突出，左心室增大。

（3）超声心动图：通常可经此检查明确诊断，一般应确定主动脉及肺动脉的位置及大小，室间隔缺损的位置和大小，右心室的位置及发育情况，二尖瓣的情况，心房间的交通及其大小，室腔大小，室壁厚度、心室功能情况以及并发畸形等。

（4）导管和造影检查：适用于①超声心动图诊断不明确者；②疑肺动脉发育不良或异常者；③术前需测定肺血管阻力者；④需导管介入治疗者，如房间隔缺损球囊扩张术。

六、诊断及鉴别诊断

确诊须经超声心动图检查。超声心动图检查还可以了解二尖瓣及左心室功能。但对病情复杂或超声不能明确诊断者，须经心导管及心室造影来明确诊断。

本病须与以下疾病进行鉴别：

（1）其他发绀性心脏病，如法洛四联症等。

（2）艾森门格综合征。

七、治疗

（一）手术适应证

如不接受手术治疗，三尖瓣闭锁患者的预后极差。肺血流极度减少（如Ⅰa型、Ⅱa型）和肺血严重增多（如Ⅱc型）的患者，一般在3个月内死亡。对此类患者应争取在出生后1个月内行姑息性手术。对肺部血流较接近正常的Ⅰb型、Ⅱb型患者，可择期进行姑息性或生理性矫治手术。

患儿一旦确诊，即应根据患儿就医时的病理改变，制定不同的最适个体治疗计划，达到最后单心室生理矫治的目的。一般分3个治疗阶段。

1. 第一阶段

新生儿期，主要为保持体肺动脉血流平衡，使肺血管正常发育，既防止肺血过多导致肺血管梗阻性病变和心力衰竭，又不使肺血过少、氧饱和度太低影响生长发育。氧饱和度维持在75%~85%，为后续治疗创造条件。

（1）血氧饱和度 < 70% 或肺动脉发育细小的新生儿，行体-肺动脉分流术，以促进肺血管发育，改善氧合状态。

（2）肺血流明显增多，应行肺动脉束带术，以保护肺血管。

（3）肺血管发育尚好，肺血流量平衡者，不需治疗，待 3 个月后可直接进行第 2 阶段的治疗。

2. 第二阶段

3~12 个月或以上行双向格林手术或者半房切手术，以维持适度血氧饱和度和减轻心脏容量负担，等待房切类手术。

3. 第三阶段

在 2~5 岁或以上行房切类手术。

（二）手术方法

1. 房间隔切开术

由于大部分患者均存在 ASD，一般不需要行此手术，只有 ASD 小的新生儿，需要心内介入治疗，即导管气囊扩大房间隔缺损，使体静脉血流更容易进入左心室，有利于心内血液的混合和患儿循环的稳定。

2. 体肺分流术

可由正中切口或胸部侧切口完成此类手术，手术有利于肺血管床发育和增加肺血流量，减轻发绀等症状。在各种分流手术中，锁骨下动脉与肺动脉分流术（Blalock-Taussig 手术，简称 B-T 分流术）分流量易于掌握，新生儿及小婴儿期手术效果较好，但随着患儿年龄的增长，分流量则相对减少，甚至需要再次施行分流手术。近年来，利用 Gore-Tex 人造血管施行改良的 Blalock-Taussig 分流术日益增多，逐渐取代了 Ports、Waterston 分流术。

此分流手术常规采用膨体聚四氟乙烯管（Gore-Tex 管道），新生儿期采用 3.5mm 或 4mm 粗管道，婴幼儿可选用 5mm 或更粗管道。

胸骨正中径路后，打开心包，显露心脏后，充分游离显露无名动脉右锁骨下动脉和右肺动脉，如非体外下进行吻合，必须在做动脉钳夹前注入 1mg/kg 肝素。取适宜长度的 Gore-Tex 管道分别与无名动脉或右锁骨下动脉和右肺动脉（或左锁骨下动脉与左肺动脉）切口行端侧连续吻合（7.0 或 8.0 Prolene 缝线或 PDS 吸收线）（图 10-1）。

术后注意体、肺血流平衡，维持适宜的血压和氧饱和度，根据氧饱和度和脉压调节肺循环阻力，一般术后 2~4h 无出血倾向者用小剂量肝素 24h 静脉维持抗凝血。

3. 肺动脉 Banding 手术

肺动脉 Banding 手术适用于少数三尖瓣闭锁并发 VSD，无肺动脉瓣狭窄而肺动脉高压的患者，以预防肺血管病的发生和心力衰竭。新生儿早期肺动脉 Banding 手术仅用于肺血流多足以导致心力衰竭者，否则，则须等待肺血管阻力降低，如肺血管阻力未降低前行肺动脉 Banding 术，随肺动脉阻力下降肺血流会增加，可能须再次行肺动脉 Banding 手术。理想的 Banding 手术时机应在肺血管阻力已降低和肺血流高时，肺血管阻力降低时间有个体差异，一般在出生后 2~4 周。方法是在肺动脉主干充分游离后，用涤纶条或其他束带绑扎使肺动脉压尽量降低，肺血流量减少。术后维持血氧饱和度在 75%~85%，右心室肺动脉压差一般在 5.33kPa（40mmHg 左右），要注意将环扎带固定好，避免滑脱和移位（图 10-2）。

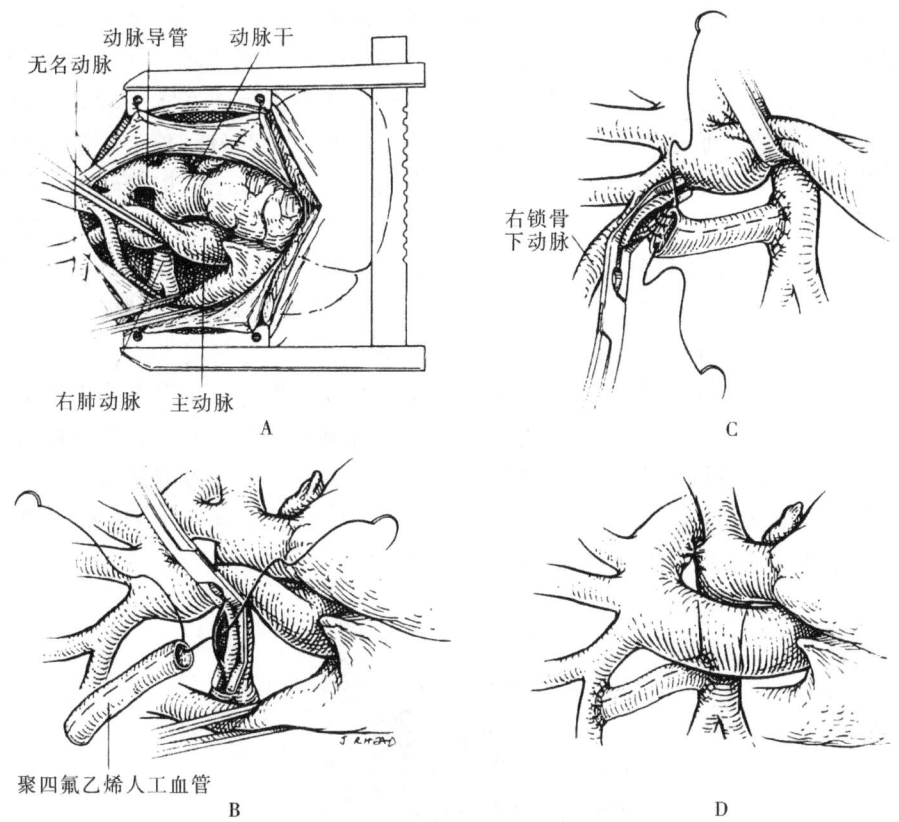

图 10-1　改良 Blalock-Taussig 分流术

A. 胸骨正中切口游离显露右肺动脉及无名动脉；B. 取合适管径的 PTFE 管道与右肺动脉上缘行端侧吻合；C. 无名动脉（或右锁骨下动脉）与管道端侧吻合，注意管道长度，避免右肺动脉和右锁骨下动脉扭曲变形；D. 完成改良 Blalock-Taussig 分流术，动脉导管已结扎

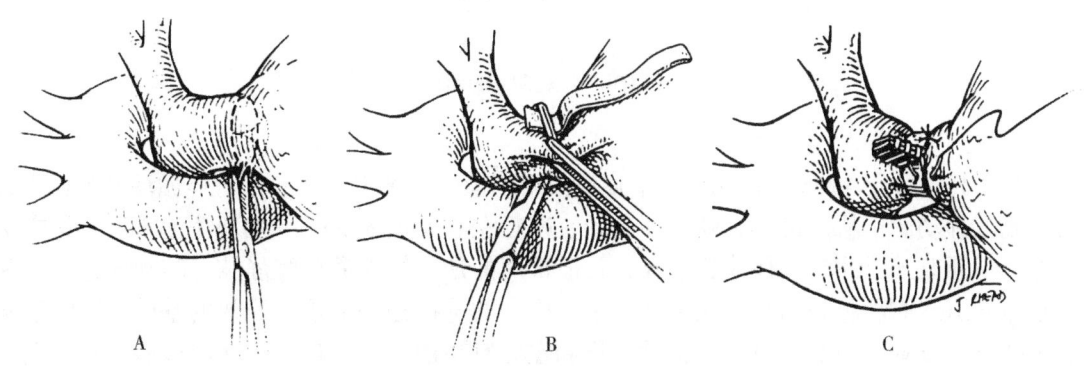

图 10-2　肺动脉 Banding 手术

A. 胸骨正中切口显露主肺动脉，游离主动脉 - 肺动脉间隙至环缩带通过即可，虚线示肺动脉瓣交界顶部；B. 直角钳引导环缩带包绕主动脉，置于窦管交界与右肺动脉起始部之间；C. 调整环缩带至合适直径，并缝合固定环缩带于主肺动脉外膜

4. 双向格林手术

双向格林手术的目的是增加肺血流和减轻心室负荷，尽早手术可避免左心室肥厚，有益于房切手术的远期疗效。3～6 月龄时手术获益最大。适用于有或无第一阶段手术而肺血管发育好者。双向格林

手术的禁忌证为年龄 < 6 周，肺动脉平均压 > 19mmHg，肺血管阻力 > 4U/m², 肺静脉梗阻。

此手术（图 10-3）可在心脏跳动并行体外循环下或非体外循环下完成。非体外循环下完成，可避免体外循环所带来的炎性反应、渗出、短期内肺阻力升高等影响，利于术后恢复。少数情况下因缺氧或阻断上腔静脉压过高，或心脏不能耐受时须在并行体外循环下进行。手术一般经正中切口，切开心包后，探查心脏是否并存左上腔静脉、PDA 或原有体肺分流交通。充分游离上腔静脉和右肺动脉，建立临时性上腔静脉 – 右心房旁路。开放旁路前应将管道内空气充分排净，以免进入心腔引起气栓，并保持分流通畅。在上腔静脉入右心房处上方约 0.5cm 处横断右上腔静脉，在横断前上阻断钳，先用 5-0 Prolene 线缝闭近端，将右肺动脉充分游离后，可用侧壁钳阻断右肺动脉或用阻断钳分别阻断右肺动脉的近端和远端，并在右肺动脉前上方切开 1.5 ~ 2.0cm，将上腔静脉近端吻合在肺动脉上，一般多用 6-0 或 7-0 Prolene 线连续吻合，也可用连续加间断缝合的方法。吻合时要注意吻合方向，不可扭曲，要注意针距不可太远以免缩窄，个别情况下可用自体心包补片加宽，吻合口如存在左上腔静脉可予以暂时阻断以明确两腔静脉间是否有交通，如有交通则可直接阻断两侧上腔静脉，无须上腔静脉插管分流或体外循环。同上法行左上腔静脉与左肺动脉吻合，少数情况下，一侧上腔静脉较细，在完成较粗上腔静脉与肺动脉吻合后，结扎另一侧上腔静脉。可将左上腔静脉结扎。如双上腔静脉没有交通，则应在临时上腔静脉 – 右心房旁路下将左上腔静脉与左肺动脉吻合。

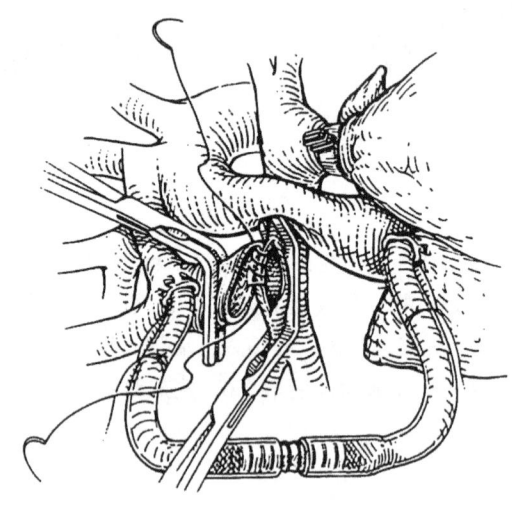

图 10-3　双向格林术

5. 改良房坦（Fontan）类手术

房坦手术是 Fontan 于 1968 年首先用来治疗三尖瓣闭锁的一种术式。它是将体循环静脉血不经过右心室直接引流入肺动脉，从而使体、肺循环分开，减轻左心室负荷的一种生理矫治方法。该方法在发展过程中得到不断改进，并有几种改良术式，目前常用的是心外管道全腔静脉—肺动脉连接术和心内侧管道或心内管道全腔静脉肺动脉连接术。手术适应证的选择是保证手术疗效的基础。影响手术最重要的因素为肺血管发育、肺血管阻力、肺动脉压和左心室功能。患儿最好于 2 岁以后成年以前手术，4 岁以内手术心律失常的发生率可能低于 4 岁以上组，但年龄大不是房坦手术的高危因素。当全肺阻力超过 4U/m²，为房坦类手术的禁忌证。一般要求 PAP ≤ 2.40kPa（18mmHg）。肺动脉发育不良仍是改良房坦手术禁忌证，当肺动脉指数（PAI）< 250mm/m² 为房坦手术高危因素之一。一侧肺发育良好，而另一侧肺动脉发育差，不是绝对禁忌证。EF > 60%，左心室舒张末压 ≤ 1.3kPa（10mmHg），适宜行改良房坦类手术，EF < 45%，左心室舒张末压 ≥ 2kPa（15mmHg）不宜行改良房坦类手术。左侧房室瓣的功能也不可忽视，存在中度以上反流，左心室功能良好者，可在改良房坦手术同时施行瓣膜整形或置换术。

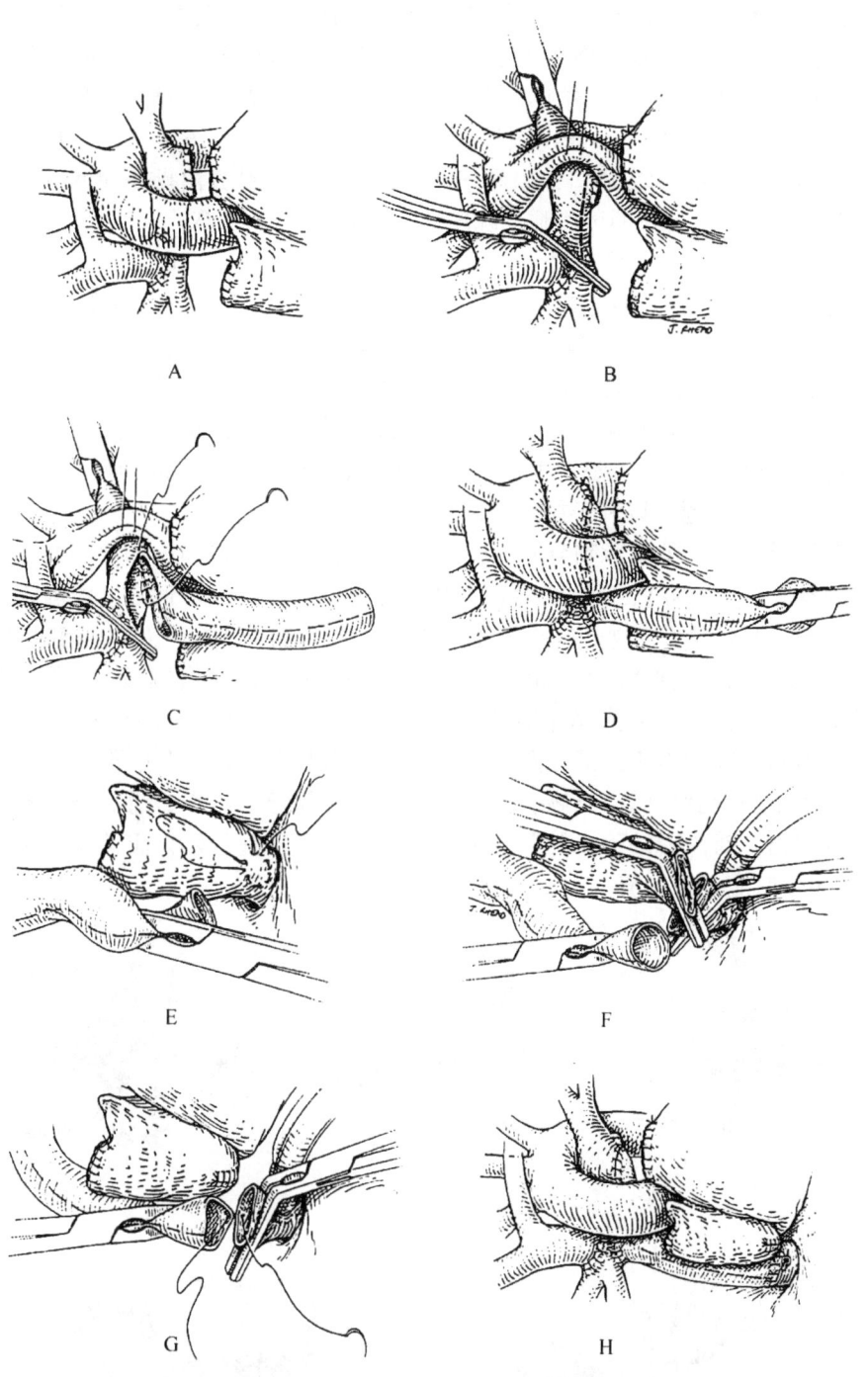

图 10-4 体外循环下心外管道全腔 – 肺动脉吻合术

A. 胸骨正中切口充分游离显露右肺动脉及主动脉；B. 肝素化后取阻断钳分别于 Glenn 吻合口内侧（注意保持上腔静脉至右肺动脉血流通畅）及左肺动脉（或主肺动脉）处阻断右肺动脉，切开右肺动脉下缘；C. 右肺动脉下缘与管道端 – 侧吻合；D. 移除肺动脉阻断钳，恢复双向 Glenn 血流，并阻断管道；E. 裁剪管道至合适长度，置下腔静脉荷包线；F. 阻断并离断下腔静脉；G. 缝闭下腔静脉房侧切口，管道与下腔静脉端端吻合；H. 完成心外管道全腔 – 肺动脉吻合术

（1）体外循环下心外管道全腔 – 肺动脉吻合术（图 10-4）：虽然存在体外循环本身对机体的影响，但并行体外循环下手术可保证腔静脉的引流通畅，避免腔静脉高压，并保持术中循环稳定，提供良好

的操作环境。在上腔静脉与肺动脉充分游离后，升主动脉插管，上、下腔静脉插直角管，建立体外循环，于并行循环下阻断上腔静脉并行双向格林手术（部分患者已行过此术），结扎或切断缝闭主肺动脉，选用 16～24mm Gore-Tex 插管一端与右肺动脉吻合，再切断下腔静脉，缝闭心房侧切口，人工管道另一端与下腔静脉相连，用 5-0 Prolene 线连续缝合。如停机后 CVP > 16～18mmHg，应在心外管道与右心房之间建立直径 4～5mm 的交通口，以利于循环的稳定。此种方法操作简便、安全，不利方面是由于体外循环本身的损害，术后早期可能肺动脉压偏高，而使 CVP 升高。

（2）非体外循环下心外管道全腔-肺动脉吻合术：常规正中切口，切开心包，充分游离上、下腔静脉及左、右肺动脉，切断动脉导管韧带，心外探查。如为第一次手术，先完成 Glenn 手术，后用 5-0 Prolene 线将直径 16～24mm 的人工血管与右肺动脉或主肺动脉吻合，钳夹人工血管后开放上腔静脉至右肺动脉的血流，将上腔静脉的插管拔出，另以一插管建立下腔静脉，建立与右心房的临时旁路，阻断并切断下腔静脉，缝合心房侧断端，人工血管另一端与下腔静脉远端吻合。如与右肺动脉吻合，应在吻合完成后，将主肺动脉切断，并缝合两断端。开放后 CVP > 16～18mmHg，应在心外管道与右房之间建立直径 4～5mm 的交通，以利于循环的稳定。

（3）心房内侧通道全腔-肺动脉吻合术（图 10-5）：其手术切口和体外循环的建立与心外管道手术相同，切断主肺动脉，用 5-0 Prolene 线缝合主肺动脉切口远、近端。切断上腔静脉，远端与右肺动脉上缘吻合，近端与右肺动脉下缘吻合。心脏停搏后终峰前右心房壁做斜切口，切除房间隔，用 Gore-Tex 血管剪成合适长短、大小的血管片，围绕上、下腔静脉开口与心房右侧面一起形成心房内侧通道，此人工血管片边缘用 5-0 Prolene 线缝在右房侧壁上（图 10-5），或也可用 Gore-Tex 血管为心房内管道建立下腔静脉与右肺动脉的连接，部分医生在心房内侧通道或心内管道打孔 4～5mm，作为腔静脉至心房的分流。对于全腔静脉-肺动脉吻合是否开窗（腔静脉管道与心房通）仍有争论。开窗可减少术后胸腔和腹腔的渗出，对患者的手术转归并无明显影响。部分医生认为应常规开窗，多数认为术后 CVP > 16～18mmHg 时应开窗分流。

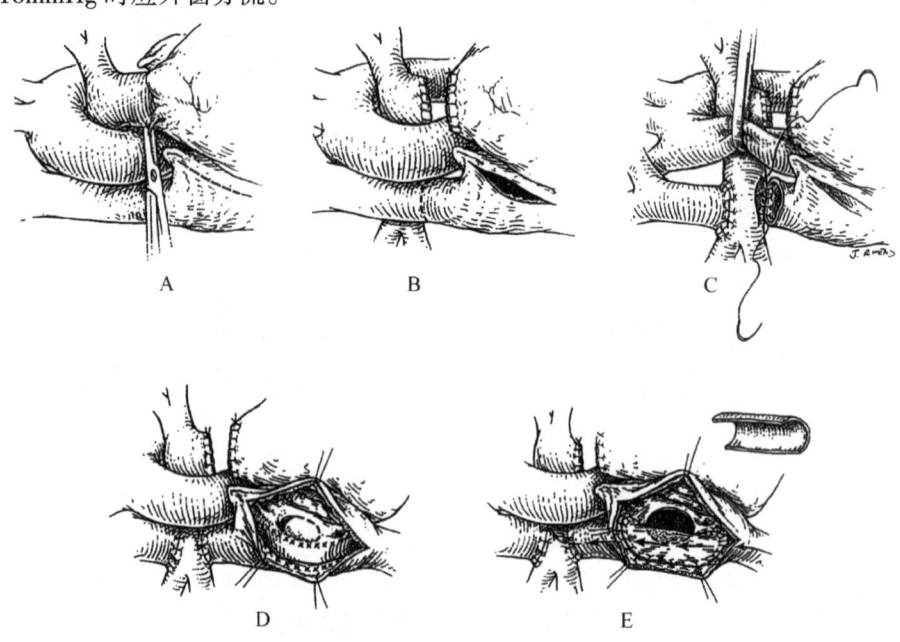

图 10-5　心房内侧通道全腔-肺动脉吻合术

A. 胸骨正中切口，游离主肺动脉，虚线示右心耳切口；B. 充分游离左右肺动脉（至分支处）及上腔静脉（显示奇静脉），建立体外循环，于肺动脉瓣处横断主肺动脉并缝闭两侧残端，虚线处横断上腔静脉；C. 上腔静脉远心端吻合至右肺动脉上缘，近心端吻合至右肺动脉下缘；D. 剪除部分卵原窝组织（虚线内）扩大房间交通，"X"虚线示内通道板障缝合处，延伸至上下腔静脉开口处，冠状静脉窦可引流至新的肺静脉心房；E. 裁剪 PTFE 材料至合适大小（1/2 内通道直径），连续缝合建立心房内侧通道

（三）手术结果

三尖瓣闭锁矫治中腔肺分流术是目前主要治疗方法，由于对患者的合理选择和手术技术的进步，尤其采用分期完成房坦手术，心室更能适应容量负荷的变化，选择应用心房内侧隧道开窗和心外管道开窗等技术，手术死亡率逐年下降。手术死亡率由10%~20%下降至2%~7%。

Mair报道Mayo医院的结果，1973—1998年房坦手术治疗216例三尖瓣闭锁，总存活率为79%，并在近10年手术死亡率逐渐步下降至2%。Sittwanqkui报道了多伦多儿童医院房坦手术治疗三尖瓣闭锁的结果，1971—1999年225例患者，10例术前死亡，203例进行姑息治疗（151例体肺分流、27例肺动脉束扎、60例静脉分流），44例死亡，8例等待房坦手术，12例为房坦禁忌证，11例失访。137例完成房坦手术，7例早期死亡，11例晚期死亡，3例进行了心脏移植。1个月、1年、10年、20年生存率分别为90%、81%、70%、60%。

八、并发症及防治

（一）手术并发症

1. 低心排综合征

见于术前肺阻力较高、术中心肌保护不佳等。

2. 胸腔积液、心包积液及腹腔积液

术前存在房坦类手术影响因素的患者，胸腔积液发生率及持续时间均高于矫治术。

3. 心律失常

室上性异位心律较多见于房坦手术后，而心外管道全腔静脉肺动脉连接术后的发生率较低，其他的心律失常有心动过速、室性期前收缩，甚至猝死发生。

4. 血栓形成、栓塞

血栓多见于右心房内或外通道内，血栓可造成肺梗死或脑栓塞。

5. 吻合口狭窄或通道狭窄

需二次手术。

（二）术后并发症防治

（1）术后常规强心、利尿治疗3~6个月，并注意补钾。

（2）心功能差的患儿应延长强心利尿治疗的时间，并适量加用血管紧张素转换酶抑制药等血管活性药物。

（3）对术后CVP较高的患者，或术后存在慢性渗出或合并有并发症等恢复缓慢的患者应常规应用华法林抗凝血治疗6~12周，以防止血栓形成及栓塞并发症。

第五节 右心室流出道及肺动脉狭窄

一、概述

右心室流出道及肺动脉狭窄是常见的心脏畸形之一，占先天性心脏病的12%~18%。右心室流出道及肺动脉狭窄可单独存在，也可并发室间隔缺损、房间隔缺损、卵圆孔未闭，甚至其他更复杂的心脏畸形。狭窄的部位包括从右心室到肺之间的解剖梗阻，可发生在肺动脉瓣、右心室漏斗部、肺动脉主干及其分支。有时上述两种或三种狭窄合并存在，造成肺少血和右心室射血阻力升高，严重者可导致右心功能不全。

二、流行病学

右心室流出道及肺动脉狭窄通常是在儿童期得到诊断和治疗，但有些严重的右心室流出道及肺动脉狭窄患者可以生存到成年期。偶尔会在成年后才首次诊断出来。单纯的肺动脉瓣狭窄大约占有先天性心脏病的10%。发病女性稍多于男性。

除非在新生儿期出现重度狭窄，大部分的右心室流出道及肺动脉狭窄患儿能够存活下来。轻度右心室流出道及肺动脉狭窄的患者，长期生存与正常人群有差异，轻度右心室流出道及肺动脉狭窄不会逐渐加重，相反，肺动脉瓣开口常随着身体生长而增大，然而，重度右心室流出道及肺动脉狭窄如不处理，梗阻会逐渐加重；严重的右心室流出道及肺动脉狭窄患者，有60%的患者在明确诊断10年内需要干预治疗。

三、病理解剖与病理生理

（一）肺动脉瓣狭窄

单纯肺动脉瓣狭窄大约占所有先天性心脏病10%。常见的病理改变是3个半月瓣在交界部分融合，收窄瓣口，中央形成圆顶穹隆状结构，向肺动脉突出。由于血流的"喷射效应"，狭窄后的肺动脉扩张，扩张范围可达左肺动脉。肺动脉前壁变薄，张力减低，用手指可触及由血流喷射所产生的收缩期震颤。

另一种病理改变，是肺动脉瓣环及瓣膜发育不良。瓣膜形状不规则，瓣叶明显增厚，瓣膜活动度减低。瓣叶由黏液样组织组成，延展至血管壁。瓣环通常很小，肺动脉主干也发育不良，没有狭窄后肺动脉扩张。大约2/3的先天性侏儒痴呆综合征（Noonan Syndrome）患者会出现这类的肺动脉瓣狭窄。

严重的肺动脉瓣狭窄，会引起瓣下的右心室肥厚，造成漏斗部狭窄，加重右心室流出道梗阻。右心室因梗阻显著扩大，严重者呈球形，右心房也明显扩大。严重的肺动脉瓣狭窄，导致右心室腔的顺应性下降，如果并发卵圆孔未闭、房间隔缺损或者室间隔缺损，可能引起双向分流或右向左分流，出现发绀。

（二）右心室流出道狭窄

由于漏斗部肌壁增厚，形成管状狭窄。狭窄部的形态和位置，与室上嵴及其连续的壁束和隔束的异常有关，整个漏斗部形成一条狭长的通道。狭窄部位可仅局限于漏斗部的入口处。往往肺动脉瓣环和瓣膜正常，没有明显的狭窄后肺动脉扩张。右心室壁明显增厚，右心房也可扩大。

双腔右心室是一种非常罕见的畸形，发生于漏斗部的下部，右心室流出道的纤维肌束收缩变窄，形成纤维肌肉隔膜，将右心室分成两个大小不等的心腔；上方为稍有扩大而壁薄的漏斗部，下方为肥大的右心室。隔膜的开口径大小决定了右心室流出道梗阻的程度。

（三）肺动脉瓣上狭窄

肺动脉瓣上狭窄是指肺动脉干、左、右肺动脉及更远端分支的梗阻，狭窄可为一处，但更常见的是多处狭窄。如果肺动脉瓣上狭窄局限，常伴有狭窄后扩张，但如果狭窄段长或肺血管弥漫性发育不良，则不会发生狭窄后扩张。

肺动脉瓣上狭窄常并发各类先天性和获得性疾病，包括风疹、先天性肝内胆管发育不良征（Alagille Syndrome）、皮肤松弛症、先天性侏儒痴呆综合征（Noonan Syndrome）、先天性结缔组织发育不全综合征（Ehlers-Danlos Syndrome）和威廉斯综合征（Williams Syndrome）等。

四、临床表现

右心室流出道及肺动脉狭窄的临床表现与狭窄的程度有关，狭窄越重，症状越明显，也越严重。

（一）症状

轻度狭窄患者没有症状或症状轻微。中度狭窄患者的常见症状有活动耐力差、易疲劳，劳累后心悸、气促等。婴幼儿期可有呼吸困难、乏力、喂养困难，其症状可随年龄增长而加重。个别患者因右向左分流，也可出现发绀。晚期可出现右侧心力衰竭症状，如静脉充盈、外周水肿和发绀等。在极少数情况下，患者可出现劳力型心绞痛、晕厥或猝死。

（二）体征

一般发育尚可，严重狭窄者发育较差。胸骨左缘心前区可扪及抬举样搏动，提示有重度的右心室流出道及肺动脉狭窄。若为肺动脉瓣狭窄，在胸骨左缘第2肋间可扪及明显的收缩期震颤，小儿或胸壁较薄的成年人尤其明显，是提示瓣膜狭窄的重要体征之一。在胸骨左缘第2肋间闻及粗糙的收缩期喷射样杂音，随吸气增强，向左锁骨下区和左腋部传导。随着瓣膜狭窄加重，喷射样杂音强度增加，持续时间延长，高峰延迟。肺动脉瓣区第二心音减弱或消失。收缩期杂音和第二心音减弱或消失，是肺动脉瓣狭窄的重要体征。

若为右心室流出道狭窄，收缩期震颤及杂音常以胸骨左缘第4肋间最明显，听不到肺动脉瓣的开瓣音。

若为肺动脉瓣上狭窄，可听诊到连续、柔和的杂音。

如通过未闭的卵圆孔、房间隔缺损、室间隔缺损产生右向左分流，可出现发绀。

五、辅助检查

（一）心电图检查

心电图上右心室肥厚的程度与右心室流出道及肺动脉狭窄的严重程度直接相关。轻度狭窄者，约50%的心电图正常或只有轻微的电轴右偏。中度狭窄，可观察到电轴右偏，R_V_1振幅增高。重度狭窄者，电轴极度右偏，R_V_1振幅>20mm，可出现右心室心肌劳损和肺型P波。

（二）胸部X线检查

正位X线胸片显示心脏轻度或中度增大，肺血管纹理稀少，肺野清晰。如X线胸片提示右心缘增大，提示右心房也扩大。有心力衰竭的婴儿，因右心房扩大，心影可呈球形。侧位片可见增大的右心室与前胸壁接触面增加。即使只有轻度的肺动脉瓣狭窄，窄后扩张也会导致主肺动脉、左右肺动脉影明显凸出。右心室流出道狭窄时，由于右心室肥大，心尖上翘。心腰低平或凹陷。

（三）超声心动图

超声心动图可明确诊断，应用二维及多普勒技术可全面评估右心室流出道及肺动脉的情况。通过二维成像，可以观察到增厚呈穹隆状的肺动脉瓣，反射增强，开放受限；右心室前壁及室间隔增厚，右心室流出道变窄，肺动脉呈狭窄后扩张。可测量右心室大小和收缩功能、右心房大小和肺动脉直径。

右心室流出道狭窄时，可见右心室流出道内流速明显升高，形成收缩期射流，多普勒超声可估测流出道的压差和口径。

肺动脉狭窄时，肺动脉瓣口处流速升高，形成收缩期射流，射血时间延长，多普勒检查可估测肺动脉瓣的跨瓣压差、瓣口面积，确定病变的位置和严重程度。

（四）心导管检查和肺动脉造影

本病大多数可经临床检查和超声心动图明确诊断，心导管检查和造影不常规进行。如果临床检查和心脏超声结果明显不符，进行心导管检查可以明确诊断。

1. 右心导管检查

正常人右心室收缩压与肺动脉干的收缩压一般均相等。如有压力阶差，一般不超过10mmHg；凡右心室压力显著升高，肺动脉压力降低或正常，右心室与主肺动脉压力阶差超过10mmHg以上者，即可诊断为肺动脉瓣狭窄。根据右心室压力升高和瓣口狭窄的程度，分为轻度、中度、重度和极重度4种（表10-1）。

将心导管从肺动脉逐渐拉回到右心室，瓣膜狭窄者可显示明显压力阶差和压力曲线的改变，收缩压突然升高，波形呈高而尖的心室波，而舒张压降低；如从肺动脉至右心室连续测压，出现移行区，提示右心室漏斗部有肌性狭窄存在。

表10-1 右心室压力和瓣口狭窄程度

瓣口狭窄程度	压力（mmHg）			瓣口直径（mm）
	收缩压	平均压	压力阶差	
轻	<60	<25	<40	>15
中	61~120	26~45	40~100	1~15
重	121~180	46~65	>100	5~10
极重	>180	>65	>100	<5

2. 心血管造影

右心室造影可显示右心室漏斗部狭窄的部位和程度，瓣口狭窄的程度、主肺动脉及其分支狭窄的程度和位置。如为肺动脉瓣狭窄，造影显示主肺动脉明显扩张，造影剂较淡，从狭窄的肺动脉口喷出较浓的造影剂。如为右心室流出道狭窄，可见造影剂滞留在右心室内。如有主肺动脉或其分支狭窄，可见狭窄前后扩张的肺动脉，另外，心导管造影检查还可了解是否存在并发畸形。

六、鉴别诊断

（一）房间隔缺损

房间隔缺损患者由于右心系统血容量增多，右心室前负荷增加，右心室收缩射血时易产生肺动脉瓣相对性狭窄。听诊时在胸骨左缘第2肋间可闻及柔和的收缩期杂音，超声心动图可探及肺动脉瓣血流加速，有时误诊为肺动脉瓣狭窄。依据听诊时肺动脉瓣第二心音亢进，有时分裂，X线胸片显示肺血增多等不难鉴别。但应注意房间隔缺损并发肺动脉瓣狭窄。

（二）室间隔缺损

小的室间隔缺损患者可无症状，体格检查闻及胸骨左缘第3、4肋间收缩期杂音，高位室间隔缺损的杂音部位可位于左侧第2肋间，有时易与肺动脉瓣狭窄混淆。但室间隔缺损往往肺动脉瓣第二心音亢进，杂音粗糙，X线胸片显示肺血增多，双心室增大，超声心动图可见明显的跨室间隔血流，不难鉴别。

（三）法洛四联症

有时法洛四联症患者的心脏听诊，X线胸片等与肺动脉口狭窄者极为相似，均可闻及胸骨左缘第2肋间收缩期杂音，第二心音减弱，X线胸片显示肺血减少及右心室扩大。但法洛四联症患者多有蹲踞现象及发绀，X线胸片显示上纵隔增宽，超声心动图可见室间隔缺损及主动脉骑跨现象。

（四）三尖瓣下移畸形

严重三尖瓣下移畸形患者表现为发绀，右心扩大及肺血相对减少，有时易与严重肺动脉瓣狭窄并发右侧心力衰竭混淆。但三尖瓣下移畸形患者肺动脉瓣区无收缩期杂音，右心室无肥大，而以右心房扩大为主，多有右束支传导阻滞。超声及心导管检查可测知三尖瓣及肺动脉瓣情况及右心室-肺动脉有无压力阶差，两者不难鉴别。

（五）主动脉窦瘤凸入右心室流出道

未破裂而突入右心室流出道的主动脉窦瘤有时可致右心室流出道梗阻，临床表现与单纯右心室流出道狭窄相似。但主动脉窦瘤（多见于成年人）既往无心脏杂音。并发室间隔缺损者，心脏杂音性质与部位与单纯右心室流出道狭窄者不同。超声心动图可观察到主动脉窦扩大，窦壁破坏及向右心室流出道突出的囊袋，与单纯右心室流出道肌性狭窄不同。有时需术中探查才能鉴别。

（六）特发性肺动脉扩张症误诊为肺动脉瓣狭窄

特发性肺动脉扩张症是指肺动脉在正常动脉压力下而发生原因不明的扩张，临床表现多无症状，肺动脉瓣听诊区可闻及收缩期杂音，偶可闻及喀喇音，有时误诊为肺动脉瓣狭窄。前者右心室多无肥大，有时肺动脉瓣第二心音略亢进，无右心室-肺动脉压力阶差，可资鉴别。

七、治疗

（一）介入治疗

传统上，右心室流出道及肺动脉狭窄均由外科手术治疗。1982年，有报道对肺动脉瓣狭窄进行经皮穿刺球囊导管瓣膜成形术。目前，对于单纯的肺动脉瓣狭窄，经皮球囊瓣膜成形术已成为儿童、青少年及成年人患者的首选治疗方法。任何患者跨肺动脉瓣压力阶差 > 50mmHg，都应考虑经皮球囊瓣膜成形术。

目前，也有报道使用肺血管球囊成形术，并置入可扩展的金属支架，来治疗肺动脉瓣上狭窄。金属支架可以克服阻力成功置入，但随患者年龄增长，如何再次扩张支架，仍然很成问题。

（二）手术治疗

手术一般在体外循环下进行。单纯肺动脉瓣狭窄，可直视下进行瓣膜交界切开。右心室流出道狭窄，则需要切开右心室流出道，切除肥厚心肌和隔膜，疏通右心室流出道，必要时心包补片加宽。若为右室流出道狭窄并发肺动脉瓣环发育不良及主肺动脉狭窄，则须将心室切口内上延伸，经肺动脉瓣环，达主肺动脉远端，再用自体心包加宽修补，扩大后的肺动脉瓣环直径参考标准为：1岁以内瓣环直径为 8～10mm；1～10岁瓣环直径为 11～13mm；11～14岁瓣环直径为 14～16mm；15岁以上瓣环直径为 17～20mm。

对于主肺动脉及其分支的狭窄，可沿血管长轴切开管壁，用补片加宽狭窄的管径。右肺动脉加宽时，可横断主动脉以方便显露。

其他并发畸形，在术中予以处理。

八、并发症及防治

（一）残余梗阻

1. 原因

右心室流出道肥厚肌束切除不彻底或右心室流出道及肺动脉瓣环未用补片加宽或加宽不够等造成。

2. 对策

若术后肺动脉瓣跨瓣压差 > 50mmHg 或右心室收缩压力 > 75mmHg，应再次手术加宽肺动脉瓣环及右心室流出道。若残余梗阻并发肺动脉瓣及三尖瓣关闭不全，则易发生右侧心力衰竭，必须处理。

（二）术后低心排血量综合征

1. 原因

狭窄解除不彻底，或右心室流出道补片过宽影响右心室收缩功能所致。也可由于严重肺动脉口狭窄致严重右心室肥厚及心肌纤维化引起。术前心功能差者术后更易发生低心排。

2. 对策

应给予正性肌力药物及扩血管药物。存在较重残余梗阻或补片过宽，导致心功能难以改善者，应考虑再次手术矫正。

九、疗效评价

婴幼儿和成年人经皮穿刺球囊扩张瓣膜成形术的主要死亡率，以及外科手术死亡率，均趋向于零。

右心室流出道及肺动脉狭窄术后，症状可减轻或完全缓解。年龄较大的患者，手术后症状也有明显改善，心功能有所提高。大多数患者扩大的右心室可恢复正常，三尖瓣关闭不全消失或减轻，右心室收缩压下降至正常范围。

经皮穿刺球囊扩张瓣膜成形术后，少数病例的压力阶差仍 > 50mmHg，需要外科行跨瓣环补片扩大手术。对于残余右心室流出道狭窄，如右心室压高，压力阶差 > 50mmHg，也须进行再次手术，加宽流出道。

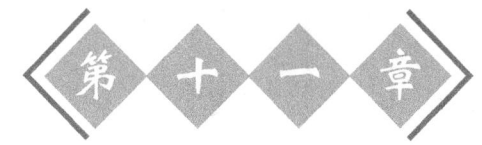

心包外科疾病

心包呈锥形位于中纵隔，前后分别与胸骨和胸椎体疏松相接，下与横膈中央腱紧密联结，上端紧邻无名静脉下缘形成返折，包绕升主动脉和上腔静脉。心包由两层组织构成：脏层为单层间皮细胞形成的透明的浆膜，即心外膜；壁层为弹性纤维和胶原组成的较为坚韧的纤维膜。临床所谓心包，实际是指壁层。两层之间形成一个浆液性滑囊，内有少量（15～50mL）液体起润滑作用，使心脏在腔内自由活动而不受摩擦。心包的作用主要有两个：①保持心脏在纵隔的位置，防止其移位和扭曲，并阻止邻近感染向心脏蔓延；②防止心脏在负荷突然增加时发生过度扩张和膨胀。另外，心包还有调节和其他功能，如心包的机械感受器可以调节脾脏的收缩，并降低血压，心包液含有免疫成分。引起心包疾病的病因有感染、外伤、肿瘤、自身免疫病和出血等。如果心包腔内被突然增多的液体或血充满，就会发生心包填塞。而感染和瘢痕引起心包变厚皱缩，并粘连于心脏，就形成缩窄性心包炎。心外科临床实践中最常见的心包疾病为慢性缩窄性心包炎，急性心包炎、心包肿瘤、心包囊肿等也较为多见，先天性心包缺损较少见。

第一节 急性心包炎

急性心包炎是心包膜的脏层和壁层的急性炎症，可以同时并发心肌炎和心内膜炎，也可以作为唯一的心脏病损而出现。

一、病因

急性心包炎几乎都是继发性的，可由多种致病因素引起，常是全身疾病的一部分，或由邻近组织病变蔓延而来。它的病因实质上是各种原发的内外科疾病，可因感染、结缔组织异常、代谢异常、损伤、心肌梗死或某些药物引起，部分病因至今不明。临床上以非特异性、结核性、化脓性、风湿性较为多见。近年来，由于抗生素药物的广泛应用，细菌性和风湿性已明显减少，而急性非特异性心包炎以及心肌梗死、尿毒症和肿瘤等引起者渐趋增多。国外资料表明非特异性心包炎已成为成年人心包炎的主要类型。国内报道则仍以结核性心包炎居多，其次为非特异性心包炎。除系统性红斑狼疮性心包炎外，男性发病率明显高于女性。

急性心包炎的病因分类如下。

1. 感染性心包炎

根据发病率高低，病原体有结核性、化脓性（细菌性）、病毒性、真菌性和寄生虫性。化脓性心包炎常见的致病菌为链球菌、肺炎球菌和葡萄球菌，但革兰阴性杆菌如大肠埃希菌、沙门菌的感染也在增加。感染侵入心包有四种途径：①肺炎和脓胸病例，细菌自肺和胸膜直接或经淋巴途径进入心包腔；②疖、脓肿和骨髓炎等化脓性感染引起的脓毒症，致病菌经血液循环进入心包腔；③胸部外伤细菌带入心包腔和手术后血心包导致感染；④膈下或肝脓肿穿破膈肌进入心包腔。

2. 代谢性心包炎

由其他器官或组织系统疾病的心包炎，如风湿热、系统性红斑狼疮、甲状腺功能减退、心包切开术后综合征、心肌梗死后综合征、透析治疗、肾移植和艾滋病等。

3. 放射性心包炎

放射治疗可引起心包炎、全心炎，加速冠心病的发生。

4. 外伤性心包炎

心脏挫伤或导管穿透伤、心包积血，刺激心包引起炎症反应。

5. 药物性心包炎

如肼屈嗪、普鲁卡因胺、苯妥英钠、异烟肼、保泰松和甲硫氧嘧啶等。

6. 肿瘤性心包炎

胸腔脏器包括心脏的肿瘤，浸润或转移至心包，常见的肿瘤有肺癌、食管癌、乳腺癌、恶性胸腺瘤及淋巴瘤等。

二、病理

心包炎的炎症反应范围和特征随病因而异。可为局限性或弥漫性。病理变化有纤维蛋白性（干性）和渗出性（湿性）两种，前者可发展成后者。炎症开始时，壁层和脏层心包出现纤维蛋白、白细胞和内皮细胞组成的渗出物。以后渗出物中的液体增加，则成为浆液纤维蛋白性渗液，量最多可达 2～3L。外观呈草黄色，清晰，或由于含有较多的白细胞及内皮细胞而混浊。如含有较多的红细胞即成浆液血性。结核性心包积液呈浆液纤维蛋白性或淡血性，化脓性呈稠厚的脓液，肿瘤性心包积液常呈血性。炎症反应常累及心包下表层心肌，少数严重者可累及深部心肌，甚至扩散到纵隔、膈和胸膜。急性纤维素性心包炎的炎症渗出物常可完全溶解，在 2～3 周内吸收，或较长期存在，愈合后可残存局部细小斑块、普遍心包增厚，或遗留不同程度的粘连。如果炎性渗出物量多、稠厚，则不易被吸收，引起机化，为结缔组织所代替形成纤维瘢痕，甚至心包钙化，最终发展成缩窄性心包炎。

三、病理生理

心包渗液是急性心包炎引起一系列病理生理改变的主要原因。急性纤维蛋白性心包炎或少量积液不致引起心包内压力升高，故不影响血流动力学。当心包腔内积液达 200mL 以上时，心包无法伸展以适应其容量的变化，使心包内压力急骤上升，即可引起心脏受压，限制心脏的舒张，心室舒张期充盈减少，周围静脉压升高，心排血量降低，血压下降。此时机体通过代偿升高静脉压以增加心室的充盈，增强心肌收缩力以提高射血分数，加快心率使心排血量增加，升高周围小动脉阻力以维持动脉血压。如心包渗液继续增加，心包腔内压力进一步增高，则机体失代偿，导致心排血量显著下降，循环衰竭和发生休克，此临床情形称为心脏压塞或称心包填塞。当心包渗液引起心包填塞时，吸气时脉搏强度可明显减弱或消失，称为奇脉。主要机制为吸气时肺血管容量明显增加，室间隔向后移位，心包腔内压力更加增高，左心室充盈不足。

四、临床表现和诊断

1. 症状

心包炎的症状包括以下几个方面。①心前区疼痛：常于体位改变、深呼吸、咳嗽、吞咽或左侧卧位时加剧，坐位或前倾位时减轻。疼痛通常局限于胸骨下或心前区，常放射到左肩、背部、颈部或上腹部。②心包填塞的症状：可出现呼吸困难、烦躁不安、发绀、水肿甚至休克。③心包积液对邻近器官压迫的症状：肺、气管受压迫引起通气受限制，加重呼吸困难。④气管受压可产生咳嗽和声音嘶哑。⑤食管受压可出现咽下困难症状。⑥全身症状：如发冷、发热、心悸、出汗、乏力等。

2. 体征

心包摩擦音是急性心包炎最特异的体征，具有确诊价值。在胸骨左缘第3～4肋间、胸骨下部和剑突附近最清楚，深吸气、身体前倾或俯卧位时增强。随着心包积液的增多，心包摩擦音逐渐消失，出现心包积液体征。心尖搏动减弱、消失或出现于心浊音界左缘内侧处，心浊音界向两侧扩大、相对浊音区消失。少数患者在胸骨左缘第3、4肋间可听得舒张早期额外音（心包叩击音）。快速心包积液可引起急性心包填塞，出现明显的心动过速，如心排血量显著下降，可产生休克的表现。当渗液积聚较慢时，静脉压显著升高，可产生颈静脉怒张、肝大、腹腔积液和肝－颈静脉反流征阳性等体循环瘀血表现。脉压减小，脉搏细弱，可出现奇脉。左肺下叶不张时，左肩胛骨下有浊音区，语颤增强，并可听到支气管呼吸音（Ewart征）。

3. X线检查

透视可显示心脏搏动减弱或消失。当心包渗液超过250mL以上时，可出现心影向左右增大，心缘的正常轮廓消失，并随体位改变而移动，直立时呈烧瓶状或水滴状，卧位时呈球形。X线摄片显著增大的心影伴以清晰的肺野，或短期内几次X线片出现心影迅速扩大，常为诊断心包渗液的早期和可靠的线索。

4. 心电图检查

60%～80%患者可有心电图改变。全导联QRS低电压为特征性改变，ST段抬高，T波平坦或倒置，可并发房性心律失常如房性期前收缩、房性心动过速、心房扑动或心房颤动。在风湿性心包炎中可出现不同程度的房室传导阻滞。

5. 超声波检查

超声心动图能探测出心包腔内积液量和部位，以及心包内肿瘤、凝块、心包增厚及钙化，并能引导心包穿刺。液性暗区大于2cm可诊断为大量心包积液。是一种简便、安全、灵敏和正确的无损性诊断方法。

6. CT检查

是常用诊断方法之一，可明确有无心包积液及其性质，有无心包增厚和钙化。

7. 磁共振显像

能清晰地显示心包积液的容量和分布情况，并可分辨积液的性质。非出血性渗液大都是低信号强度。尿毒症、外伤、结核性液体内含蛋白和细胞较多，可见中或高信号强度。对肿瘤性心包炎有较大的诊断价值，可发现原发性或转移性肿瘤的存在。

8. 心包穿刺

有心包积液时，可行心包穿刺，将渗液作涂片、培养等细菌学检查和找病理细胞，有助于明确病因。心包液测定腺苷脱氨基酶（ADA）活性≥30U/L，对诊断结核性心包炎具高度特异性。可采用胸骨左旁途径或剑突下左肋缘途径。

五、治疗

急性心包炎的治疗包括对原发疾病的病因治疗、解除心包填塞和对症治疗。大部分患者可望获得痊愈，部分病例可遗留心肌损害或发展成缩窄性心包炎。

1. 一般治疗

急性期应卧床休息，呼吸困难者取半卧位，吸氧，胸痛明显者可给予镇痛剂，必要时可使用可待因或哌替啶。加强支持疗法。

2. 抗结核治疗

结核性心包炎时应尽早开始抗结核治疗，并给予足够的剂量和较长的疗程，直到结核活动停止后1

年左右再停药。

3. 抗生素治疗

包括全身抗生素应用及心包腔内注入抗生素。

4. 心包穿刺

心包穿刺是治疗严重心包填塞中急症引流最有效的方法，也用于诊断病因不明的心包积液。穿刺方法有两种。①胸骨左旁途径：患者半卧位，于前胸左侧第四成第五肋间距胸骨2～3cm处刺入穿刺针。向后内方推进，推入时抽吸注射器，抽到脓液时停止推入，避免损伤心脏和冠状血管。抽液不宜过快。②剑突下左肋缘下途径：患者半卧位，于下背部垫一薄枕，用长10cm的穿刺针，从剑突和左肋缘间的尖角处插入。针和腹壁呈45°角向上后内推进，同时吸引注射器，直至心包腔内抽出脓液。胸骨左旁途径易穿破胸膜和污染胸腔，并有刺伤冠状血管的可能，剑突下左肋缘途径方便安全。为了预防损伤心脏，可将心电图心前区导联夹在穿刺针根部，连续记录心电图，当针尖与心脏表面接触时，QRS波变为倒置，而穿刺针退出时QRS波恢复正常（图11-1）。现在心包穿刺多在心超引导下完成，更加安全。穿刺成功后，可通过导丝，向心包腔内置入单腔深静脉导管或猪尾巴心导管，作持续引流，避免反复穿刺。

5. 心包开窗引流术

适用于急性化脓性心包炎，心包内大量积脓，或大量心包积液需反复穿刺者。剑突下心包开窗术是治疗心包疾病最常用的开放性外科处理，可获得良好心包引流，置入引流管尚可延长排空。手术可在局部麻醉或基础麻醉下进行，皮肤切口于剑突正中并略向下延长数厘米，切除剑突。切开心包之前应先穿刺。心包窗口宜在4cm大小。

6. 心包切除术

有下列情况者，应考虑心包切除术：①心包腔包裹性积脓；②心包切开引流不够通畅；③未能控制感染者。采用左前外侧第5肋间切口，注意保护乳内动脉及膈神经。切开心包前需穿刺确诊。切开心包并剥开包裹性心包腔，排除脓液、纤维肉芽组织。尽量切除显露的心包，冲洗干净心包腔，放置胸膜腔引流管。围术期除加强抗生素外，需积极营养支持疗法。心包切除也可应用胸腔镜下完成。

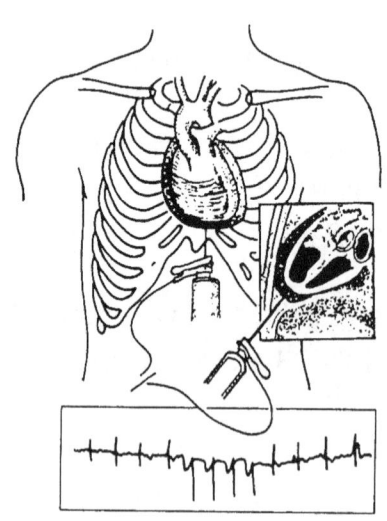

图11-1 急性化脓性心包炎穿刺

针尖与心脏表面接触时，QRS波变为倒置，而穿刺针退出时QRS波恢复正常

第二节　慢性缩窄性心包炎

慢性缩窄性心包炎是由于心包壁层及脏层的慢性炎症病变，引起心包纤维化及增厚、粘连，甚至钙化，使心脏的舒张和收缩受限，从而降低心脏功能，造成全身血液循环障碍的疾病。

一、病因

几乎任何一种心包炎均可能进一步导致心包的慢性纤维化和增厚。多数病例急性阶段症状不明显，待缩窄性心包炎的表现明显时往往已失去原有疾病的病理特征。慢性缩窄性心包炎的主要病因是结核菌感染。但许多病例因为长期抗结核药物治疗，在发生心包缩窄时，结核病变的证据已经消失，即使将切除的心包做病理检查和细菌学检查，能证实为结核的大约也仅为30%。其次是化脓性感染。外伤性及非外伤性心包积血引起缩窄性心包炎者约占10%。近年来，心脏手术后并发本病者有所增加。风湿性心包炎很少引起心包缩窄。

二、病理改变

早期心包腔可有积液，心外膜上附着一层很薄的纤维素或纤维组织。随着病情进展，心包脏层和壁层广泛粘连、增厚和钙化，之间无明显分界面，心包腔闭塞，成为一个纤维瘢痕组织外壳，紧紧包裹和压迫整个心脏和大血管根部，也可以局限在心脏表面的某些部位，如在房室沟或主动脉根部形成环状缩窄，及在腔静脉入口处形成狭窄环。心包厚度常为0.2~0.5cm，也可厚达1cm以上，而在心室及膈面，瘢痕往往更坚厚。瘢痕组织主要由致密的胶原纤维构成，呈斑点状或片状玻璃样变性，有时瘢痕组织内有结核性干酪样物质、脓液、肉芽组织。心包病变常累及贴近其下的心肌，可呈斑块嵌入心肌内。缩窄的心包影响心脏的活动和代谢，有时导致心肌萎缩、纤维变性、脂肪浸润和钙化。早期缩窄性心包炎出现心外膜下心肌萎缩，晚期广泛性萎缩，心室壁厚度明显比正常薄。也可由于慢性炎症浸润，发生局灶性心肌炎，造成部分心肌纤维化。

三、病理生理

缩窄性心包炎主要的病理生理变化是由于缩窄的心包限制双侧心室的正常活动。在心室舒张期间，由于心脏受到增厚坚硬的心包所束缚，明显地限制了心脏的舒张，心室内压快速升高，心脏的充盈血量减少，静脉血液回流受阻，体静脉系统压力增高，使身体各脏器瘀血。同时，由于心脏充盈血量减少，心脏长期受瘢痕组织束缚使心肌萎缩，心肌收缩力降低，心排血量减少，引起各脏器动脉供血不足。在体力活动时或在严重缩窄时，主要靠增加心率来维持每分钟心排血量。由于肾血流量减少，造成肾对钠和水的潴留，使血容量增加，导致静脉压进一步增加，出现颈静脉怒张、肝大、腹腔积液、胸腔积液、水肿等一系列体征，少数患者出现脾肿大。腹腔积液和周围水肿的程度不呈比例是本病的一大特点。在房室沟及大血管根部出现环形缩窄时，可产生相应部位瓣膜的功能障碍。

四、临床表现和诊断

缩窄性心包炎的起病隐匿，进展缓慢，常不自觉地出现症状，病程长短不一，长者可达十余年。多数患者在出现主要症状及明确诊断时，已有1年半至2年的病史。体征常比症状显著，即使在后期，已有明显的循环功能不全的患者亦可能仅有轻微的症状。

1. 症状

主要临床表现为进行性呼吸困难和疲乏。劳累后呼吸困难常为缩窄性心包炎的最早期症状。后期可因大量的胸腔积液、腹腔积液将膈抬高和肺部充血，以致休息时也发生呼吸困难，甚至出现端坐呼吸。有时腹腔积液为首发症状，大量腹腔积液和肿大的肝脏压迫腹内脏器，产生腹部膨胀感。此外可有乏力、胃纳减退、眩晕、衰弱、心悸、咳嗽、上腹疼痛、水肿等。阵发性夜间呼吸困难和急性肺水肿少见。

2. 体征

心浊音界正常或稍增大。心尖搏动减弱或消失，心音轻而遥远。部分患者在胸骨左缘第3、4肋间可听到舒张早期额外音（心包叩击音）。心率常较快，一般是窦性，可出现房性期前收缩、心房颤动或心房扑动等。绝大多数患者有颈静脉怒张，且随吸气明显（Kussmaul征）。可见浅静脉充盈，部分患者口唇发绀。静脉压可升高至 20～40cmH$_2$O，出现肝大、腹腔积液、胸腔积液、下肢水肿等。约10%的患者出现脾肿大。缩窄性心包炎的腹腔积液较皮下水肿出现得早，且多属大量，皮下水肿出现较迟和较轻，且主要分布于下肢及腰骶部。此外，心排血量减少使动脉收缩压降低，静脉瘀血，反射性引起周围小动脉痉挛使舒张压升高，因此脉压变小，有时出现奇脉。

3. 实验室检查

部分患者可发现有低蛋白血症，并有贫血改变。个别病例可有肝功能异常及黄疸。

4. X线检查

心影正常或稍大，心脏轮廓不规则、僵直。肺门影增大，肺血增多，有时可见结核病灶。50%～90%的患者可见胸腔积液，如单侧胸腔积液而无纵隔移位则是缩窄性心包炎的重要征象。心包钙化也是X线改变的主要证据，与临床特征共存即可明确诊断。

5. 心电图

所有患者都有心电图异常，但无特异性改变。多数患者表现为QRS低电压，T波低平或倒置，P波增宽且有切迹。部分患者有房性心律失常，其中多数为房颤。

6. 超声心动图检查

可显示心包增厚、粘连或积液，舒张中晚期心室舒张受限，室间隔和左心室壁的反常活动，腔静脉增宽。

7. CT及磁共振

可明确显示心包增厚及钙化的程度和部位，心包增厚达4mm即可诊断，多数病例超过6mm。高速CT（UFCT）更为准确。磁共振是诊断缩窄性心包炎的最佳无创性检查，可准确测量心包厚度以及右心房扩张与右心室缩小的程度（图11-2）。

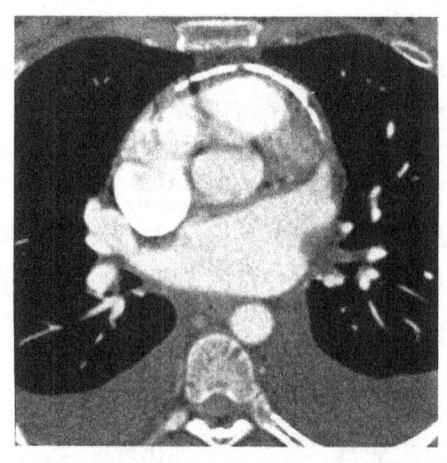

图11-2 缩窄性心包炎的CT表现

8. 心导管检查

如无创性检查方法未能明确诊断时，可行右心导管检查。右心房、肺动脉及左心房在舒张末期压力相等是诊断本病的标志。右心室内压在舒张早期迅速下降，随后快速升高，继而在舒张中、晚期压力呈平高线，称之为"平方根征"，也支持本病的诊断。

根据病史和临床体征，结合超声心动图和CT或磁共振等检查，大多数患者的诊断并无困难。局灶性心包钙化并不是缩窄性心包炎的特异性表现，尚需结合外周静脉压升高（＞20mm）确诊。少数病例为了明确诊断需要施行心导管检查。缩窄性心包炎需与肝硬化、结核性腹膜炎、充血性心力衰竭和心肌病等相鉴别。

五、治疗

缩窄性心包炎的首选处理为外科手术，适用于任何可耐受手术的有症状患者。手术目的是剥除增厚的心包膜和钙化的斑块，解除它对心脏的压迫，使心脏恢复舒缩功能。应及早施行心包剥离术，病程过久，心肌常有萎缩和纤维变性，将影响手术的效果。

1. 手术的适应证与禁忌证

缩窄性心包炎诊断明确，即应手术治疗。患者情况较差时，如进食少，腹腔积液严重，肝肾功能差，血浆蛋白低下，心率在120次/分以上，血沉快等，应保守治疗。待病情稳定及情况好转，再行心包剥脱术。老年患者伴有严重心肺疾病不能耐受手术者为禁忌。

2. 手术前准备术

前应加强全身支持，给予低盐及高蛋白饮食，补充维生素。对严重贫血、低蛋白血症者，应多次少量输血和血浆或输注白蛋白。肝功能减退有明显出血倾向者，可口服维生素K1。肝大、腹腔积液和周围水肿明显者，应给予利尿剂并注意水电解质平衡。经过治疗胸腔积液及腹腔积液量仍较多时，应行胸腹腔穿刺放水，以增加肺活量及减轻腹腔内压力，有利于膈肌的呼吸运动。心率过快者可酌情小剂量应用洋地黄类药物。除明确为非结核性缩窄性心包炎之外，抗结核治疗应不少于6周，最好为3个月。

3. 手术方法

（1）手术径路。①胸骨正中切口：此手术入路能够充分显示心脏前面及右侧面，有利于剥离和直接切除上下腔静脉和左右心室前方增厚的心包，尤其是右房室沟部的瘢痕组织。术后对呼吸功能影响小，目前绝大多数病例采用此切口。其缺点是，左心室膈神经后的心包部分及心尖部分显露较差，但有学者认为膈神经后的心包不必切除。②左胸前外侧切口：患者仰卧，左背垫高20°，左臂向上悬吊。作左前胸第5肋间切口进入胸腔。分离、切断、结扎左侧胸廓内血管并横断胸骨。此种切口的优点是单侧开胸，创伤小，对呼吸功能的影响也小。左心显露好，右室及上、下腔静脉显露较差。③双侧胸前横切口：经双侧第4肋间切口，横断胸骨。切断结扎两侧胸廓内血管进入胸腔。此切口优点是手术野暴露良好，可兼顾心脏左右两侧，能彻底切除心包，术中有意外发生也便于处理。其缺点是切口较长，创伤较大，术后肺功能影响大，并发症较多，恢复慢，较少采用。

（2）心包切除范围及顺序。心包切除范围应包括上下腔静脉、心房、心室和大血管区域，并切除心外膜的缩窄病变部分。心肌萎缩不严重者，左右应超过两侧膈神经并注意保护膈神经，上方至大血管基部，下方至心尖部并切除一部分膈面心包膜。上下腔静脉入口处纤维组织坚厚造成腔静脉环形狭窄，必须切断该处环形狭窄的心包膜。心肌萎缩者彻底切除心包后可能出现低心排综合征。切除时应按照先流出道后流入道的顺序。切除顺序是：心尖、左室前壁和侧壁、右室前壁、右室流出道及心底大血管根部、右房室沟、上下腔静脉。

（3）心包剥脱方法：剥离应由左心室部位开始。在接近心尖区做一小切口，用刀片逐次划开增厚的心包，增厚的心包与外膜之间常常有层疏松结缔组织为正确剥离心包的分界面。切开增厚心包后可见红润的心肌向外膨出，有明显搏动。沿此分界面交替运用锐性和钝性的方法剥离心包（图11-3）。

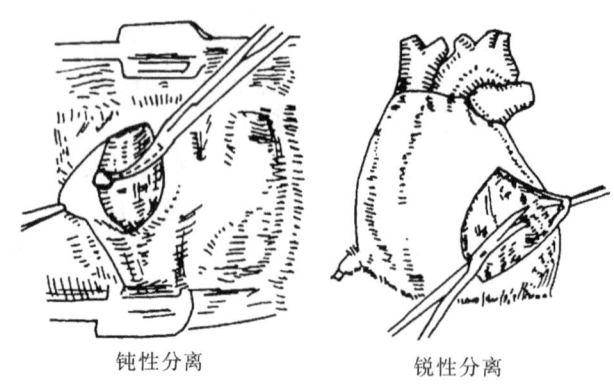

钝性分离　　　　　锐性分离

图 11-3　心包剥脱方法

助手轻轻用钳子提起心包片，术者以左手轻压在心脏表面可充分显露。如粘连较疏松，可用手指套纱布或花生米钳予以钝性分离，分离时的用力部位应在心包面上，动作须轻柔。遇到条索或条带状粘连或粘连致密时，需用剪刀或手术刀片锐性分离。如粘连过分紧密，应放弃原来的分离部位而在其他位置重新切开分离。因纤维索沉积不均，粘连松紧不一，粘连甚紧处可暂绕过以后再作处理。随着心包剥离范围的扩大，心脏跳动会逐步增强。心包膜已分出一定范围时可作十字形切口，不必急于切除，以便于遇到心肌撕破出血时可用心包缝盖止血。

剥离心包膜时既需彻底剥除纤维组织，又应避免损伤心肌和冠状血管。心包膜已有钙化时剥离应特别小心。有时钙化心包包绕房室沟，宜松解切断钙化环，消除对房室沟压迫。如钙化斑块嵌入心肌内，勉强剥离极易撕破心肌。这时可切除斑块周围的纤维组织留下钙化斑块，对心功能无重大影响。如心肌水肿或萎缩，需分期切除心包，初期小范围剥离仅限左右心室面，以免招致急性心室扩大，心力衰竭。

心包机化良好且非常易于剥离者，心包应完全剥离切除。如术中出现心律失常，循环不稳定或心肌颜色发白，心脏扩大，心肌收缩无力，剥离操作需适可而止，主要部位（左、右心室面及下腔静脉缩窄环）剥脱即可。同时应用地高辛及利尿制剂，尽快完成手术，以提高手术安全性。术后必要时给多巴胺等正性肌力药物。

4. 手术并发症

（1）低心排出量综合征：在心包剥离过程中，由于心室快速充盈、膨胀，产生急性低心排。因此，术中应限制液体入量，应用呋塞米排除过多液体以减轻心脏负担并注意电解质平衡。在左心室解除缩窄后，给予毛花苷 C 快速洋地黄化强心。术后 12～48 小时之内，应用多巴胺等儿茶酚胺类药物。如对药物反应较差，低心排不能纠正，可使用主动脉内气囊反搏。

（2）心室颤动及心搏骤停：这是术中最危险的情况。剥离心包时操作应细致轻柔，避免过度牵拉和压迫。发生心律不齐或心跳减弱时，应暂时停止手术片刻，并静脉滴注 1% 利多卡因溶液控制。一旦发生心室颤动，应即予电击除颤，必要时建立体外循环。

（3）膈神经损伤：如损伤膈神经，可造成膈肌的矛盾呼吸运动，影响气体交换，不利于呼吸道分泌物的排出。所以术中应尽可能随同膈神经多保留脂肪及软组织。

（4）冠状动脉损伤：在分离前室间沟和房室沟时，要格外注意，勿损伤冠状动脉。遇到该部位有局限的钙化斑块时，可以留置不予处理，不可勉强切除。

（5）心肌破裂：对于嵌入心肌的钙化病灶，可作岛形保留，不可勉强剥除。当界限不清，严重粘连时，可将增厚的心包作井字切开，部分地解除心肌表面束缚。万一发生心肌破裂时，可以利用游离的心包片缝盖在破裂口的周围。

5. 手术后处理

（1）一般处理：常规吸氧，密切观察血压、呼吸、脉搏、心率及尿量变化。注意保持引流管的通畅，如渗血较多者，可适量输血。

（2）强心利尿：术后严格控制输液量，继续给予利尿药物，减轻水钠潴留。心包剥脱后心功能改善，尿量增加，常发生低钾血症，应注意补钾。给予洋地黄制剂强心治疗。

（3）预防性应用抗生素：除常规应用抗生素外，对于结核性心包炎，术后半年至1年内应维持正规抗结核药物治疗。

6. 手术效果

手术疗效取决于术前病变程度。术前病变属进展期、心功能为Ⅲ～Ⅳ级、严重腹腔积液、周围水肿和右室舒末压增高者，均预后不良。住院死亡率约为4%～6%，疗效满意者达80%，影响晚期生存的主要因素仍是术前心功能状态，而与手术入路无明显关系。约2%患者缩窄性心包炎复发或第一次手术不彻底，需再次手术。

六、预后

如及早进行心包剥脱术，大部分患者可获满意的效果。病程较久者因心肌萎缩和心源性肝硬化，预后较差。如不经手术治疗，病情将恶化。少数病例长期带病，生活和工作都受到严重限制。

第三节　先天性心包缺如

先天性心包缺如是一种少见的先天性异常，可以是完全缺如，也可仅涉及左侧、右侧或膈面的全部或部分心包。其中以部分的或完全的左侧心包缺如最多见，约占80%，多见于男性。大约35%伴有心脏或肺部的畸形。该病是由于胚胎期第1周胸膜心包膜发育缺陷所致，膈面心包缺损则由于横膈的发育缺陷所致。

一、病理生理

心包对心脏有一定保护作用，具有限制心脏活动和防止心脏急性扩张等功能，并保持心脏的最佳功能位置，亦有预防邻近脏器如胸膜腔或肺部感染直接蔓延的作用。心包完全或部分缺如时，心脏活动剧烈，可使大血管承受较大的张力或扭曲而产生胸痛等症状。亦可由于部分心脏经心包缺损处疝出，甚至发生嵌顿而导致心绞痛样发作，严重者可致猝死。

二、临床表现和诊断

完全性心包缺损通常无明显的血流动力学改变，故多无症状，多在手术中偶然发现。少数患者可有胸痛、头晕、出汗、气短等症状，胸痛和气短多在体力活动后发生，可能因缺乏心包的固定作用，造成大动脉扭曲所致。部分心包缺损者可有明显临床症状，主要为胸痛，此外有气促、晕厥，甚至猝死。主要原因是左心耳或左心室自缺损处疝出，增厚的心包边缘致胸膜、心肌的粘连或冠状血管受压。体检胸骨左缘第2肋间隙及心尖区常可听到收缩期喷射性杂音，有时在心尖区可听到舒张中期杂音。X线检查时，心包完全缺如者可见心脏左移、主动脉结、肺动脉及心室形成左心缘的三个突出的弧。左侧心包部分缺损时，可见肺动脉和心耳异常突出。超声心动图可见右心室容量增大的图形，如有心室腔增大，室间隔呈矛盾运动。注射气体至左侧胸腔，右侧心包腔内有积气。CT或MRI对诊断有帮助。

三、治疗

完全性心包缺损者多不需要特殊治疗。如有症状，即为手术适应证。右侧缺损可引起上腔静脉梗阻，膈面心包缺损多伴有膈肌缺损，可致腹腔大网膜疝入心包腔，必须手术治疗。部分心包缺损造成左心室嵌顿或左心耳疝出，则须紧急手术。胸部手术时发现心包缺损，应根据缺损大小决定是否需要纠正。小于 3cm 的缺损，一般不必手术；大于 3cm 的缺损，为防止形成嵌顿及血栓形成，可用涤纶补片或牛心包补片修补。心包缺损的手术方法包括心包切除、直接缝合或应用补片修补。

第四节　心包囊肿

心包囊肿是发生于心包的囊肿，常附着于心包外壁，为良性病变，极少引起压迫症状。

一、病理

心包囊肿为先天性发育异常，在体腔发育过程中形成。有单房或多房，由囊状薄壁的间皮细胞组成，囊内含有浆液或清水状液体。特点是：①壁薄，几乎透明；②囊内含有液体，有的则与心包相交通，液体量可达 1 000mL 以上；③囊壁内为一层内皮细胞组织。囊肿部位和大小不一，可发生在心包任何部分，但最常见部位为右侧心膈角处，亦可发生在较高位置，甚至延伸至上纵隔。囊肿随患者体位改变而改变形状，囊肿过大则可压迫邻近器官而产生症状。

二、临床表现

典型的心包囊肿表现为中年人胸片上的无症状性肿物。大多数患者无自觉症状，少数患者有胸闷、胸痛、气急、咳嗽、心悸和吞咽困难等。巨大囊肿压迫胸内重要脏器，可危及生命。

三、诊断和治疗

胸部 X 线检查可见心膈角处有明显阴影，深呼吸和体位改变时阴影形态和大小都有明显改变。超声检查可确定囊内液体，对诊断有一定帮助。特异性诊断可能须依赖 CT。如 CT 显示心包旁囊性肿物，其内液体密度与水一致，则可确诊为心包囊肿。如囊内密度不均或呈高密度，则不能确定诊断。应用人工气胸方法可排除肺内囊肿。心包囊肿无症状者不需手术，囊肿有压迫和感染症状时，需施行手术切除。在施行其他心脏手术中如发现心包囊肿，也应一并切除。

第五节　心包肿瘤

原发性心包肿瘤罕见，而继发性肿瘤的发病率则为原发肿瘤的 20 ~ 40 倍。原发性良性心包肿瘤有脂肪瘤、分叶状纤维性息肉、血管瘤和畸胎瘤。原发性恶性心包肿瘤有间皮细胞瘤和肉瘤。继发性肿瘤则是从胸腔内肺、纵隔、淋巴源性等恶性肿瘤直接蔓延或转移而来，扩散累及心包，最常见的是支气管肺癌和乳癌。

一、临床表现

很多心包肿瘤早期无症状与体征。晚期的症状与体征可大致分为两类。①心包肿瘤本身引起的症状与体征：如间皮细胞瘤或肉瘤引起的心包腔内出血、恶性心包肿瘤引起的发热、乏力和胸部疼痛及闷胀不适。②心包肿瘤所引起的心包填塞症状与体征：如干咳、气促、端坐呼吸。少数病例可闻心包摩擦音，心包渗液导致心包填塞时出现类似"缩窄性心包炎"的症状与体征。X 线检查显示心影扩大、心包积液，心包上有肿块。超声心动图检查可显示突出于心包的肿块和心包积液。CT 和 MRI 检查可明确心包肿瘤的诊断，并提示部分肿瘤的部位和性质。

二、诊断

如有下列情况，应高度警惕心包肿瘤的可能：①心影轮廓异常，局部突出而不规则；②反复发作心包渗液，特别是血性渗液；③无明显原因、难以控制的心力衰竭，特别是有显著静脉压升高、肝脏肿大、腹腔积液或持久性水肿者；④无法解释的胸痛，有脉压小、奇脉和上腔静脉阻塞现象等。超声心动图、CT和MRI检查可明确诊断。有时心包肿瘤直接侵犯心脏，很难鉴别原发于心包或心脏。

三、治疗

原发性心脏肿瘤一旦确诊，应尽早手术切除。多采用胸骨正中切口，对肿瘤显露好，并方便建立体外循环，有利于彻底切除肿瘤。手术的原则是尽可能完整地切除肿瘤并保持或恢复心脏的完整性和功能。根据肿瘤部位及大小选择手术方式：若肿瘤侵犯左右心房，可部分或大部切除心房壁而不致出现明显的心脏功能障碍。但需完善地重建心房，如累及腔静脉或升主动脉等大血管，可利用牛心包片和人工血管等材料一并重建。若肿瘤侵犯房室瓣，则同期行瓣膜替换术。肿瘤估计难以彻底切除者，可行部分切除，辅以化学治疗、免疫治疗、放射治疗、核素治疗等，以减轻心包填塞，改善血流动力学。

心包良性肿瘤切除或引流心包积液可得到满意结果。心包原发性恶性肿瘤发现皆较晚，治疗多系减轻症状为主。不论采用哪种方式，均以争取较长时期缓解症状、提高生活质量为目的。

第六节 先天性心包畸形

多数的先天性心包畸形是无症状的，通过心脏外科手术或与心脏不相关的检查偶然发现，三分之一伴有心脏、骨骼、肺脏的畸形。心包的部分缺损是常见的发育不良，70%多发生于左侧，是由于左总静脉的过早萎缩所致，单纯右侧心包缺失或心包全部缺失发生比例分别是17%和13%。右侧的Cuvier管参与形成上腔静脉，并参与右侧胸膜以及右侧心包的闭合，因此右侧心包缺失会致命。磁共振可以在不应用造影剂的情况下，很好地显示心包的状况，CT和超声心动可以很好地评估心包的厚度和缺失的部位及程度。虽然完全的心包缺损临床意义不大，但一侧的缺损往往存在着潜在的问题，它增大了心脏的活动度，可使心脏移至胸膜腔里，造成左房或左室的嵌顿。可以通过心包切除术或心包补片修补缺损的心包，上述两种术式效果明显。

心包囊肿是一种常见的中纵隔肿物疾病，发生率仅次于淋巴瘤。75%心包囊肿的患者无临床症状，70%位于右肋膈角，22%位于左肋膈角。囊肿多不与心包腔相通，典型的为单腔、光滑、直径小于3cm。

症状多为胸痛、气短、咳嗽，以及压迫和炎症引起的心律不齐，偶可发生继发感染。临床多用增强CT检查作为该病的诊断和远期随访，以及无症状患者的观察。经皮穿刺吸引术后，但3年复发率30%。硬化病的患者，在穿刺抽吸术后囊肿复发是减少的。心包囊肿手术切除的指征包括囊肿直径过大、引起症状、患者过于担心以及怀疑恶性肿瘤。胸腔镜辅助下心包切除术已被广泛应用，前纵隔的心包囊肿多可应用微创的胸骨下纵隔镜的手术方式解决。开胸手术是一种可以广泛接受的技术。外科手术是唯一可以根治心包囊肿的方式。

第十二章

胸部手术并发症

第一节 肺切除术并发症

一、手术后胸腔出血

大量持续的胸腔出血是肺部手术后的严重并发症，往往发生于术后早期。在 Peterffy 及其同事的一项大规模统计调查报告中，1 428 例肺部手术病例有 40 例由于胸腔出血需要再次剖胸手术止血，占 2.8%，而其中的 7 例患者又因出血导致死亡。Dart 也报道了其 284 例肺部手术后血胸的发生率为 2.1%，全肺切除术后的发生率为 2.6%（3/117），肺叶切除术后的发生率为 1.8%（3/167），而胸腔感染化脓性疾病术后血胸的发生率高达 60%。

（一）病因和发病机制

肺部手术后胸腔出血的来源可以是肋间血管、胸壁创面、粘连、肺部的大血管、支气管动脉或其分支、食管床动脉分支、肺实质等。

（1）肋间血管出血：尤其在后端近肋骨残端处，亦偶见于使用胸腔闭合器及放置胸腔闭式引流时对肋间血管的损伤，以及肋骨断端或关胸时缝针刺破肋间血管。肋间动脉出血是形成术后血胸的最常见的原因。

（2）胸壁出血或渗血：常见于离断的胸壁粘连带、肿瘤累及胸壁手术剥离后的粗糙面、胸膜外剥离后的创面，一般多见于胸顶部。由于胸腔内为负压，所以此种情况的出血多于关胸后加剧。

（3）肺裸面、下肺韧带松解后的创面、膈肌、支气管残端处的出血：一般出血速度较慢，多为渗血而非活跃性出血。

（4）大出血：常见于肺动、静脉主干或其分支的结扎及缝扎线脱落或结扎线过紧引起血管壁的断裂。该种出血量大且迅猛，往往来不及抢救患者即死亡。

（5）术中部分血管切断后发生痉挛或因血压低而暂时止血，术后由于胸腔内为负压，使血管扩张或因血压回升导致出血。

（6）术前肝功能不良或其他原因所致的凝血机制异常未完全纠正、术中大量输血未予补钙、异型血的输入等所引起的出血。

（7）术后多种原因导致的弥漫性血管内凝血。

（二）临床表现

剖胸手术后因出血的量及单位时间内出血的速度不同，其临床所表现出的症状、体征亦不相同。

（1）急性大出血：会立即表现为低血容量性休克，迅速出现血压下降、脉搏细速或不可扪及等衰竭征象，有的甚至迅速发生心跳呼吸停止。胸腔闭式引流管可见有大量新鲜血液引出，纵隔移向健侧，此类大出血由于血液可很快在胸腔内凝固，有时仅出血开始时见有新鲜血液引出，很快并不见有血液引出，所以不能一味地根据引流量判断失血量，此时患者生命体征的变化、纵隔有无移位则更重要。应该说大出血的诊断并不困难，关键在于对瞬间时机的把握上，应不分时间、地点地紧急开胸止血，否则抢救的机会会稍纵即逝。

（2）术后出血速度稍慢但出血不断：患者多表现为烦躁不安、呼吸急促、脉搏细速、血压呈进行性下降等。胸腔闭式引流管中不断有较多量的新鲜血液引出，有时挤压引流管尚可见到小的血凝块流出，出血量每小时大于200mL。

（3）渗血：出血量较前两种明显少，且出血速度也慢，一般无明显的生命体征变化，如有血容量不足存在时，多仅表现为心率加快等。

（三）实验室检查和特殊检查

（1）血球压积和血红蛋白指数低下（失血时如果未及时补充晶、胶液体，血球压积和血红蛋白指数也可假性正常），有些情况下，对胸腔内是否存在活动性出血是较难判断的，可采用连续测定引流液中的血红蛋白含量及红细胞压积的方法，步骤虽显烦琐，但非常实用。正常情况下的引流液的血红蛋白应低于50g/L，红细胞压积为5%～20%，如有明显提高往往提示胸腔内有活动性出血的存在。有经验的临床医师都知道，在出血量很大时，往往胸腔内的残留量要大于引流量，也就是说引流量的多少与临床症状并不相符；出血量较大时，胸腔内的残留量基本等同于引流量；持续、小量的渗血时，胸腔内的残留量小于引流量。所以，不能单一依靠引流管的引流量去判断是否胸腔内存在出血，应结合术后患者所表现出的临床症状、体征综合分析和判断。

（2）中心静脉压测定：中心静脉压是反映心功能和血容量相互关系的一项极为有用的指标，特别对于输血治疗具有非常重要的指导价值。术后怀疑患者有活动性出血，应立即行锁骨下静脉、股静脉或颈内静脉穿刺置管，只要置管于上腔或下腔静脉内即可，不必非要在有心房内。中心静脉压测定是观察血容量简单而有效的方法，通过它可行中心静脉压连续和动态的测定，而且必要时可经该通道快速输血。

（3）床边X线胸片：床边胸部X线片可明确诊断胸腔内有否积血、纵隔有否移位，并可作为有无必要再次剖胸止血的重要参考。有条件的单位应常规行床边X线拍胸片。

（四）诊断和鉴别诊断

根据典型的临床表现，胸腔闭式引流管中引流液的变化情况，必要时参考中心静脉压的测定数值以及床边X线胸片，术后出血一般不难诊断。有经验的手术者往往通过出血量及患者生命体征的变化情况，即可正确判断出血的来源部位。

（五）治疗

遇肺手术后出血不止的患者，应严密观察患者的一般情况、生命体征和胸部体征，密切观察胸腔引流管的引流变化情况，动态观察引流液内的血红蛋白、红细胞压积等指标，快速采取补液补血等保守措施，当引流管中引流量每小时达200mL且持续3小时以上时，应及时开胸止血。

1. 保守治疗

（1）详细记录各项检查指标，及时合理地输血输液，要保持两条静脉通路。

（2）物理治疗，术侧胸部放置冰袋。

（3）给予镇静剂，避免患者恐慌。

（4）给有效的止血剂，目前临床一般常用的止血药物有：氨基己酸、维生素K_1、酚磺乙胺（止血敏）、氨甲苯酸（止血芳酸）、巴曲酶（立止血）等药物，其中立止血的止血效果更好，用法为立止血1KU肌肉注射及静脉注射各1支，必要时4小时再重复1次。

2. 手术治疗

肺手术后出血需再次开胸止血者约占开胸手术的1%，当出现下述任一情况时，应当机立断、毫不犹豫地再次剖胸止血。

（1）患者出现失血性休克，虽经输血、输液等抗休克治疗但血压仍不能维持者。

（2）术后胸腔闭式引流量200mL/h以上，且持续3小时以上无明显减少者。

（3）术后短时间内引流出大量鲜红色血液、引流出血块或引流液快速凝固、引流液血红蛋白含量与体内相近者。

（4）术后有休克征象，无其他原因可以解释，气管移位，肺及纵隔出现受压症状，影响呼吸循环功能，床边X线拍片显示患侧胸腔有大片状密实阴影者。

肺术后出血二次开胸止血，必须在准备足够量全血的情况下进行，要保持两条静脉通道，补充血容量，必要时也可动脉输血。麻醉采用气管内插管，静脉复合麻醉，经原切口迅速开胸，清除胸腔内的积血及血凝块，充分显示手术野，有顺序地查找出血部位。发现小的血管出血给予再次结扎或缝扎即可，若为大的血管出血，如肺动脉或肺静脉干的出血，应先紧急采取方法止住血，再缝扎止血，避免不必要的血液丢失。对于粘连剥离面的广泛渗血，可采用电凝、压迫、凝胶海绵、蛋白胶等止血。

值得引起重视的是，临床上约有近30%的术后出血的患者，二次开胸时并不能找到确切的出血部位，因此，在关胸前一定要做较长时间的观察，确认胸腔内各部位确实无明显出血后方可关胸。

（六）预后

及时发现，及时治疗是手术后胸腔出血治疗的关键，延误治疗可出现严重后果，甚至患者死亡。

二、手术后肺栓塞

肺栓塞（PE）是来自静脉系统或右心室内栓子脱落或其他异物进入肺动脉，造成肺动脉或其分支栓塞，导致肺动脉高压和肺通气血流失衡，产生急性肺性心衰和低氧血症。如发生肺出血或坏死则称为肺梗死。肺切除术后肺动脉栓塞临床少见，是一种通常易被漏诊和误诊的术后并发症，如不及时治疗，10%~30%的患者死亡，其在很大程度上是可预防和可治疗的疾病，及时诊断和治疗的患者预后相对良好，仅8%死亡。

（一）病因和发病机制

进入肺动脉的栓子多是来源于体静脉的血栓，静脉血栓形成的诱因主要在于凝血机能的亢进、血流缓慢和静脉血管受损。

（1）手术创伤的应激反应使纤维蛋白溶解系统受到抑制、凝血机能亢进。

（2）恶性肿瘤组织可以分泌一些促进凝血机能的生物因子。

（3）术后入水量的不足亦可促进凝血机能的改变。

（4）术中、术后相对长时间的卧床及术中摆放体位的不当、固定器具的压迫使血流缓慢。

（5）肥胖、高龄或合并下肢静脉曲张的患者血流相对缓慢。

（6）术后静脉穿刺特别是对下肢静脉的损伤。种种危险因素均可促使肺部手术后肺栓塞的发生。

为了防止肺栓塞的发生，应积极在术中、术后做好防范措施，尽可能消除栓塞的危险诱因。

（1）年龄：尸检资料证实，肺栓塞的发病率随年龄增加而增加。致命性肺栓塞常见于50岁以上的患者。

（2）心肺疾患：高血压、房颤、心衰患者，特别是老年人，是肺栓塞的主要危险因素。

（3）恶性肿瘤：肿瘤细胞可产生凝血酶或者合成多种促凝物质，因此，恶性肿瘤患者常合并高凝状态，具有较高的肺栓塞发生率。尸检资料显示，肺癌患者的肺栓塞发生率约为20%。

（4）活动减少：卧床7天后，血流速度减至最慢，随着卧床时间的增加，静脉血栓形成的发生率增加。深静脉血栓形成（DVT）是肺手术后发生肺栓塞的最常见的危险因素，危重患者容易发生DVT即与活动减少有关，据报道监护单位的患者29%发生DVT，瘫痪患者肺栓塞的发生率可达30%。

（5）手术：手术创伤（尤其在术后15~30天）可导致组织释放某种物质，该物质可使肺血管肉皮损伤引起肺微血栓形成。有学者报告，急症手术合并较高的肺栓塞发生率，而一般的选择性手术肺栓塞发生率相对较低，胸部急症手术中肺栓塞发生率为9.4%。

（6）肥胖：超过标准体重20%的患者，尸检资料显示20%合并肺栓塞。

另外，大量吸烟、口服第三代配方避孕药、激素替代疗法、糖尿病和真性红细胞增多症等都是发生肺栓塞的危险因素。

（二）临床表现

1. 症状

肺栓塞的临床表现差异很大，多数为非特异的表现，与血栓大小、阻塞血管的范畴、部位、发作急缓以及栓前心肺功能有关，典型的表现为胸膜性胸痛、咯血和呼吸困难（分别占肺栓 75%、30% 和 85%），即所谓的肺栓塞三联征。其他重要表现还有咳嗽和发烧等。

轻度肺栓塞时可无任何症状或仅有短暂的呼吸困难，若肺血管栓塞超出 60% 则出现明显的临床症状。

（1）最常见为呼吸困难：多为突然发作，呼吸浅而速，频率可达 40～50 次/分钟。巨大血栓可出现急性心源性休克、室颤、心搏骤停而猝死。

（2）胸痛：小的周围性肺栓塞或肺梗死可引起胸膜纤维素性炎症，表现为胸膜性痛，呼吸咳嗽时加剧。大血管栓塞引起肺动脉急性扩张及冠状动脉缺血，似心绞痛。

（3）咯血：多在肺栓塞后出现，为鲜红色痰。

（4）晕厥：小血管栓塞时可有阵发性头晕，急性大血管栓塞因心排血时急剧降低致脑缺血，可出现晕厥。

2. 体征

物理检查所见也往往是非特异性的。

（1）心脏表现：一般可出现窦性心动过速，肺动脉瓣区第二心音亢进（50%），肺动脉瓣区闻及响亮的收缩期杂音或舒张期杂音，心前区可闻第二心音或第四心音、奔马律、期前收缩、房扑或房颤，栓塞较大动脉可有急性肺源性心脏病体征。有心浊音界扩大，三尖瓣闻及收缩期杂音，颈静脉怒张，肝大等右心衰竭表现。

（2）肺部表现：因缺氧及神经反射致呼吸急促，小支气管反射性痉挛、水肿及肺不张，可出现哮鸣音（15%）。可有胸膜摩擦音（20%）或胸腔积液体征。

3. 分型

英国胸科协会（BTS）的急性肺栓塞分型（表 12-1）。

表 12-1　肺栓塞的主要临床表现

	循环衰竭型（既往体健者）	肺出血型	单纯呼吸困难	循环衰竭型（伴慢性心肺疾病）
比例	5%	60%	25%	10%
肺动脉栓塞	广泛	小或中等	中等或大血管	小或中等
体检	急性右心衰	可有局部体征	呼吸急促	无帮助
胸片	通常正常	有提示价值	常无异常	可能有提示价值
心电图	急性右心衰表现	正常	非特异性改变	无帮助
动脉血气	明显异常	可正常	通常异常	无帮助

（1）循环衰竭型：表现有低血压、胸壁压榨感、四肢湿冷、面色苍白、右心衰竭和/或意识不清等体征，而胸片改变并不明显。血气分析示严重低氧血症，常常伴有低碳酸血症，超声心动图常见有急性有心室劳损表现，主要是因为此类型患者发生有非常广泛的血管阻塞。

（2）肺出血型：有胸痛和/或咯血，常表现有胸部 X 线异常改变，一般定位于胸痛的部位，而心电图常正常。该类型患者的肺动脉造影显示栓子于肺周围血管而非中央大血管，血气分析正常。对既往无心肺功能异常的患者，胸部异常 X 线表现可迅速消散，提示肺内病理改变可能为肺出血而非肺梗死。

（3）单纯性呼吸困难型：指突发性呼吸困难而无上述一些症状。栓子常位于中央血管，因而常有低氧血症。正确诊断的要点是：有静脉血栓栓塞的易感因素的患者发生突发无法解释的呼吸困难。

Herold 的肺栓塞分型：Herold 按血管阻塞范围又将肺栓塞分为大块肺栓塞、次大块肺栓塞和慢性血栓栓塞性肺动脉高压。

（1）大块肺栓塞：是指肺循环阻塞大于 60%~70%。临床常表现有明显的呼吸困难、心动过速，有时伴有低血压。发生晕厥、心源性休克、心脏停搏易导致死亡。但需与下列疾病相鉴别：急性心肌梗死、上腔静脉综合征、心包填塞、循环血容量减少等。

（2）次大块肺栓塞。

a. 急性短暂性无法解释的呼吸困难和心动过速：肺栓塞时，当肺循环阻塞小于 60%，则不会出现右心衰竭，心电图亦正常。若不发生肺梗死，则无胸痛，胸片及心电图均无异常表现。此种情况下，临床医师必须依靠患者出现的突发性呼吸急促、心动过速和烦躁不安来怀疑本病，应与左心衰竭、肺炎和过度通气综合征等相鉴别。

b. 肺出血或梗死：肺梗死通常伴有胸痛，伴或不伴呼吸困难，可有咯血。除非胸片上出现肺部浸润，否则无法确定肺梗死的诊断，一般无有心衰竭体征。肺部体检可发现湿性啰音、哮鸣音、胸膜摩擦音等胸腔积液体征。

c. 无症状型或沉默型肺栓塞：10% 的次大块肺栓塞可无任何症状。

d. 慢性血栓栓塞性肺动脉高压：反复发生的肺栓塞引起慢性肺动脉高压，从而导致进行性右心衰竭和肺源性心脏病。发生隐匿，往往在疾病晚期时才确定诊断。

（三）实验室检查和特殊检查

1. 化验室检查

到目前为止，尚无可靠而特异的化验方法用以确诊肺栓塞。现有的化验均是非特异的，有参考价值的是 LDH、磷酸肌酸激酶、血清胆红素的升高，但仅见于 4% 的患者，故酶学检查对肺栓塞的诊断意义极小。

（1）免疫技术：近年来许多实验室采用免疫技术来测定溶栓二聚体（D-Dimer）借以诊断肺栓塞。正常人血清 D-Dimer 的含量小于 100ng/mL，当体内有血栓形成时，D-Dimer 水平升高表现有继发纤溶的存在，由于纤溶作用，纤维蛋白被纤溶酶降解成可溶的片段，其中包括 D-Dimer。然而 D-Dimer 升高并非肺栓塞独有的特异表现，其他疾病时如静脉血栓形成、DIC、血栓性血小板减少性紫癜、AMI、重症肝炎、慢性肾炎都可出现 D-Dimer 升高。陈旧性血栓形成一般 D-Dimer 正常。

（2）血气分析：肺动脉栓塞后不仅通气比例失调，通气功能、弥散功能也降低，肺动脉压使动静脉吻合支开放，产生肺内右向左的分流，故 PaO_2 下降，$PaCO_2$ 正常或降低。有人认为 $PaO_2 \geq 12kPa$，可除外肺栓塞。

2. 心电图

多数肺栓塞患者的心电图表现异常，但多数改变仍是非特异性的。心电图大多有一过性变化，主要表现为非特异性的 ST-T 改变、窦性心动过速和右心劳损，约 20% 的患者出现急性肺心病心电图改变。典型的 S1Q3T3 改变仅见于 18% 的大块肺栓塞。电轴左偏与电轴右偏的机会相等。

3. 胸部 X 线

正常的 X 线表现不能除外肺栓塞的存在，因为大多数肺栓塞患者的胸部 X 线拍片可能完全正常，因此胸片正常并不能除外肺栓塞的诊断。异常的胸部 X 线片表现均为非特异性的，代表肺梗死的楔形阴影仅见于不到 10% 的患者，典型特征为以胸膜为底，尖部朝向肺门的楔状肺浸润影。有时可见患侧膈肌升高及胸腔积液，胸腔积液多见于慢性肺栓塞患者，多是胸膜下肺栓塞或肺梗死的结果。

4. CT 检查

胸部 CT 检查对肺栓塞具有辅助诊断价值，但一般需做增强扫描，仅依靠平扫诊断肺栓塞较困难。螺旋 CT 可使患者在一次屏气的短时间完成 CT 扫描，可清晰地显示主动脉和叶肺动脉中的栓子，对一部分段或亚段肺动脉也可较好地显示。

急性肺动脉栓塞最可靠的征象是血管中心充盈缺损，周围有对比剂环绕，中心充盈缺损与血管壁呈锐角，急性肺栓塞偶可表现为血管突然完全截断，并伴血管扩张。慢性肺栓塞常常表现为充盈缺损边缘光滑且与血管壁呈钝角。慢性小血管的肺栓塞可表现为管腔的闭塞。Rathbun 等对自 1986—1999 年发表的有关螺旋 CT 诊断肺栓塞的文章进行分析，发现螺旋 CT 诊断肺栓塞的敏感性为 53%～100%，特异性为 81%～100%，均高于放射性核素肺扫描。

螺旋 CT 除了可直接显示栓塞血管方面优于放射性核素肺扫描外，尚可显示肺内对诊断肺栓塞有辅助价值的征象，如楔状、条带状和线状密度增高阴影或肺实变征。目前许多研究认为对临床怀疑为肺栓塞的患者应该选择螺旋 CT，而不是以传统的放射性核素肺扫描作为过筛性诊断检查。一些研究尚表明螺旋 CT 与肺动脉造影在诊断肺栓塞的敏感性和特异性方面并无差异，但 CT 用于诊断肺小动脉栓塞尚处于未成熟状态，目前还不能取代肺动脉造影。

5. 磁共振（MRI）

MRI 可鉴别肺动脉内缓慢的血流和不流动的栓子，可区别出血性和感染性肺浸润，而出血性常与肺栓塞有关，因此其对肺栓塞的诊断有多方面的价值。缺点为对小于 3mm 的小血管，假阳性率较高。据报道，MRI 检测中央肺动脉栓塞的敏感性为 70%～90%，特异性为 77%～100%。MRI 的优点在于它能在一次检查中，同时检测肺动脉和下肢深静脉的栓塞。目前多倾向于将 MRI 作为肺栓塞检查的二线方法。近年来发展的 MRI 超快速成像和血管造影剂技术，能够迅速完成 MRI 的肺动脉三维血管造影，有望成为诊断肺栓塞的新方法。

6. 放射性核素肺扫描

肺灌注扫描仍然是最为有用的影像学检查，其方法简单、安全而且具有无创性，目前临床应用广泛。肺灌注扫描常用的核素有 ^{131}碘、^{113}铟、^{99}锝、^{87}锶、^{14}碳，用同位素标记的人血白蛋白静脉注射后进行肺扫描，如果肺动脉被栓塞，该动脉所供应区会出现话筒性缺损，当肺栓塞血管直径为 2.1～3.0mm 时，其阳性率可达 92%，直径 ≥ 3mm 者不能肯定。肺扫描或肺血管造影以及有对照剂的胸部螺旋 CT 最适合于近端肺血管的检查，但如果患者为临床上高度可疑而 CT 检查结果正常，这时应行主要针对远端肺血管对照性肺血管扫描。这对于区分出那些未被胸部螺旋 CT 发现的细小远端肺血管栓塞是很重要的。

然而，肺灌注扫描的缺点是缺乏一定的特异性，除肺栓塞外，其他因素亦可引起肺灌注扫描的异常，包括缺氧性肺血管收缩、肺气肿、肺炎、哮喘、肺不张、肿瘤、胸腔积液和慢性阻塞性肺疾患等。同时进行肺通气扫描有助于提高肺灌注扫描的准确性。因为 86% 的肺栓塞患者表现为大叶的灌注缺损，70% 的患者肺段的灌注缺损，而仅 37% 的患者表现为亚段的灌注缺损，所以许多学者认为，当肺灌注扫描显示多发的、段以上的沿血管走向的灌注缺损时，肺栓塞的可能性达 85% 以上。另外，部分学者指出，灌注扫描异常 + 下肢静脉炎 + 既往正常的胸片，90% 以上为肺栓塞。通气 - 灌注肺扫描应当在肺栓塞发生后 24～48 小时之内进行，否则有自发吸收的可能，从而减低扫描的敏感性。最近，国内外许多学者进行了肺栓塞诊断的前瞻性调查（PIOPED），所用诊断标准见表 12-2。

表 12-2 PIOPED 肺栓塞 V/Q 扫描诊断标准

（1）高度可疑	≥ 2 个大的段性（在于肺 75%）灌注缺损不伴相应通气或胸片异常，或整个灌注缺损大于相应通气或胸片正常的范围；≥ 3 个中性段性（大于肺段的 25% 而小于 75%）灌注缺损，不伴相应通气或胸片异常，同时有个大的与通气不一致的段性灌注缺损；≥ 4 个中性段性灌注缺损不伴通气或胸片异常。
（2）中度可疑	仅有一个中性段性灌注而胸片正常；不能分辨正常、低度和高度可疑范畴。
（3）低度可疑	任何伴有较大胸片异常的灌注缺损；大的或中性段性灌注缺损所累及的区域不超过肺野的 50%，同时伴有一致的通气缺损，胸片可正常，也可有明显大于灌注缺损范围的异常；>3 个较小的段性灌注缺损，伴胸片正常。
（4）正常	无灌注缺损；灌注肺轮廓与胸片的肺形状完全一样（胸处和通气可以异常）。

7. 肺动脉造影

对照性肺动脉造影仍然是诊断肺栓塞最准确和最可靠的方法，它能反映肺动脉阻塞的准确部位和阻塞程度，并可测定肺血流动力学和心脏功能，了解右室、右房、肺动脉压力、肺楔压和心排出量。但不能诊断血管内径≤0.2mm的细血管病变，而且该方法为一有创性检查，需要专门的知识和技术，严重的并发症发生率为0.01%～0.5%，死亡率各家报道不同。因此此项技术的应用是有选择性的，其适应证为：①肺扫描结果不肯定；②不能进行肺通气—灌注扫描的患者，例如机械通气的患者。

肺动脉造影常见异常表现有：①血管腔内充盈缺损；②肺动脉截断现象；③某一肺区血流减少，动脉远端无血流灌注，表现为"剪枝征"；④肺血流不对称，栓子不完全阻塞，造影剂充盈迟缓。判断方法：①+②可诊断为肺栓塞；③在肺栓塞时常见，但无特异性，③+④也可见于慢性肺部疾患或充血性心力衰竭。

数字减影血管造影（DSA）是一项较新的放射影像诊断技术，应用数字计算机程序产生图像，操作简便，副作用小，易为患者接受，将其与传统的造影方法比较可获得85%～90%对肺栓塞诊断的一致性。

8. 深静脉的检查

肺术后肺栓塞的栓子95%来自于下肢深静脉，深部静脉血栓形成与肺栓塞的发生有着明显的因果关系，因此下肢深静脉血栓形成的早期发现对肺栓塞的发生和诊断是相当重要的。下肢静脉血栓形成多发生于术后的2～5天，其主要表现是患肢疼痛、红肿、静脉淤张和Homan's征，但近半数患者可以表现正常。

（四）诊断和鉴别诊断

肺栓塞的临床、实验室、X线、EKG等表现均无特异性。早期诊断正确率低，死亡率高，症状容易与成人呼吸窘迫综合征、心律失常、肺不张等其他术后并发症相混淆，值得引起广大胸外科医师的高度重视和对术后患者病情变化的进行深入观察。在患者出现突然剧烈的胸痛、呼吸急促困难、心动过速、发绀、晕厥等症状时应首先想到肺栓塞的可能，肺灌注扫描是最敏感和最重要的检查，结果正常可以排除肺栓塞的诊断，但其特异性差，扫描结果应结合临床表现、胸片等检查综合判断，通气扫描可增加灌注扫描的特异性。肺血管造影是诊断肺栓塞最为准确和可靠的方法，但该项创伤性检查存在一定的并发症和死亡率，不应作为常规检查方法。

（五）治疗

确认或高度可疑肺栓塞的患者立即给予治疗，积极的治疗可以使肺栓塞的死亡率降为8%。治疗的目的是抑制血栓进一步形成，促进栓子溶解，防止复发，使患者平安度过危急期。治疗的选择依据栓子的大小和患者病情严重程度而定。对于中度或高度可疑的肺栓塞患者，需在做进一步检查前即可给予肝素抗凝治疗，因肺栓塞复发的危险性要超过抗凝治疗并发症的危险性。

1. 保守治疗

（1）一般治疗：通常包括供氧、镇痛、抗休克、抗心律失常、抗凝，维持水、电解质的平衡等。特别是对肺栓塞的前1～3天是最危险的时期，此时应加强支持治疗。

（2）抗凝治疗：肝素是治疗的基础。临床呈中度到高度怀疑肺栓塞且无肝素禁忌证的患者，应该在确认结果出来之前即给予足量的肝素治疗，不充足的肝素会导致反复静脉血栓栓塞。治疗前应详细检查基础血红蛋白（HB）、血小板（PLT）、凝血酶原时间和凝血活酶时间（APTT）。

肝素的应用方法如下。①连续静脉滴注法：首先静脉给予负荷量肝素5 000U，继而1 000～2 000U/h静脉维持；②间歇静脉、皮下注射法：肝素5 000U静脉注射，同时给予肝素10 000U皮下注射，继而每8～12小时皮下注射肝素10 000U。

特别应注意的是，无论应用哪种方法都应在APTT的检测下进行肝素剂量的调节。开始以18U/kg·h，最多不超过1 600U/h，应当使试管法凝血时间延长为正常的2～3.5倍，APTT应当延长为对照的1.5～2.5倍，或接近50～80秒。首次APTT应在肝素治疗后4小时检测，然后每6小时1次，直至达到理想的数值。自第二日始，每日检测APTT 1次。血小板应隔日检测1次，以争取早期发现肝素引起的血小板减少症。当血小板<5×10^9/L（50 000/mm^3）时应立即停药。肝素治疗的时间一般是7～10天，7～10天后改为口服抗凝剂，口服双香豆素，二者应重叠1～2天，开始5mg/d，以后参考凝血酶原时间来决定。采用负荷量的双香豆素能介导C蛋白水平下降，并能加速肢体静脉。一般要求凝血酶原时间达到对照

的 1.5～2.5 倍为理想，疗程 3～6 个月，停药须逐渐减量以防反跳和血凝增加。对于第一次发生肺栓塞的患者，经过 6 个月治疗比少于 6 个月抗凝治疗者可大大降低复发率。对于复发性肺栓塞的患者如无发生大出血的危险性则应采用终身抗凝治疗。

肝素治疗的禁忌证：亚急性感染性心内膜炎、恶性高血压、脑血管病、潜在出血性疾病。

肝素应用的并发症如下。①出血：小剂量肝素不影响 APTT，很少引起出血的并发症，而当每日应用肝素 > 10 000U 时可引起出血。据报道，肝素合并出血的发生率为 17.5%，妇女、60 岁以上的患者、合并严重疾病的患者以及同时应用其他影响血凝药物的患者应用肝素时容易引起出血。采用国际标准化比率（INR）达 3.0，出血并发症可降低到最少。②血小板减少：发生原因主要与以下两方面因素有关，开始应用肝素时会出现血小板聚集，引起血小板暂时性减少；在应用肝素 1 周左右后会出现免疫介导的血小板破坏，同时伴有血清 IgG 升高。一般情况下，停用肝素 1～2 周后血小板水平会逐渐恢复正常。有人应用血浆提取法（plasmapheresis）祛除 IgG 来治疗肝素所致的严重血小板减少取得成功。③矛盾性血栓性并发症：此并发症主要包括心肌梗死、中风、肢体坏死和肺栓塞，总死亡率可在 40%。可能原因为血小板的聚集引起血栓形成，继而出现皮肤坏死或动静脉的栓塞。怀疑此并发症发生时应立即停用肝素。④骨质疏松：当每日应用肝素剂量 > 10 000U，连续应用治疗超过 12 天以上时，易引发骨质疏松，严重者发生脊椎骨折，这是因为大剂量的肝素会引起骨的胶原溶解活性增加。该并发症虽较少发生，但仍应引起重视。

（3）溶栓治疗：血栓溶解对于严重的肺栓塞、心源性休克或有明显血流动力学改变的不稳定患者可挽救生命。溶栓药物能激活纤溶酶原，使之变为纤溶酶，溶解血管腔内的纤维蛋白而溶解血栓。早期应用溶栓剂可以将肺栓子提早溶解，但长期应用的效果并不肯定，且易导致发生大出血的危险，因此对于大面积栓塞伴休克、右心衰竭而且两日之内的肺栓塞患者使用溶栓治疗，最好在发病 6 小时内应用。

溶栓治疗的优点：①快速溶解栓子，更迅速的改善肺血流灌注、气体交换及血流动力学改变；②消除静脉血栓，因而降低肺栓塞的复发；③防止慢性血管阻塞，减少肺动脉高压发生率；④降低肺栓塞死亡率。

溶栓治疗的指征：①大块肺栓塞（超过 2 个肺叶血管）；②肺栓塞伴休克；③原有心肺疾患的次大块肺栓塞引起呼吸衰竭者。

溶栓治疗常用药物如下。①链激酶（Streptokinase SK）：以 100 000U/h 的速度，应持续滴注 24～72 小时。②尿激酶（Urokinase，UK）：尿激酶较链激酶更具优越性，对大块肺栓塞效果更为明显。对血栓有中度适应性，无抗原性，出血并发症少。首剂 4 000U/kg，静脉滴注 0.5 小时，继之以每小时 400U/kg 静脉滴注，维持 24～48 小时。用以每日测定纤维蛋白原量和优球蛋白溶解时间而定。溶栓治疗停止后测定凝血酶时间，当凝血酶时间小于正常 2 倍时，可继续常规抗凝治疗，以防新血栓形成。③重组组织型纤溶酶原激活剂（recombinant tissue plasminogen Activator rt-PA）：是一种高效而且并发症少的新型溶栓制剂，其溶栓效果比链激酶高 1 倍，无抗原性，重复给药不引起反应，也不因抗体产生而降低疗效。用药方法为：t-PA50mg 静脉滴注 2 小时后血管造影，若无明显溶栓再追加 40mg 静脉滴注 4 小时，有效率可达 94%。为提高疗效也可在应用的前后静脉滴注肝素 12 500U。

溶栓治疗的并发症：溶栓治疗的主要并发症是出血，最常见的是血管穿刺部位的出血，也可发生自发性出血，特别是胃肠道、腹膜后和颅内出血。据报道肺栓塞溶栓治疗大出血的发生率（0%～21.7%）明显高于抗凝治疗（0%～12.5%）。如发生严重大出血，则需中断溶栓并给予新鲜血浆。另外，其他并发症尚有发热、皮疹、低血压、恶心、呕吐、头痛等，这些并发症常与使用 SK 有关，可给予糖皮质激素和抗组胺药物治疗。

介入性血管内溶栓治疗：肺动脉造影显示肺栓塞的确切部位后，通过右心导管于栓塞的动脉内注入溶栓剂。该项治疗的优点是：①能更迅速和/或更完全溶解血栓。②用药量小，效果好。由于局部高浓度，因而较少的药物剂量可获得与大剂量全身用药相同的溶栓治疗效果。③副作用少，即自发性出血危险性小。近些年来的研究表明，静脉注射溶栓和动脉导管溶栓均能迅速而显著地改善肺动脉压和肺灌注，而且大出血发生的危险性并未因此增加。

溶栓治疗前先行导丝穿行试验，导丝能顺利穿过阻塞部位者一般为新鲜栓子，反之则为陈旧栓子。遇陈旧的栓塞时，可将导管直接插入血栓内 1～2cm 持续小剂量注射 UK，按速度 40 000～80 000U/h 注入。对较新鲜栓塞则要用较大剂量 UK，一般为 240 000U/h，2 小时后推进导管，并继续注入 UK，直至栓子清除，血管再通。若 2 小时后仍未通，则表明栓塞较陈旧，应改为小剂量继续注入。

2. 外科治疗

（1）肺血栓切除术：对于溶栓和抗凝治疗失败或有禁忌者，可根据情况进行外科手术治疗，主要采用的手术是肺栓子取出术。手术要在体外循环下进行，手术死亡率甚高，有报道高达 70% 以上。肺血栓切除术的确可以挽救部分患者的生命，但多数患者未来得及手术即已经死亡。

（2）下腔静脉阻断术：适用于反复发作的肺栓塞或抗凝禁忌的患者。该法术后复发率仍很高，而且死亡率也很高，近年来基本废用。1988 年国外开始经皮放置 Treenfield 过滤器来防止肺栓塞的复发，使手术大大简单化，手术并发症亦明显降低。

（六）预后

小的肺栓塞对心肺功能影响较小，经积极治疗预后较好，大的肺栓塞预后凶险。

三、肺不张

肺不张是肺组织含气量过少，肺泡不能完全张开，手术后并发肺不张并不少见，但常被忽视，若不及时处理可引起肺部感染、胸腔积液，甚至呼吸功能衰竭等。

（一）病因和发病机制

1. 支气管内分泌物阻塞

在正常情况下，气管、支气管分泌物可被气管、支气管纤毛运动、咳嗽挤压和咳嗽冲力排出。而经过全身麻醉的手术患者气管内分泌物增多，由于咳嗽反射和纤毛运动被麻醉剂所抑制，分泌物不易排出。

手术前用阿片制剂和阿托品，使气管、支气管内分泌物和渗出物的黏度增加，同时也抑制咳嗽反射和纤毛运动，使分泌物更不易排出。开胸手术后，由于胸腹部相对压力失调，膈肌协助肺排液的作用受到阻碍，再加上支气管残端渗血、积血，则更易发生支气管分泌物阻塞。

2. 神经反射

有人在对手术后肺不张的尸检中，并未发现支气管内有分泌物阻塞，故提出手术刺激，经过神经反射，可引起支气管痉挛和肺收缩，导致发生肺不张。

3. 呼吸量不足

手术后因疼痛患者不敢深呼吸和咳嗽，尤其是过量用镇痛药或安眠药，使呼吸浅而快；胸部包扎过紧，胸、膈运动受限制；或体质较差，合并有慢性支气管炎、肺气肿、肺心病，肺自身弹性下降，小支气管容易被分泌物阻塞，引起肺不张。长期仰卧，后部肺呼吸量减少，可发生两侧肺后部支气管阻塞。长期卧于一侧，低下的肺段或肺叶呼吸量减少，也会发生相应的支气管阻塞。

手术后肺不张的发生率，可因肺手术的种类、手术前的准备、患者的年龄和身体健康状况、麻醉和手术持续的时间，以及手术后的处理和诊断方法的不同而不同。一般常易发生于全身麻醉、手术时间较长、年老或身体衰弱以及长期吸烟或有呼吸道慢性疾病的患者。

（二）临床表现

多在手术后 24～48 小时开始出现症状。一般表现为发热、胸闷、气短、气急，心电监护可见心率加快，血氧饱和度下降。如为小叶肺不张或肺段不张，可无任何症状或症状轻微。检查可能也无任何发现，有时叩诊有浊音，听诊呼吸音略低，且体征常有改变。

肺叶肺不张有时发作较慢，有时发作很急，可能与患者的肺的代偿功能有关。往往开始只感觉胸闷或发紧，呼吸不畅，继而出现咳痰困难、烦躁不安、体温增高、呼吸急促、脉搏加快等现象。胸部叩诊有浊音，听诊呼吸音低或无呼吸音。

一侧肺不张时发病较急,患者常突感呼吸困难、发绀。查体可发现气管移向患侧,叩诊呈浊音或实音,听诊可闻及管状呼吸音、呼吸音减低或消失。

(三)实验室检查和特殊检查

(1) X 线表现为患侧肺密度增高影,膈肌上升以及纵隔阴影移向患侧。

(2) 行纤维支气管镜检查,这样既可明确诊断,同时亦进行了治疗。

(四)诊断和鉴别诊断

肺不张的诊断主要依靠 X 线检查。根据典型的 X 线表现,再结合临床症状及体征,术后肺不张的诊断并不困难。因病情不能行 X 线检查,患者痰液不能咳出,怀疑有肺不张发生者,应立即行纤维支气管镜检查。

(五)治疗

1. 解除呼吸道阻塞

帮助和鼓励患者咳嗽、吹气球、超声雾化吸入等,是清除呼吸道分泌物和解除呼吸道阻塞的首选方法,特别是对轻度肺不张者效果最佳。对重度肺不张者,如呼吸道内有大量分泌物潴留并造成呼吸道梗阻的患者以及顽固性肺不张的患者,用纤维支气管镜吸痰的效果最好,现已被临床广泛采用。其优点是操作简单、实用、刺激小,避免了鼻导管吸痰的盲目性,减少了不必要的气管切开或气管内插管。另外其最大的优点是可以有选择性地吸除发生肺不张的支气管腔内的痰液、痰块或血凝块,解除其对支气管腔的堵塞,使不张的肺得以复张,并可直视下观察阻塞部位、程度、痰液和分泌物的性质以及气管黏膜有无炎症等,对伴有感染和有脓性分泌物者尚可经镜下给药。

2. 促使肺复张

通过刺激咳嗽、咳痰、吹气球或纤支镜吸痰,一般情况下可使肺复张,但对肺复张有困难者,可在吸净呼吸道分泌物的前提下,气管内插管加压胀肺。

3. 改善通气

肺不张多造成通气障碍,可通过吸氧和呼吸终末正压呼吸来改善通气功能。

四、支气管胸膜瘘

支气管胸膜瘘(或支气管残端瘘)是气管、支气管和肺部手术后的又一严重并发症,尤其是一侧全肺切除术后。Malave 等(1971 年)报道的 1 307 例肺手术中,35 例(2.7%)发生了支气管胸膜瘘;Vester 等(1991 年)总结了 2 243 例肺切除的手术,亦有 35 例发生了支气管胸膜瘘,发生率为 1.6%。

近年来,随着吻合技术的提高,特别是手术者对该并发症的重视程度的增加,其发生已非常少见,有时 1 年的几百例手术中无一例发生,总的发生率不足 1%。由于发生原因的不同,发生时间可早可晚,一般多发生于术后 1 周左右。

(一)病因和发病机制

1. 疾病因素

所有支气管黏膜本身的病变,如支气管残端内膜结核、残端癌灶的残留、炎症、放化疗后等,以及部分全身性疾病,如全身营养不良、贫血、糖尿病等,均可引起术后支气管黏膜愈合不良造成支气管胸膜瘘。

2. 技术因素

外科技术问题应为发生支气管胸膜瘘的主要因素,常见有支气管残端缝合过紧密或缝合不严,打结过紧造成撕裂,气管、支气管游离太广或剥离太光,残端的过度挤压等。另外,支气管吻合口对合不良造成吻合欠佳时,极易导致术后支气管胸膜瘘。因手术操作不当所致的支气管胸膜瘘,往往发生较早。

3. 感染因素

常见于术后胸腔的感染,脓液对支气管残端的长期腐蚀及浸泡所致;支气管残端保留过长,可在支气管残端形成一盲端,该盲端易使分泌物潴留导致感染,除可引起所谓的术后"残端综合征"(发热、咳嗽等）外，亦是诱发产生支气管胸膜瘘的潜在危险因素。

（二）临床表现

（1）咳嗽：主要为刺激性，往往随体位变化而出现刺激性的剧咳，早期痰量多，有腥味，痰液中带陈旧性血液，性质与胸腔积液相似，以后则逐渐呈果酱色，当已发生脓胸时，可咳出胸腔内的脓汁痰。如向健侧卧位时，有稀薄水样痰咳出，应考虑瘘口较小；如平卧时出现呛咳，并有大量痰咳出，则说明瘘口较大，有窒息的危险。

（2）呼吸困难：液气胸及造成的余肺膨胀不全是引起呼吸困难的主要原因。

（3）高热：支气管残端瘘发生后，在咳嗽或体位变化时，可有液体进入支气管内，另外支气管内的分泌物，在吸气时也可进入胸腔，从而引起胸腔及肺部的感染，往往造成患者的高热。

（4）查体：液气胸体征。肺内可闻及湿啰音。

（三）实验室检查和特殊检查

（1）胸腔穿刺：抽出液与咳出痰液类似。

（2）亚甲蓝法：穿刺后向胸腔内注入 2mL 亚甲蓝液，如果咳出蓝染的痰液即可确定诊断。

（3）胸部 X 线：显示有明显的液气胸及余肺膨胀不全。

（四）治疗

1. 引流

小的支气管胸膜瘘可以通过单纯胸腔闭式引流或开放引流的方式达到治愈的效果。Shamji 和同事早在 1983 年就报道了 1/3 的病例经胸腔开放引流术后支气管胸膜瘘自行愈合。上海胸科医院亦有通过胸腔闭式引流和胸腔冲洗使支气管胸膜瘘自行愈合的经验。

2. 气管镜辅助治疗

通过气管镜在瘘口处用硝酸银烧灼以促进肉芽生长，使用生物胶修补瘘口或在气管镜辅助下用血管硬化剂注射于瘘口周围的黏膜下，这些方法均有成功的报道。

3. 重新缝合残端

发生于术后早期（48 小时以内）瘘口较大的支气管胸膜瘘应考虑直接进胸重新缝合残端。由于感染和炎性反应，安全地暴露支气管残端变得困难。学者们尝试不同的方式重新闭合残端。曾有报道经胸骨打开心包重新缝合右主支气管残端获得成功，因为此途径可以避开感染区域。但在使用这一方式前，必须确定残端应至少超过 10mm。虽然也可以经胸骨打开心包到达左主支气管，但十分困难。另有报道可以经右胸重新缝合左主支气管残端。有趣的是左全肺切除术后支气管胸膜瘘的发生率远低于右全肺切除术后，究其原因，由于两侧解剖结构的差异，左主支气管残端周围组织易覆盖残端，促进愈合。无论取何种方式，部分切除支气管残端形成新鲜创面，再次缝合，应用血供良好的周围组织覆盖，并且辅以良好的残腔处理是促进支气管胸膜瘘愈合的关键。

4. 带血管蒂组织的应用

可以将带血管蒂组织缝合于已开放的支气管残端，如带蒂的肋间肌肌瓣、大网膜、横膈膜肌瓣或其他胸壁肌肉等。良好血供的组织可以关闭瘘口、填充残腔和促进感染的消除。

5. 激光治疗

国内谢再伦（1992 年）等报道，经纤维支气管镜找到瘘口，将局部脓性分泌物吸尽，经纤维支气管镜插入氩激光光导纤维，照射瘘口周围组织，对肺叶切除术后发生的支气管胸膜瘘取得了较好效果。激光修补瘘口是利用光热效应达到治疗的目的。氩激光波长为 4 880nm，能量集中，光斑小，准确性高，对组织渗透性较强，且对深部组织能发挥作用。氩激光照射支气管残端后，可引起残端内的黏膜损伤，机化粘连凝固，从而"焊接"瘘口，另外，深层组织由于渗透的光能转化为热能的热敷作用，使局部血管扩张，血液循环增强，达到改善新陈代谢，促进炎症吸收的目的。

五、心疝

术后心疝是心包内全肺或肺叶切除术后少见的并发症,且绝大多数发生心包内处理血管的全肺切除手术后,右侧比左侧更多见。通常见于心包缺损大于 5cm 时,一般术后立即发生,疝出的心脏部位可能是心尖,也可能是心室或心耳,有时并无心脏疝出却是由于心脏旋转伴有大血管的扭曲成角引起的急性循环障碍,导致心源性休克的发生。心疝一旦发生,即使及时做出诊断的病例,死亡率仍可高达 50%。

(一)病因

1. 直接原因

肺切除手术中,心包内处理肺血管,心包的切开及破损。

2. 其他因素

并非于心包内处理肺血管均能引起心疝的发生,以下几种常见的因素不容忽视。

(1)胸腔引流管负压吸引:全肺切除术后胸腔引流管一般均采取持续半夹闭的状态,根据气管及纵隔移位的情况,尚需定期开放,开放时由于患侧胸腔负压的骤升,易导致心脏由缺损的心包处疝出。

(2)患者剧烈的咳嗽、气管内吸痰等刺激气道的操作都可能诱发心疝。

(3)不恰当地搬动患者或体位不当亦可诱使心疝发生。

(二)临床表现

心疝常发生在术后 24 小时以内,起病骤急。由于左、右两侧胸腔的血流动力学改变不同,临床表现亦不尽相同。右侧心疝可引起上腔和下腔静脉的扭转甚至回流的梗阻,多表现为心慌、胸闷、气急、发绀、颈静脉怒张、肝大以及腹水等;而左侧心疝常由于心包缺损的边缘锐利,使左心室受到压迫,引起疝出的心肌缺血、水肿以及功能紊乱,有的可因心外膜血管被撕裂而引起出血,临床除表现为胸闷、憋气、心悸等症状外,常伴有 EKG 的改变,如心率加快、休克,甚至心搏骤停等。

(三)实验室检查和特殊检查

(1)紧急床边胸部 X 线片:右侧心疝在 X 线片上很易诊断,常表现为明显的心脏向右侧半脱位。左侧心疝的 X 线征象相对难以判断,心影常常左移,左胸下半部可见一圆形阴影,为被绞窄的心室影像。

(2)床边心脏 B 超检查可基本证实。

(四)诊断与鉴别诊断

由于心疝发病急骤,需要立即明确诊断和手术治疗。诊断依据除综合临床表现加以分析外,紧急床边胸部 X 线片及床边心脏 B 超检查可基本证实。

(五)治疗

心疝一经确诊,应立即采取手术治疗,否则待出现合并其他脏器功能障碍时,再选择手术治疗往往为时过晚。

手术前的一些紧急且恰当的处理措施是至关重要的。立即让患者取健侧卧位,加强心电监护,密切观察生命体征的各项指标,为减轻心脏负担,应严格限制液体的输入量,必要时给予强心、利尿治疗;患侧胸腔内可注入一定量消毒过的空气,可减轻心脏疝出的程度。

手术时需要把心脏还纳回心包,关闭心包缺损。常见关闭右侧心包缺损的方法有:手术将心外膜与心包贴近(每隔 1~2cm 将心包边缘用细丝线缝合于邻近的心房或心室),或用涤纶布牛心包修补心包的缺损。左侧心包缺损的补救措施大致与右侧相同,但如果缺损充分向膈肌敞开,虽然心脏疝也很厉害,但常不会发生绞窄和梗阻,此时可以不予处理。也有较多报道采取完全心包切除的方法,但此法并不理想。

(六)预后

心疝诊断和治疗及时预后良好,延误诊断将导致相当高的死亡率。

六、肺扭转

肺叶切除或两叶肺切除后，余肺扭转是一个罕见的并发症，其发生率约为 0.2%（Rogiers 等，1991年）。临床上比较常见的是右中叶扭转，偶可发生于左上叶尖后段切除术后左上舌段扭转，发生于左、右侧上、下肺叶的扭转则较为罕见。

（一）病因

（1）大多数肺叶扭转是由于术中操作不当，以及上中叶之间和中下叶之间肺裂完整所致。由于斜裂发育完全，同时中叶根部很细，所以右肺中叶是最常发生扭转的肺叶。

（2）余肺体积过小。

（3）肺门解剖过分干净，致余肺在胸腔内活动范围较大。

（4）使用双腔气管插管不当，偶可引起术中肺叶扭转（Eggers，1920 年）。

（5）手术过程中余肺呈萎陷状态，关胸后才膨肺者易发生余肺扭转。

（二）临床表现

肺叶扭转发生后患者可很快出现临床上的中毒症状，表现为持续高热、胸闷、呼吸困难、咳嗽、咯血及支气管溢出大量黏液。

（三）实验室检查和特殊检查

（1）连续胸部 X 线检查可以发现受累的肺叶体积增大，密度增高，由于静脉回流受阻而产生肺水肿，胸片可见大量网状影像，还可见到特异性不强的胸腔积液以及支气管血管移位，有时也能看到支气管截断现象。与分泌物潴留引起的肺叶密度增高可能难以鉴别。

（2）支气管镜可见管腔萎陷，但仍可以通过；拔出支气管镜后，受累支气管立即重新闭合，并且还可看到明显的黏膜充血水肿。

（3）CT 以及通气血流扫描有助于做出正确诊断。

（4）动脉血气可以表现为正常的假象，因为受累肺叶可能没有血流。

（四）诊断和鉴别诊断

余肺扭转是一个罕见的并发症，但根据典型临床表现和辅助检查，诊断应不困难。

（五）治疗

如果不及时诊断与治疗，扭转的肺将发生梗死，最终发生致命性坏疽。因此，一旦确诊肺叶扭转，应立即行气管插管，人工呼吸机正压膨胀，促使余肺复位；如无效果，则必须立即手术，沿原切口再次开胸，将扭转的肺叶复位，并观察其活力。如果早期诊断，扭转的肺可能仍然活着，只要把它与余肺固定于一起即可。如果严重缺血损伤，则应毫不犹豫地将坏死的肺叶切除。

（六）预后

余肺扭转治疗及时，预后良好，延误治疗可造成严重后果，不得不切除发生坏疽的肺叶。

第二节 食管、贲门切除及重建术并发症

食管、贲门部恶性肿瘤患者，年龄往往较大，术前全身营养状况、免疫功能较差，常合并呼吸、循环及其他系统疾病，同时由于食管、贲门自身的解剖、生理特点，以及行肿瘤切除及重建术需在胸腔及腹腔内操作，有的患者甚至涉及颈部，因而对患者呼吸、循环、消化功能等影响较大，甚至出现术后严重的并发症及患者死亡。随着胸外科技术的发展、患者高龄化以及手术适应证的不断扩大，预防及有效治疗术后并发症是目前面临的主要课题之一。

以下讨论食管、贲门切除及重建术后的主要外科并发症及处理。

一、吻合口瘘

一旦发生吻合口瘘，处理不当，病情往往迅速恶化。由于多数患者全身情况较差，又处于术后生理紊乱阶段，吻合口瘘所引起的急性感染会加重这些紊乱。同时，吻合口瘘的存在常会造成营养摄入困难，营养情况恶化又影响了吻合口愈合。随着外科技术、诊断及治疗水平的提高，以及胃肠内和胃肠外营养的应用，吻合口瘘的发病率及死亡率已大幅度降低。吻合口瘘对患者的危害主要表现在以下几方面：①胸腔内感染，大量的毒素吸收造成严重的中毒症状，同时脓胸引起大量的能量消耗；②引发肺部并发症，包括肺炎、肺不张，肺功能进一步受损，严重者可以导致呼吸衰竭；③感染、发热、肺功能损害导致心脏负担加重，可表现为心律失常或心功能衰竭。

（一）病因

吻合口瘘的发生原因较多，根据发生的时间分为早期瘘、中期瘘、晚期瘘。早期瘘发生在术后3天以内，多与吻合技术和操作失误有关；中期瘘发生于术后4～14天，多与局部组织愈合能力差、吻合口局部感染、术后处理不当等有关；晚期瘘发生在术后14天后，与吻合口局部缝线反应导致感染有关。

（1）吻合口血运不良：胃动脉与静脉的损伤都会影响吻合口愈合。手术过程中对胃壁过分揉搓、牵拉致局部愈合能力降低。食管的血供为阶段性，一般要求食管近侧断端正常组织的游离长度不超过2cm，如食管端游离过长，也会影响吻合口愈合。

（2）吻合口张力过大：术中代食管脏器游离不充分、高位吻合，术后胃排空障碍、胃肠减压不畅等原因造成吻合口直接承受拉力，部分缝线切割吻合口组织。

（3）吻合操作失误：①胃食管吻合缘对合不佳、两端口径不一；②缝合针距过小，缝线过密，局部缝线反应重及血运差；③缝合疏漏，一般发生在吻合口两个角上，也就是后壁缝合转为前壁缝合处，往往需在此处重叠加缝一针；④线结结扎过紧可以造成组织切割或撕裂；⑤缝合前壁时过深，连同后壁黏膜一并缝合造成后壁黏膜损伤。

目前，由于吻合器的普遍运用，上述失误基本可避免。

（4）吻合口周围有积液、感染。

（5）术前放疗：放疗剂量过大，放疗后手术时间选择不当等均造成组织愈合能力差。

（6）全身条件差：术前未予纠正的严重营养不良、贫血等。

（7）其他：断端癌组织残留等。

（二）临床表现

吻合口瘘发生越早，引流量越大，提示瘘口越大，感染、中毒表现越严重，死亡率高。颈部瘘表现差，胸内吻合口瘘表现强烈。

1. 颈部吻合口瘘

主要表现颈部皮下感染、蜂窝组织炎。局部红肿、压痛或有轻度皮下气肿，很少有全身中毒症状。食管术后体温升高，一般3～4天后逐渐降为正常，吻合口瘘的体温表现为持续性高热或低热，一般降温药物效果差。如发生瘘，除体温异常外，还有其他体征。如颈部切口愈合良好，患者仍有持续高热，X线检查发现胸腔或纵隔积液，也应想到颈部吻合口瘘的可能。

2. 胸内吻合口瘘

主要表现为高热、心率增快、胸闷、胸痛、呼吸困难等全身中毒症状，严重者可产生中毒性休克甚至突然死亡。体检及胸部X线检查可见胸腔积液或液气胸。胸腔穿刺可抽出浑浊液体，有时带有臭味。

（三）诊断

（1）体征：胸腔内液气胸较重时，多有纵隔向健侧移位，叩诊上胸部鼓音，下胸部浊音，呼吸音减弱或消失。

（2）胸部X线检查：吻合口瘘出现的早晚不同，X线表现有差异。一般在1周内出现吻合口瘘者，因胸腔内未形成广泛粘连，肺被压缩萎陷，可见多个液气平面，也可形成大的脓腔，纵隔向健侧移位。胸部 X 线片密度普遍增加，肺纹理不易辨认。也可出现纵隔增宽。钡餐透视，如果见钡剂外漏即可确诊。需要指出的是钡餐透视没有发现钡剂外漏仍不能排除吻合口瘘。因吻合口周围可能已形成粘连，即使有小的包裹积液，由于腔内积液发酵形成较大压力，钡剂通过瘘口时没有外漏。

（3）胸膜腔穿刺：穿刺可抽出带有臭味的浑浊液体，有些患者由于瘘口较大或胸腔内胃壁坏死形成胃瘘，胸液含有食物残渣即可确诊。

（4）口服亚甲蓝实验：口服亚甲蓝后，胸腔穿刺液或引流液是否变蓝色，该方法为诊断吻合口瘘的常用且简便的方法。但对于瘘口较小者，往往需重复几次才能明确诊断。

（5）CT 检查：无法证实吻合口瘘存在。但当发生吻合口瘘经引流后，仍有发热等中毒症状时，考虑脓液被分隔包裹，形成多个脓腔造成引流不彻底，CT 检查可发现其他没有被引流的深层脓腔。

通过上述检查可明确瘘的存在、位置，除此之外还应该明确瘘的大小、类型。根据钡餐透视观察瘘口的大小；每日禁食引流量的多少也可帮助确定瘘的大小，如超过 200~400mL，瘘口较大。

（四）治疗

根据吻合口的部位、瘘口大小、发生时间做及时处理。颈部吻合口瘘容易处理，一般经过敞开换药、勤换敷料即可；多数患者仍可经口进食，或经胃肠内营养或静脉高营养，多于 2 周左右愈合。对于瘘口较大、胸部吻合口瘘或伴有胃坏死时，处理比较复杂，少数患者甚至需 2 次开胸处理。

1. 保守治疗

原则包括充分引流、控制感染、营养支持、防治其他并发症等。

（1）充分引流、控制感染：引流包括胃肠减压、胸腔闭式引流、纵隔或颈部引流。多个分隔脓腔必须逐个彻底引流。同时引流液行细菌培养，选用有效的抗生素，控制感染。

（2）维持营养及水、电解质平衡：空肠造瘘能够保证充足营养，目前仍应用于基层医院或经济条件受限的患者。多数采用胃肠内、外营养，山东省立医院一直坚持术中放置十二指肠营养管，术后 2~3 天开始胃肠内营养，实践证实是切实可行的方法。管饲食物常用牛奶、要素营养粉等。胃肠外营养通过静脉途径供给。

（3）防治其他并发症：注意防治肺部并发症，鼓励患者咳嗽、吹气球，一方面有效排出胸腔内脓液，另一方面促进肺复张，防止肺部感染。

2. 手术治疗

对胸内吻合口瘘再次开胸治疗一直存在不同意见。多数学者认为胸内吻合口瘘一经诊断，除瘘口较小、引流满意、感染能够控制或发现已经失去二次开胸条件的患者，均应积极创造条件，尽早手术治疗。

根据瘘发生的时间，可分为先期及后期手术。先期手术指不经保守治疗，在发现瘘的 24 小时之内完成手术；后期手术指保守治疗 2 个月左右，再完成手术。方法有：带蒂组织瘘口修补；吻合口切除重建；食管颈部外置，二期手术，结肠代食管。

即使早期吻合口瘘，修补术也较难成功，一般将大瘘变为小瘘，为临床治疗奠定基础。具体操作上将感染坏死组织切除，使断面新鲜；胃食管适当游离，吻合口充分对合修补，最后以大网膜等组织包埋。

（五）预防

吻合口瘘的原因很多，严把术前、术中、术后各个环节。

（1）充分的术前准备：大部分吻合口瘘的患者为中、晚期患者，营养状况差，食管梗阻严重，上端食管炎症水肿明显，愈合能力差。术前对这部分患者应行食管冲洗，应用消炎药物，以保证术中在无炎症水肿的食管部位吻合。

（2）注意手术操作，提高吻合技术：手术操作要轻柔、仔细，力争去除上述导致吻合口瘘的病因，减少吻合口瘘的发生。

二、乳糜胸

乳糜胸是指胸膜腔内有过量的淋巴液积存。其原因是由胸导管及其属支破裂所致。因其主要成分为脂肪，颜色通常为乳白色，故称为乳糜胸。最常见的原因是肿瘤、损伤、结核和静脉栓塞。其中外科损伤有升高趋势，常见于食管手术、肺切除术及心脏大血管手术。开胸手术乳糜胸的发生率为0.6%～2.5%。

（一）胸导管的大体解剖

胸导管是全身最大的淋巴导管，通常于第一腰椎前面由左、右腰干汇合而成，或起于乳糜池上缘，经膈肌主动脉裂孔上行后进入后纵隔内，沿脊柱右前方上行，至第5胸椎处，斜经主动脉弓和食管后方偏向食管左侧，沿食管左侧缘上升，经胸廓上口达左颈根部，然后呈弓形弯曲注入左静脉角。全长30～40cm，是人体最大的淋巴管。此为一般型，另外有如下变异：①双干型，自腹段形成双干，于主动脉两侧上行，两干多在上胸段汇合成单干并上行至静脉角，占5%～20%；②分叉型，单干起始后于主动脉右侧上行，至中上胸段处分为两支，分别注入左、右侧静脉角，约占3%；③其他，如右位型、左位型等。在胚胎发生中，胸导管最初为双侧对称性，其间有许多交通支，奇静脉和肋间静脉在胸导管的形成中起很大作用，这些交通支保证了胸导管结扎后，乳糜仍能顺利回流到循环系统。

（二）乳糜的成分

由于胸导管收纳肠干及其他淋巴干的淋巴液，来自肠干的乳糜为其主要成分，此外还有来自于胸、腹及其下肢的淋巴，包括蛋白质、电解质等。乳糜为乳白色、无异味的碱性液。在禁食时，胸导管内的淋巴液是清亮的，脂肪餐后变为乳白色。在摄入的脂肪中，大约有70%被肠道淋巴系统吸收，并通过胸导管送到血液中去。乳糜胸时，由于卵磷脂及脂肪酸的抑菌作用，以及乳糜液中的大量抗体及淋巴细胞的抗菌作用，因此，乳糜胸较少发生感染。

（三）病因

由于胸导管与食管的解剖关系甚为密切，食管手术时易伤及胸导管，导致乳糜胸。一方面胸导管与食管伴行，下胸段胸导管位于食管右侧，上胸段胸导管转向脊椎左前方行于食管左侧，行胃食管弓上吻合将食管经主动脉弓后拉至弓上时，经常可看到胸导管，稍不注意便可造成损伤，若肿瘤较大时或侵及胸导管则手术损伤的机会更大；另一方面，由于胸导管变异较大，即使解剖层次清晰亦不能排除损伤变异胸导管的可能，因此有些医院或医师对这类手术常规进行结扎胸导管。

另外，胸导管内压力比较低，损伤胸导管或属支不易像血管那样喷射，且其颜色较淡或被术中渗血污染更不易为术者发现，而胸导管一旦损伤，不易愈合，导致术后发生乳糜胸。

（四）临床表现

乳糜液内富含蛋白质、脂肪及脂溶性维生素、凝血因子等，乳糜胸可导致严重代谢缺陷，甚至死亡。淋巴液及抗体的丢失，可降低患者的免疫力。其临床症状与胸导管损伤的部位、严重程度及乳糜液在胸腔内蓄积的速度与量有密切关系。如果术中损伤的是胸导管的属支，乳糜液流出速度慢，乳糜液在胸腔内潴留的量不多，且随胸腔闭式引流管流出，患者可无任何症状，这种情况多能自行愈合。临床上多出现胸闷、气短、呼吸困难、心悸、心率加快等。

带有胸腔闭式引流管者，引流液可因胸导管损伤的程度及进食情况不同，致使引流量或引流液的性状颜色不同。一般术后8～72小时胸腔引流量仍不见减少，且每日引流量在500mL以上。如果主干损伤，引流液一般在1 000mL以上。禁食患者引流量明显减少，即使饮水亦可导致引流量增多，高脂肪饮食会大大增加引流量，最多可达数千毫升。术后引流液常为淡红色或淡黄色，随着进食或进食量的增加，转为典型的乳白色且引流量增加，分为3层，上层为黄色奶油样液体，中层为乳白色，下层为细胞沉淀物。

（五）诊断

食管切除术后乳糜胸的诊断多无困难，在胸腔闭式引流管拔除之前，引流液为乳白色液体，如果并非典型的乳糜液，但24小时引流量超过500mL，尤其患者于进食后引流量明显增多，结合临床表现及其他检查便可诊断为乳糜胸。

1. 实验室检查

胸腔穿刺或胸腔引流管引流出不凝固的乳白色液体提示为乳糜胸。如果显微镜下发现游离的脂肪颗粒，或脂肪含量高于血浆，蛋白含量低于血浆的一半时，即可诊断为乳糜胸。脂肪颗粒溶于碱，可被苏丹Ⅲ染色，即为通常的乳糜试验阳性。乳糜有时被误诊为脓液，可通过液体的气味、细菌培养、血常规中白细胞含量及分类革兰染色加以鉴别。乳糜液中的细胞是淋巴细胞，而非白细胞，而且无细菌。另外，检测胸液中胆固醇和甘油三酯含量有助于鉴别。乳糜液中胆固醇/甘油三酯的比率小于1，非乳糜性胸腔积液的比值大于1。如果胸液中甘油三酯大于1.24mmol/L，99%的可能性为乳糜液；如果甘油三酯含量小于0.56mmol/L，乳糜胸的可能性为5%；若甘油三酯含量介于中间，则需要做脂蛋白电泳鉴定乳糜颗粒。

2. 影像学检查

对术后有引流管且引流通畅的患者，常规胸片检查常无特异性发现。有报道经下肢行淋巴管造影，可显示并确诊胸内胸导管的破口，是一种直接且准确的方法，可显示破口的大小及位置，进一步指导以后的治疗。但该方法操作有一定的困难，技术性较强，而且容易引起肺水肿、淋巴管炎，少数还可引起脑栓塞的危险，临床少用。

总之，对于胸部手术后2~3天，引流量不见明显减少，每天在500mL以上的患者，无论引流液是否为乳白色，均应考虑到乳糜胸的可能，应进一步检查，一般可明确诊断。

（六）治疗

乳糜胸的治疗，尤其是手术时机的选择，大家有不同的意见，但总的治疗原则一样，即胸部手术后导致的乳糜胸先采取保守治疗，效果不好时再进行手术治疗，结扎或缝扎胸导管。近30年来，绝大多数胸外科医师经过临床实践观察认为，乳糜胸在保守治疗的基础上积极手术治疗值得提倡。尤其是胸腔镜开展以来，镜下结扎胸导管损伤小，患者容易接受。

1. 保守治疗

胸导管破裂或属支损伤，若进行合理的保守治疗，大多可治愈，胸导管主干损伤往往保守治疗失败。保守治疗主要包括促进漏口愈合的措施及体液营养丢失的有效补充。

（1）促进漏口愈合的措施。

1）体位：乳糜液的回流主要来自于压力差，即胸腔负压和腹腔正压，患者处于立位或坐位时，乳糜回流要克服重力，因而不利于乳糜液的回流。若患者处于卧位时，乳糜液无须克服重力即可到达胸腔注入静脉系统，因而患者要始终保持坐位或半卧位，即使夜间休息也不能平卧。

2）张肺：咳嗽、吹气球是张肺的有效措施。胸导管内压力低，而且壁薄，当有外界压力时容易闭合，即达到了治愈乳糜胸的目的。肺膨胀良好是压迫胸导管，促进闭合的有效方法。若术后肺不张，胸腔内负压加大，乳糜液外漏会增加，有效的咳嗽就更加重要，必要时行环甲膜穿刺，甚至气管镜吸痰。

在可能的情况下增大胸腔压力：有学者认为，一定量的胸腔乳糜积液可对破裂的胸导管漏口产生一定的压力，可对乳糜渗漏产生对抗。若患者胸腔引流每天200mL左右，虽无减少趋势亦无增加趋势，连续2~3天无变化，可夹闭引流管，2~3天后再开放，多能自行闭合。

3）饮食：禁食或进无脂或低脂肪、高蛋白、高糖饮食。胸导管内乳糜液越少，胸导管内压力越低，越有利于胸导管或属支破口的愈合，饮食中脂肪成分越少乳糜液就越少，但即使不进食而仅仅饮水，胸导管内的乳糜液也增加。因此，治疗乳糜胸最好的办法是禁饮食，尤其是引流较多时更应禁饮食。通过静脉提供营养。

4）促进胸腔粘连：在咳嗽肺膨胀良好的情况下，经胸腔引流管注入高渗糖、滑石粉、碘等制剂，一方面可能促进胸导管漏口粘连愈合，另一方面可使胸膜腔粘连以消灭胸膜腔而治愈乳糜胸。该方式对于胸导管主干损伤可能无效，而对于胸导管属支损伤，乳糜胸不严重的患者，可能有效。

（2）体液营养补充：体液营养补充的措施包括肠道内营养和肠道外营养，尽管脂肪是乳糜的最主要成分，但乳糜引起的严重代谢紊乱与营养不良，是由于丢失蛋白质和维生素所致，在补充营养时应特别注意。

肠道内营养：对乳糜胸不严重的患者，不必禁食，低脂、高蛋白、高糖饮食值得提倡，有条件可进食中链甘油三酯饮食，因中链甘油三酯经肠道吸收入淋巴系统后，可直接经门静脉吸收，不通过胸导管。饮食量应根据胸腔引流量进行调整，若胸腔引流明显增多，则应控制饮食，必要时禁食。

肠道外营养：对于乳糜胸不太严重的患者因肠道内营养往往不足，静脉输液可有效补充能量及液体。对于严重的乳糜胸，则应全肠道外营养。通常采取锁骨下静脉置管，静脉输注高营养，包括脂肪、氨基酸、糖、维生素、无机盐、微量元素等，并间断输注血液成分，包括全血、血浆、白蛋白等。

2. 手术治疗

手术的开展使乳糜胸的死亡率明显下降，手术方式主要包括：直接结扎胸导管，膈上大块结扎胸导管及其周围组织，胸膜固定术或胸膜切除术，胸膜腔腹腔转流术，缝扎纵隔胸膜瘘口，胸导管奇静脉吻合术，纤维蛋白胶粘堵术，胸腔镜下胸导管结扎术等。

（1）手术时机：①术后胸腔引流每天在1 500mL以上；②胸腔引流量每天在1 000mL以上，连续3天无减少趋势；③胸腔引流量每天在1 000mL以下，保守治疗两周不低于500mL。上述情况均需手术治疗。

（2）手术方式：手术应尽量从原切口进胸，一方面可了解手术损伤胸导管的部位，找到漏口，直接进行处理，准确性大，成功率高。另一方面可避免双侧开胸对患者肺功能的损伤。若原切口在右胸，手术过程中寻找胸导管比较容易，即便找不到，也可将膈上椎前－奇静脉－主动脉之间的组织大块结扎，操作方便。若原切口在左胸，宜行后外侧切口，若不能发现破口则可牵拉主动脉，打开主动脉与奇静脉之间的纵隔胸膜，于椎前较易找到胸导管，否则宜大块结扎。而双侧乳糜胸主要为纵隔胸膜破裂所致，患侧开胸应能达到治愈的目的。①局部缝合胸导管破口处：可于术前1小时口服牛奶200mL，手术时可见有乳白色液体自胸导管破口处溢出，可将破口处用7号线缝扎。②膈上结扎胸导管：比较合理的方法是采用胸导管大块结扎，即紧靠膈肌上方，主动脉与奇静脉之间，紧贴椎体，用7号线缝扎，将胸导管周围的所有组织大块结扎。③胸腔镜下处理胸导管：可在镜下直接找到胸导管进行结扎；也可电视胸腔镜下找到瘘口，于该处游离出胸导管用钛夹夹闭；对于小的破口，可用纤维蛋白胶封堵。

（七）预防

乳糜胸的预防非常重要，术者应根据手术情况预防胸导管损伤。预防措施如下。①熟练掌握胸导管的解剖是防止胸导管损伤的关键。②在胸导管走行的可疑区域，尽量避免钝性分离，锐性分离应边分离边结扎，术中及手术结束时应仔细检查。③预防性结扎胸导管：如肿瘤外侵较重，肿瘤可能侵及胸导管，应做预防性结扎。

三、术后胃食管反流

（一）病因

胃食管反流可使食管黏膜较长时间浸泡在反流液中，但实际上含有一定量的碱性反流液，而碱性液中某些胆盐及胰液成分破坏黏膜屏障及消化黏膜，即使没有胃酸及胃消化酶存在，也可导致食管黏膜损伤，久而久之，发生炎症、糜烂、狭窄、穿孔等。

1. 手术所致的胃食管反流

食管癌及贲门癌切除胃食管吻合术后，均造成解剖学的重大改变，使正常食管的抗反流机制遭到严重破坏，如膈肌脚的"弹簧夹"作用，胃底与食管间的His角、腹段食管和食管下端括约肌作用等，而现行的吻合方法无明显的抗反流作用，残留食管与胸胃之间成为共同腔，胃内容物随压力梯度可自由涌入食管腔内。加之胸胃排空能力降低和胸腔负压的影响，使食管癌切除术后患者只要没有吻合口狭窄存在，就不可避免地发生胃食管反流。

2. 长期留置胃管

长期留置胃管易引起恶心、呕吐，还常影响食管下括约肌的正常关闭。术后长期打嗝、昏迷，使贲门口经常处于开放状态。

（二）诊断

反流性食管炎的诊断主要根据以下几点确定。而食管、贲门切除术后均有不同程度的反流，诊断不困难。

1. 症状

症状主要临床症状是疼痛、胃灼热、反胃和吞咽困难，或者上述症状在体位改变时发生。疼痛开始在剑突下和胸骨后，然后向胸部两侧和背部扩散，向上放射到颈部、肩部、前臂，甚至到手部。反流物在食管内存留时间较长，对食管黏膜的腐蚀性大。有时误吸入气管内，还会引起支气管肺炎。反流性食管炎早期由于炎症刺激导致食管痉挛，有轻度性吞咽困难，伴有吞咽疼痛，病变进一步发展，出现持续性吞咽困难，甚至进流质困难，产生营养不良、贫血等。

2. X线检查

X线检查要区别正常胃食管反流与有症状的胃食管反流、反流性食管炎、消化性食管溃疡狭窄。拍片时如果加压腹部才出现钡反流，那么这种反流可能是生理性的或轻度病理性的，如果同样体位不加压也出现反流，这种反流可能是病理性的。反流性食管炎的钡餐征象包括以下表现：①钡进入食管下段后行速突然减慢，停留，淤滞，扩张受限；②食管下段僵硬，管腔变细，黏膜破坏，皱襞模糊，边缘有小锯齿状；③有溃疡、狭窄，多能看到食管上段扩张和黏膜龛影；④钡剂显示明显狭窄。

3. 纤维内镜检查

食管镜检查对确定有无食管炎及其严重程度，以及与其他疾病鉴别诊断和治疗后随访都是很有价值的检查方法。如果有胃食管反流，食管镜通过食管入口可能见到较多的唾液和酸性胃液。内镜下典型的早期炎症多见于黏膜呈红斑样充血水肿，粗糙呈颗粒状，病变进行性发展，食管黏膜出现糜烂，组织变脆，触之易出血；严重炎症可见溃疡形成，炎症累及食管全层，纤维组织增生，瘢痕收缩，食管周径变短，纵轴变短。

4. 其他

如食管pH测定可以了解食管腔内pH的动态变化；食管腔内测压可了解食管下括约肌的功能及引起胃食管反流的原因；酸灌注试验用于测定食管的反应性和敏感度；食管闪烁照相术显示食管排空延迟；胃电图显示反流性食管炎患者的胃肌电活动频率可明显降低，通常表现为胃电节律过缓。上述方法基本不用于食管贲门切除术后反流性食管炎的诊断。

（三）治疗

反流性食管炎的治疗包括非药物治疗、药物治疗和手术治疗。各种治疗的目的是减轻或消除胃食管反流的症状，预防和治疗严重并发症，防止胃食管反流复发。

1. 非药物治疗

这是反流性食管炎诊断后的首先治疗方式，包括生活方式的改变，避免因体位引起的反流，忌食高脂肪餐、巧克力、咖啡、糖果等，戒烟和停止过量饮酒。餐后保持直立位，睡前2～3小时内勿进食。研究证实胃食管反流后，胃内容物接触食管的最长时间发生在夜间，因此患者睡眠时可用背部垫枕的方法使躯干抬高45°，主要目的是促进食管的重力廓清运动。平时不扎弹力腰带和不穿紧身衣服。少吃多餐，大约每天6～8次，避免胃扩张。超重者应减轻体重。吞咽疼痛较重者可每小时进饮牛奶一次和应用抗酸剂。

2. 药物治疗

如经第一阶段治疗后（非药物治疗）症状不缓解，应进入下一阶段治疗（药物治疗）。由于反流性食管炎的发展较慢，绝大多数患者经内科治疗后可获得满意的效果。治疗目的：①减少胃食管反流；②降低反流液的酸度；③增强抗反流屏障的力量和食管清除能力；④保护食管黏膜，减少胃内容物接触食管黏膜；⑤增加胃排空和幽门括约肌的张力。禁用抗胆碱能药物，因为此类药物降低食管下括约肌的张力，减少食管蠕动，妨碍胃的排空。

目前常用的药物有：抗酸剂，如乐得胃、复方铝酸铋、胃达喜等；抗酸分泌剂，包括①H_2受体阻滞剂，如西咪替丁、雷尼替丁、法莫替丁等，②H^+-K^+-ATP酶抑制剂，如奥美拉唑、兰索拉唑等，具有比H_2

受体拮抗剂更强的作用。促胃动力药，如甲氧氯普胺、多潘立酮等。

3. 术后胃食管反流的预防

术中注意要点：恶性肿瘤（如食管癌、贲门癌）手术后由于正常解剖结构的变化，破坏了正常的抗反流机制，只要没有吻合口狭窄，就不可避免造成胃食管反流，因而，选择一种术后胃食管反流轻、生活质量较高的重建方式十分重要。目前国内学者主张胃经食管床做胃食管吻合有防止反流作用，主要是由于胃置于食管床，其容积相对减小，胃内物相对少，在减少了胃对肺的挤压和肺功能损失的同时，也使患者在深吸气、咳嗽时肺对胃的挤压减轻，减少了反流量和每次反流持续的时间。同时认为有节律的搏动传至胃壁，加速了胃的排空，减少了胃潴留，主动脉弓对胃壁的压迫形成了第三个狭窄区。人们也试图改进食管胃吻合方式：插入式食管胃吻合术；黏膜对黏膜、肌层对肌层的两层吻合法；残胃与食管吻合后吻合口距残胃最高点有一定距离，形成人造胃底等都是为了减轻反流，并取得了可喜的效果。

某些良性疾病术后发生胃食管反流，为预防其发生，术中宜做抗反流手术。抗反流手术失败的原因为：①手术适应证掌握欠佳；②外科医生经验不足，技术上有问题；③慢性食管炎引起食管缩短；④患者年龄问题，老年人与儿童术后复发率均高；⑤肥胖；⑥呼吸道梗阻性疾病；⑦有胃病手术史者。无论采取何种手术方法，都必须注意以下几点：①手术应使食管下括约肌静息压恢复到胃静息压2倍水平。如胃静息压力为0.8kPa（6mmHg），食管下括约肌静息压即为1.6kPa，高压带的长度不少于3cm。以胃底部包绕食管远端可以达到此目的，手术前、后测压结果表明，胃底折叠程度的大小与括约肌压力的增大成正比。胃底折叠360°的Nissen手术，术后压力升高最显著。②重建的贲门部在吞咽时应能松弛。正常情况下，吞咽时由迷走神经支配食管下括约肌和胃底的松弛，松弛持续10秒左右，继之快速恢复到吞咽前的张力。为了保证松弛，只有胃底部被用来包绕括约肌才行，因为它与括约肌保持一致的松弛。所以，首要的是保护贲门部的支配神经，在游离食管下段时误伤迷走神经，可导致贲门部松弛能力丧失。③胃底折叠术不应增加括约肌松弛的阻力，使之超过食管蠕动所产生的推动力。括约肌松弛时的阻力与胃底部包绕的程度、长度以及腹腔内的压力等因素有关。④手术中应将胃底折叠部分无张力地放置于腹腔，并缝合膈脚。若把胃底折叠部分留在胸腔内，等于把一滑动型食管裂孔疝转变为食管旁疝，会发生食管旁疝所发生的各种合并症。如在有张力的情况下把折叠部分置于腹腔，会增加术后复发的机会。在此种情况下，轻度食管缩短尚可采用较短的胃底包绕方法，但多数情况下需应用胃成形术，以延长食管。

四、术后胃排空障碍

食管癌、贲门癌术后胃排空障碍是指胃排空胃食管吻合术后出现的幽门不能开启，也称幽门梗阻，是食管癌术后较常见的严重的并发症，多见于颈部和右胸顶吻合术，弓上吻合和弓下吻合术则很少发生。若处理不当可严重影响患者的心肺功能，引起一系列的呼吸循环生理改变，迁延不愈可造成死亡。实验表明食管癌患者术前就显示胃排空延迟，与正常人明显不同（$P < 0.01$）。这种现象是否因肿瘤侵犯迷走神经食管丛引起，尚难定论。几乎所有食管癌患者手术后排空率和手术前排空率相比都有明显下降（$P < 0.05$），但大部分患者并没有表现为明显的临床症状。

（一）病因

幽门梗阻根据病因可分为机械性幽门梗阻和功能性幽门梗阻。

机械性幽门梗阻又分为完全性机械性梗阻和不完全性机械性梗阻。在不少情况下机械性因素和功能性因素可能同时存在，功能性幽门梗阻可能包含不完全性机械梗阻的因素。

1. 功能性幽门梗阻病因

（1）胃电生理改变：食管癌术后，由于双侧迷走神经切断，可以出现暂时性胃张力减低，胃蠕动缓慢、消失，多在术后3~5天内缓解。

胃食管吻合术后幽门梗阻的确切原因尚在研究中，由于我们对胃电生理的认识水平还不高，尤其是对大部游离后的胸胃电生理还缺乏认识；但有一点可以肯定，由于迷走神经的切断及术后对胃壁的揉搓，术后影响了胃的电生理活动。

正常人胃排空液体食物和固体食物各有不同机制，液体食物贮存于胃底部，胃底部的收缩提高胃内压力，是液体食物排空的主要机制。而胃窦部能混合和研磨固体食物，使之成为细小颗粒通过幽门。从理论上讲，仅切断胃近端迷走神经，胃底和胃体上部失去松弛能力，使之不能容纳较多液体食物，导致液体食物排空加速。胃远端迷走神经切断则引起胃窦部研磨食物功能减退，使固体食物排空延迟。胃食管吻合术中同时破坏了近端和远端迷走神经支配，则造成胸胃对液体食物排空和固体食物排空均延缓减慢。

胃电起步点位于大弯侧偏前壁中上 1/3 交界处。迷走神经切断和术中对该部位的揉搓必然导致术后起步点功能的改变，可能使术中胃壁肌层短期内失去蠕动功能。术后异位起步点的活跃则可能导致"胃动过速"，不能形成有效的胃蠕动。迷走神经切断后胃黏膜壁细胞泌酸功能减退，但是在实际工作中，幽门梗阻患者使用质子泵抑制剂等制酸药物效果较好，可能是由于幽门梗阻后胃液大量贮积，胃酸不断聚积致使胃内酸度上升影响了胃的排空。

（2）腹腔环境的改变：术后胃由原来的腹腔正压环境变为胸腔负压环境，胃腔内和十二指肠的压力梯度减小，不利于胃排空。

（3）幽门、十二指肠过度受牵拉：对颈部吻合和胸顶吻合患者只注意吻合口无张力，而忽略了幽门和十二指肠被牵拉过紧是导致幽门梗阻的另一重要原因。幽门过度牵拉使胃窦部和幽门呈扁平伸拉状态，使幽门开启困难并可能处于痉挛状态。

2. 机械性幽门梗阻病因

机械性幽门梗阻的主要原因有以下几方面。

（1）胃本身原因：胃扭转超过 180°（未能正确辨认幽门位置、胃与膈肌固定位置不佳、大网膜复位错误、胃张力大幽门牵扯拉成角），胃牵拉过紧，使幽门变形或幽门拖至膈上。

（2）胃外因素：膈肌裂孔狭窄或胃与膈肌固定过紧；胃结肠韧带疝入胸腔形成缩窄环；粘连带或胃结肠韧带松解不彻底，过度牵拉胃窦部及幽门或十二指肠；十二指肠被牵入胸腔等，以上因素都与手术操作有关。完全性机械性幽门梗阻需手术解除梗阻原因。

不完全性机械性幽门梗阻包括幽门部轻度扭转、膈肌裂孔轻度狭小。胸胃过长垂于膈肌上、幽门被牵过紧，会造成术后近期内幽门梗阻，待水肿消退后梗阻可以缓解。机械性幽门梗阻发生部位不一定在幽门，有时候位置要稍高一些，功能性幽门梗阻则一定发生在幽门。

(二) 诊断

幽门梗阻多发生在术后 5 天至 2 个月。术后前 5 天可能没有梗阻症状，主要由于持续胃肠减压引流掩盖了梗阻的表现。也有的患者开始进食时无异常，但是以后又发生迟发性幽门梗阻，甚至可以反复出现。主要的症状有胸闷、气短、心悸、恶心、呕吐，呕吐物中可以含有胆汁成分。严重者可出现心律失常、急性呼衰。予以胃肠减压后症状即可缓解。功能性幽门梗阻患者胃液引流量每日 400～1 100mL，平均 700mL，夹闭胃管 24 小时后症状重新出现。机械性幽门梗阻的胃液引流量要比功能性梗阻多，每日 700～1 500mL，平均 900mL。

功能性幽门梗阻，X 线钡餐检查示胃蠕动波消失或仅有轻微蠕动，钡剂不能通过幽门。24 小时后，可有少量钡剂排出。胃镜检查见胃蠕动消失或轻微蠕动，幽门关闭，黏膜水肿。大多数情况下胃镜通过幽门并无困难。

机械性幽门梗阻和功能性幽门梗阻因为治疗原则不同，鉴别诊断十分重要。①机械性幽门梗阻症状较重，胃液引流量较多；②钡餐检查示梗阻位置在幽门以上则可以确诊为机械性梗阻，且机械性梗阻蠕动波较强，功能性梗阻可见梗阻处钡剂较圆钝，蠕动波消失或较弱；③胃镜检查可以直接鉴别，功能性梗阻胃镜通过幽门并无困难，机械性梗阻在胃镜下找不到幽门或找到幽门后胃镜无法通过或通过阻力很大。

X 线检查示胃高度扩张甚至达到胸壁，其内有气液平，需注意与胸腔积液的鉴别诊断。

如梗阻症状并非由于有效的处理而突然缓解，应高度怀疑出现胃瘘或吻合口撕裂瘘，需严密观察体温变化。

诊断标准：胃液常呈蓝绿色，胃管引流量每日超过 500mL。电解质化验在正常范围内。造影剂超过 4 小时不能通过幽门。胃镜示幽门呈关闭状态，但镜体可通过为功能性梗阻，不能通过者为机械性梗阻。

胃电图（EGG）可检测异常胃电节律，虽然目前其主要用于科研方面，但它仍为临床有价值的检查方法。正常胃电主频为 2～4 周/min，餐后应占 75% 以上。胃动力低下时，亦可见胃动过速（> 4 周/min），或胃动过缓（< 2 周/min）。

（三）治疗

幽门梗阻须及时治疗，延误治疗可能会造成心律失常、心功能衰竭、呼吸功能衰竭甚至会造成胸胃穿孔，危及生命。对功能性幽门梗阻治疗早年走过了一些弯路，采取手术治疗被证实是不适当的。总的治疗原则是：功能性梗阻采取保守治疗，机械性梗阻采取手术治疗。

1. 保守治疗

（1）确诊幽门梗阻后，应即刻胃管减压，持续有效的胃减压引流是防止胃扩张造成严重呼吸循环生理紊乱的关键因素。有效的减压可以使胃处于较松弛的"休息"状态，减轻黏膜水肿，促进胃蠕动恢复。胃液引流量的逐日减少是治疗有效的可靠指标。

（2）注意水电解质平衡，保证热量供应，对无力承担静脉营养的患者，如果短期内梗阻无法解除，应该置十二指肠营养管或行空肠造瘘术。

（3）高渗盐水灌洗，每次 100mL，反复冲洗 30 分钟，每日 2 次，冲洗完毕后可灌注 50mL 高渗盐水，夹闭胃管 1～2 小时。高渗盐水灌洗可有效地减轻胃黏膜水肿，促进胃蠕动恢复。

（4）药物治疗：可以口服胃肠动力药，对功能性梗阻者可以加大药量，有人认为同时服用阿托品可以解除幽门痉挛。机械性梗阻不宜使用胃肠动力药。从理论上讲迷走神经切断后胃泌酸功能下降，无幽门梗阻者胸胃 pH 值白天略高于正常值，夜间则无明显差异。幽门梗阻患者由于胃酸贮积，胃液酸度加大，可以服用奥美拉唑等质子泵抑制剂，抑制胃酸分泌，奥美拉唑还具有明显的抗反流、消除黏膜水肿的作用。

红霉素广泛用于感染性疾病。专家近年来的研究发现，红霉素还是抗生素中唯一的胃动素受体激动剂，可促进胃肠蠕动。

（5）胃镜检查对幽门梗阻患者十分重要，不仅可以鉴别机械性和功能性幽门梗阻，对功能性梗阻还可以同时进行治疗。气囊扩张幽门水肿消退后梗阻一般可以缓解。还可以将导丝置入十二指肠，经过导丝再将细胃管置入十二指肠以保证胃肠道营养供给。同时对闭合的幽门起到一定的支撑作用，利于胃的排空。现在有一种螺旋形胃肠管经鼻腔插入胃中 24 小时后可自行进入十二指肠。

（6）针灸治疗：幽门梗阻是一种以胃排空延缓为特征的临床症候群，中医认为本病为气血亏虚，脾胃受损或情志不遂至肝气犯胃，胃失和降，使脾胃升降失司所致。选足三里、手三里及耳穴胃区针刺。选穴均以足三里为主，刺激该穴可使胃张力增加，胃排空时间缩短。

2. 手术治疗

一旦确诊为机械性幽门梗阻，在患者身体能承担手术的条件下应尽早手术治疗，解除梗阻因素。对那些不易鉴别诊断，经过一段时间保守治疗无效的患者，也应该手术探查。手术为剖腹探查，探明梗阻原因，解除梗阻因素一般需行扩大食管裂孔，切断幽门周围粘连带，应注意勿伤及结肠血管和胃网膜右血管。幽门处严重扭转的患者应行胃空肠吻合术，空肠-空肠侧侧吻合术，情况差的患者同期行空肠造瘘。也有人主张术后幽门梗阻患者可先行剖腹探查幽门成形术，术后梗阻没有解除，再次行胃空肠吻合术。

（四）预防

机械性幽门梗阻的发生均与手术操作有关。在术中游离胃时既要充分又要避免游离过度，在胃长度足够吻合时，避免游离十二指肠，吻合前检查胃是否有扭转，吻合时既保证吻合口无张力又避免胃的过度上提。

完成颈部吻合或胸顶吻合后胸胃尽量置入食管床，将胸胃向下推入腹腔或经腹向下牵拉，将多余的胃窦部位拉入腹腔，避免胸胃过长在胸腔内垂在膈肌上形成"兜肚"，以保证幽门部不过度受牵上提。

手术中如果造成对侧胸膜破裂，应该尽量予以修补，以免形成胸胃疝进入对侧胸腔。

胃与膈肌固定的位置要合适，固定缝合位置不宜过低。术后胸腔负压造成膈肌抬高从而导致胃窦部进一步受牵上提致使幽门被过分牵拉。

食管裂孔切开要足够松，容4指，保证不会压迫胃窦部又不会造成其他组织器官疝入胸腔。食管裂孔的切开应注意尤其要向后内侧切开以防止上提的胃在此形成拐角。

高位胃食管吻合术是否附加幽门成形术存在一定的争议，但有一点是肯定的，附加幽门成形术的患者可以基本避免幽门梗阻的发生。在术中应该探查幽门，幽门宽大者可以不行幽门成形，发现幽门狭小或有疤痕的患者应行幽门成形术。也有学者提出术中以手指扩张幽门或钝性双指前后扩张幽门环。胸胃对半固体食物的排空减慢，且又不随术后时间的延长而恢复，也是引起厌食、反流、进食后饱胀感等症状的重要因素。因此，食管癌手术同期附加幽门成形或幽门肌层切开术，对患者术后生活质量改善是有益的。

五、吻合口狭窄

随着食管癌、贲门癌外科的广泛开展，吻合口狭窄的发生率较高，是主要的晚期并发症之一。据文献报道食管贲门癌切除后吻合口狭窄的发生率在0.5%~5.9%之间，一旦发生吻合口狭窄，给患者造成较大的生理及心理负担，将直接影响患者的生存及生活质量。因而应充分了解吻合口狭窄的发生原因、诊断、治疗及预防。

（一）原因

吻合口狭窄的原因较多，据文献报道，根据对食管胃吻合口狭窄病例的临床表现、X线、内镜所见以及患者对各种治疗的反应，综合分析吻合口狭窄的原因有以下几种。

1. 手术技术因素

吻合时缝合不当：①吻合口缝边过宽（＞0.5cm），针距过小，小于0.3cm造成内翻过多；②食管胃两断端的口径过分悬殊，使缝边纠集，吻合口包埋过深，套叠过紧，压迫吻合口；③贲门癌经腹部切口手术时暴露不良，缝合困难，造成吻合口两边对合不良；④缝线残留，丝线在吻合口未脱落，长期刺激黏膜产生充血、水肿乃至形成糜烂、溃疡、小脓肿，使吻合口狭窄进食受阻，如果丝线长期不脱落，需要在内窥镜下拆除缝线，症状才能够消失；⑤吻合器的使用不当，尤其老式吻合器吻合口较小，金属钉过密，挤压食管胃壁组织，造成局部缺血、缺氧引起纤维化，疤痕挛缩，造成吻合口狭窄。

2. 反流性因素

食管胃手术后，迷走神经切断，食管下段及贲门切除，使食管下段排除酸或碱的能力及贲门括约肌的功能丧失，幽门功能障碍，使胆汁或者胃液反流到食管，损伤吻合口处的黏膜，产生反流性的炎症及纤维增生性的狭窄。反流性的炎症在内窥镜下可以分为3级。Ⅰ级：食管末端可以见到沿纵轴排列的线状红斑。Ⅱ级：糜烂易碎性增加，线状红斑整合成片状并向近端扩展。Ⅲ级：狭窄形成。据文献报道大多数患者除了有进食受阻外，平时均有胸骨后烧灼痛，剑突下疼痛，呕吐黄苦水。内镜下均见到吻合口黏膜充血水肿及部分有胆汁黄染，病理报告为慢性炎症。

3. 其他因素

①异物阻塞：有些患者术后有慢性阻塞的发生，是由于暴食肉块、咸鸭蛋、黄豆等固体食物后突然发生急性梗阻，滴水不入，频繁呕吐。②全身因素：部分患者的吻合口狭窄可能与瘢痕体质、食物过敏、营养不良及长期进流质饮食、半流质饮食，吻合口得不到食物机械性扩张等因素有关。个别病例精神过多紧张产生特发性食管痉挛及食管反流，出现进食困难。③癌肿复发：吻合口处的癌肿复发

可以引起吻合口的狭窄，从而引起进食梗阻症状。

(二) 诊断

吻合口狭窄的诊断主要依据患者有食管胃的手术病史，多数患者术后出现进食受阻，有的患者较重时滴水不入，并且出现嗳气、呕吐食物等症状。但我们认为早期的"吻合口狭窄"症状，多数为吻合口水肿所致，采用对症治疗往往症状好转，只有在吻合口愈合的成熟期后，一般在术后的2～3个月仍有狭窄症状，经食管造影证实方可确诊。在内窥镜下，吻合口狭窄的表现有多种异常形状，如漏斗状、水壶口样、凹凸扁平鸭嘴样及葡萄样隆起不平。

关于食管、贲门癌术后吻合口狭窄的分度，目前尚无统一标准，为了选择治疗方法，我们根据进食困难的程度，X线食管钡餐所见，以及食管镜所见狭窄口径分为轻、中、重度。①轻度：进普食困难，半流质有时不畅，其吻合口直径为0.5cm～1.0cm。②中度：进半流质困难，流质顺利，吻合口宽度为0.3cm～0.5cm。③重度：进流质困难或滴水不入，吻合口完全梗死到0.3cm以下，一般需用碘油造影。

根据吻合口狭窄的形态分类。为了便于指导治疗方法的选择，有的学者根据食管钡餐造影和术中所见按狭窄的形态分类如下。①膜状型：狭窄长度小于5mm，呈蹼质漏斗状，膜有弹性，孔洞较小。②环状型：狭窄长度在10mm左右，呈戒指状，向腔内缩窄，紧韧而欠有弹性，上述两型适宜于扩张术（气囊扩张或金属食管镜下扩张术）。③管状型：狭窄长度大于15mm，呈管状，壁厚坚韧，扩张甚难。

(三) 治疗

吻合口狭窄的治疗，应当根据不同病因选择不同的治疗方法，早期的吻合口狭窄，通过扩张术大多能缓解，对于重度吻合口狭窄及较难处理的吻合口狭窄可以行手术治疗。

1. 吻合口狭窄的扩张治疗

食管贲门癌术后吻合口狭窄的治疗主要依靠扩张治疗，扩张治疗的原理在于扩张器产生横向及纵向扩张作用使狭窄段瘢痕组织拉长、软化。扩张的方法有：①硬质食管镜下，用橄榄形金属扩张条进行，因有出血穿孔破裂的危险性已废弃；②气囊扩张治疗，因扩张治疗时仅产生放射状作用力，故狭窄再发生率较高，扩张效果差；③激光切割扩张治疗，因有出血穿孔的风险性，且复发率高，现多不采用；④目前多采用Calestin扩张器及Savary Gillavd扩张器。因这两种扩张器有以下几种优点：安全性高，不会发生穿孔、撕裂；扩张效果好，因为它有纵向及横向扩张力，适用于各种狭窄的扩张；经济负担轻，一般患者多次扩张均可承受；操作简单，可以不在X线透视下进行扩张。其缺点在于：吻合口肿瘤复发者扩张效果差，吻合口狭窄的治疗应当早期扩张，因早期狭窄瘢痕组织相对较少，且容易扩张，故其扩张次数少，吻合口不易回缩，在扩张中要严格操作规程及熟练地操作内镜技术，只有这样才能避免出血和食管破裂等并发症的发生。

2. 吻合口狭窄的再手术

严重的吻合口狭窄的治疗较为困难，经内窥镜下扩张较为困难，疗效不理想，这种情况下有的患者需要手术治疗，在手术以前必须明确患者的狭窄程度和有无癌远处转移，切忌盲目行吻合口切除原位重建术。有的学者认为食管胃吻合口狭窄再开胸手术适应证为：①X线和内窥镜下见吻合口直径小于0.5cm者；②经内窥镜行食管扩张术无效者；③吻合口成角畸形不宜行食管扩张术者；④远处无癌转移者。

食管胃吻合口狭窄的再手术方法很多，有的学者主张食管腔内置管术，狭窄吻合口纵行切开横行缝合术，胃腔内环形切除吻合口瘢痕组织，食管胃黏膜对拢缝合术，吻合口狭窄段切除原位食管胃端端吻合术。

(四) 预防

吻合口狭窄的发生给患者造成生存期及生活质量的影响较大，因而预防吻合口狭窄的发生尤其重要，关键在于操作时应轻柔细致，黏膜对合整齐，尽量减少黏膜的损伤。胃的切口与食管大小相称，缝线不宜过紧，应用吻合器时不应过度挤压，同时尽可能缩短挤压时间，对术后反酸严重的患者，可适当给予胃酸分泌抑制剂。为了预防颈部吻合口狭窄，有的学者认为胸部入口的分离要足够大，否则易导致胃静脉回流障碍，如果胃上提颈部时有张力，此时宜做小弯侧成形，延长胃底上提长度以避免产生血运不良。有的学者报道,有选择地应用食管斜切口,对预防吻合口狭窄有使用价值。

六、胸胃瘘

包括胸胃穿孔及胃残端瘘、胃壁大片坏死瘘。临床上常被误诊为吻合口瘘,多数患者未经手术治疗,很难证实是胸内吻合口瘘还是胸胃穿孔。

（一）病因

（1）胸胃的胃底部血运最差,如组织损伤较重,可使胃底缺血坏死,故常发生在弓上水平的吻合术后。

（2）胸胃腔内压力过高或有病变,如继发于胃排空功能障碍等。

（3）部分患者脾胃韧带过短,术中处理时,多数医生宁可损伤部分胃壁也不愿意看到脾胃韧带过短导致的大出血。术中损伤胃壁,且未有效处理。

（4）残胃断端吻合失误。

（5）胸管压迫胃壁等。

（6）胸胃缝缩或者胃壁缝合固定于胸顶、纵隔时,缝线贯穿胃壁全层,术后胃管引流不畅,导致胃扩张,缝线处胃壁撕裂。

（7）应激性胃溃疡,特征为二次开胸见穿孔直径一般小于1cm,为圆形,黏膜外翻,周围胃壁无坏死。

（8）术后胸腔穿刺不当损伤胃壁,尤其是在胃扩张的患者。

（二）临床表现、诊断

同吻合口瘘。胸胃穿孔与吻合口瘘比较,症状更加急重,引流量更大。胸胃穿孔的患者引流瓶中有腐烂坏死组织碎片沉积。颈部吻合胃壁坏死穿孔者,拆开颈部切口后,在吻合口处可以发现胃壁变黑,有大片带有缝线的坏死组织脱出。

（三）治疗

常因胃黏膜外翻,难以自行愈合,故保守治疗的危险性极大,部分胸胃穿孔被误诊为吻合口瘘予以保守治疗,贻误手术时机,预后差。在患者尚可耐受时,应尽早手术治疗,治愈率在50%左右。颈部胃壁坏死的患者保守治疗一般可以治愈。小的胸胃穿孔保守治疗的治愈率为63.6%。

胸胃坏死穿孔病情变化快,短时间的延误可能导致严重后果,一旦诊断明确,在条件许可的前提下应争取尽早手术治疗。可选择的术式有:瘘口切除、胃壁修补等一期治疗；也可行颈部食管外置,彻底切除胃壁坏死组织,胃体回纳,空肠造瘘,待患者恢复并充分术前准备后,二期再行消化道重建。对于局限的小瘘可保守治疗或一期修补术。瘘口大、中毒症状重、未局限者应采用二期重建。手术的原则要求简单实用,复杂的修补反而会造成穿孔进一步扩大。

（四）预防

胸胃穿孔一旦发生,对患者危害性大。针对上述有可能发生胸胃穿孔的病因,尽量避免该并发症的发生。我们体会术中操作轻柔、尽量减少对胃壁的揉搓和牵拉,保持胃及食管断端良好的血运最为重要。

参考文献

[1] 葛均波，方唯一. 现代心脏病学进展［M］. 北京：科学出版社，2017.
[2] 胡盛寿. 心胸外科学高级教程［M］. 北京：人民军医出版社，2014.
[3] 李单青. 胸外科手术要点难点及对策［M］. 北京：科学出版社，2017.
[4] 顾恺时. 胸心外科手术学［M］. 上海：上海科学技术出版社，2012.
[5] 张力建，朱彦君. 胸外科诊疗技术精要［M］. 北京：北京科学技术出版社，2016.
[6] 刘中民. 实用心脏外科学［M］. 北京：人民卫生出版社，2013.
[7] 李辉. 现代胸外科急诊学［M］. 北京：人民军医出版社，2012.
[8] 何鹏. 重症胸部创伤救治［M］. 北京：人民军医出版社，2012.
[9] 王俊，许林，李运. 胸腔镜外科学［M］. 北京：人民卫生出版社，2017.
[10] 张临友，胸腔镜手术技术精要［M］. 北京：人民卫生出版社，2017.
[11] 张海涛，成人心脏外科术后治疗学［M］. 北京：中国科学技术，2018.
[12] 郭继鸿，王志鹏. 临床实用心血管病学［M］. 北京：北京大学医学出版社，2015.
[13] 沈卫峰，张瑞岩. 心血管疾病新理论新技术［M］. 北京：人民军医出版社，2015.
[14] 胡盛寿，王俊. 外科学-胸心外科分册［M］. 北京：人民卫生出版社，2015.
[15] 张志庸，协和胸外科学［M］. 北京：科学出版社，2016.
[16] 易定华，徐志云，王辉山. 心脏外科学：第2版［M］. 北京：人民军医出版社，2016.
[17] 成志国. 临床心胸外科学［M］. 西安：西安交通大学出版社，2014.
[18] 刘美明. 现代胸心外科学［M］. 北京：世界图书出版公司，2013.
[19] 陈灏珠. 实用心脏病学［M］. 上海：上海科学技术出版社，2016.
[20] 付向宁. 胸外科疾病诊疗指南［M］. 北京：科学出版社，2013.
[21] 施建新，叶波. 普胸外科医师手册［M］. 上海：上海科学普及出版社，2017.
[22] 杨玻，宋飞，等. 实用外科诊疗新进展［M］. 北京：金盾出版社，2015.
[23] 杨春明. 实用普通外科学［M］. 北京：人民卫生出版社，2014.
[24] 张延龄，吴肇汉. 实用外科学：第3版［M］. 北京：人民卫生出版社，2014.
[25] 李书军，陈彦亮，牛敬宪. 胸外科并发症诊疗学［M］. 上海：科学技术文献出版社，2013.